Fit für das Dritte Staatsexamen

Wegweiser für Pharmazeutinnen und Pharmazeuten im Praktikum

Kerstin Kemmritz

3., überarbeitete Auflage

Fit für das Dritte Staatsexamen

Wegweiser für Pharmazeutinnen und Pharmazeuten im Praktikum

Kerstin Kemmritz

3., überarbeitete Auflage

Govi

3. Auflage 2022
ISBN 978-3-7741-1612-2 (eBook: ISBN 978-3-7741-1657-3)

Apothekerhaus, Eschborn, Carl-Mannich-Straße 26, 65760 Eschborn
avoxa.de, govi.de

Titelbild: ©Zoran Zeremski - stock.adobe.com
Satz: Reemers Publishing Services GmbH
Grafiken: Angelika Kramer, Stuttgart
Icons: © Jamila - fotolia.com
Druck und Verarbeitung: Medienhaus Plump GmbH, Rheinbreitbach
Printed in Germany

Bibliografische Information der Deutschen Nationalbibliothek
Die Deutsche Nationalbibliothek verzeichnet diese Publikation in der Deutschen Nationalbibliografie; detaillierte bibliografische Daten sind im Internet über http://dnb.d-nb.de abrufbar.

Wichtiger Hinweis
Aus Gründen der besseren Lesbarkeit wird auf die gleichzeitige Verwendung der Sprachformen männlich, weiblich und divers (m/w/d) verzichtet. Sämtliche Personenbezeichnungen gelten gleichermaßen für alle Geschlechter.

Inhaltsverzeichnis

Vorwort

Aller Anfang ist schwer. Das gilt erst recht für den Übergang vom Studium zum Praktikum, von der Theorie zur Praxis. Eben noch im Abschluss-Semester Pharmazie, ist man nun plötzlich „Pharmazeut im Praktikum" („PhiP") und damit irgendwie zwischen Baum und Borke. Vollgepackt mit frischem theoretischem Wissen tut sich mit der praktischen Arbeit in der Apotheke oft eine ganz neue, auf jeden Fall ganz andere Welt auf, in der einen Kunden oder auch mal Kollegen ganz schön ins Schwitzen bringen können.

Dieses Werk möchte mit dazu beitragen, (nicht nur) die erste Zeit des Übergangs gut zu meistern und einen möglichst problemlosen Einstieg in unseren vielseitigen Beruf zu finden. Es erklärt theoretische Hintergründe der Apothekenpraxis und versucht, Antworten auf die vielen Fragen des Apothekenalltags zu bieten. Es eignet sich damit sowohl zum Selbststudium für „ruhige" Zeiten in der Apotheke als auch zum Vor- und Nacharbeiten diverser Themen und Fragen. Es kann und soll das ganze Praktikum lang ein treuer und wertvoller Begleiter sein, der die Ausbildungsinhalte der Approbationsordnung mit Leben erfüllt und vor allem auch zum Nach- und Mitdenken anregt.

Die ersten zehn Kapitel orientieren sich an den Vorgaben des Leitfadens der Bundesapothekerkammer für „die praktische Ausbildung von Pharmazeuten im Praktikum in der Apotheke" und den Anforderungen der Approbationsordnung, die auch Grundlage für den praktikumsbegleitenden Unterricht der Landesapothekerkammern sind.

Der Leitfaden der Bundesapothekerkammer, der auch einen Musterausbildungsplan sowie die Arbeitsbögen, auf die in diesem Werk regelmäßig hingewiesen wird, enthält, kann auf der Website der ABDA eingesehen bzw. heruntergeladen werden (https://abda.de/fileadmin/user_upload/assets/Ausbildung_Studium_Beruf/Leitfaden_3._Abschnitt/LF_3._Abschn_gesamt_21_07_01.pdf).

Die Kapitel erklären die theoretischen und rechtlichen Hintergründe vieler Anforderungen des Apothekenalltags. Praxistipps vereinfachen den Einstieg, helfen im Alltag und liefern Anregungen zum Be- und Weiterarbeiten. Hinweise auf Textstellen, Leitlinien, Arbeitshilfen oder Checklisten erleichtern nicht nur die praktische Arbeit, sondern auch die Prüfungsvorbereitung, weil sie die Verknüpfung mit zugrundeliegenden Rechtsvorschriften an genau der richtigen Stelle schaffen. So lernt sich ein großer Teil der pharmazeutischen Rechtsgebiete fast nebenbei, weil er mit dem passenden praktischen Thema verbunden ist und dadurch einen zusätzlichen Sinn bekommt.

Verweise auf die jeweils passenden Arbeitsbögen der Bundesapothekerkammer (BAK) dienen als Vorschläge zur Vertiefung der Thematik und als Diskussionsgrundlage mit den ausbildenden Kollegen des Apothekenteams. Ihre Bearbeitung wird daher ausdrücklich empfohlen. Verständnisfragen und mögliche Antworten helfen Ihnen, das gerade Gelesene noch einmal zu hinterfragen und Ihren Kenntnisstand zu überprüfen.

Das Buch eignet sich auch hervorragend für Wiedereinsteiger nach einer längeren Praxispause oder für Kollegen, die außerhalb Europas Pharmazie studiert haben und sich beispielsweise auch während einer Hospitation in einer Apotheke auf eine Prüfung des Kenntnisstandes vorbereiten.

Das Format des Werkes lädt außerdem dazu ein, eigene Aufzeichnungen und Unterlagen aus dem praktikumsbegleitenden Unterricht oder anderen Fortbildungen an passenden Stellen zu ergänzen bzw. einzulegen. Damit ist das Buch nicht nur Ihr Begleiter für Ihre Ausbildung, sondern es wird zu Ihrem ganz eigenen, ganz persönlichen Nachschlagewerk auf Ihrem Weg in das pharmazeutische Berufsleben, weil es mit und von Ihren Erfahrungen lebt. Ich wünsche Ihnen, dass das jede Menge gute Erfahrungen sein werden, die Sie auf dem Weg in unseren oft sehr anstrengenden, manchmal frustrierenden, aber stets sehr vielseitigen, sehr verantwortungsvollen und immer wieder wunderschönen und überraschenden Beruf begleiten!

An dieser Stelle möchte ich mich nicht nur bei „meinen" vielen PhiPs bedanken, die mir mit ihrer Neugier, ihrem Wissensdurst und ihrer Freude an der Pharmazie immer wieder die Bestätigung geben, dass Ausbildung keine Einbahnstraße und selbst in der „kleinsten Hütte" gut möglich ist. Ihr seid der beste Beweis dafür, dass unser Berufsstand einen Nachwuchs hat, auf den wir stolz sein können, dem wir jede Menge zutrauen dürfen und der die Pharmazie lebendig macht und weiterentwickelt! Vielen Dank dafür!

Dass schon nach kurzer Zeit eine zweite und dritte Auflage gedruckt wurden, zeigt, dass wir mit dem Werk den richtigen Nerv getroffen haben und die praxisnahe Zusammenstellung der Themen anhand der Empfehlungen der Bundesapothekerkammer für angehende Apotheker ebenso hilfreich ist wie für Neu- und Wiedereinsteiger. In dieser dritten Auflage sind vor allem Anpassungen an aktuelle Veränderungen vorgenommen und kleine Fehler korrigiert worden. Ich freue mich auch weiterhin auf und über Ihr Feedback und Ihre Anregungen, die mir zeigen, dass und wie mit dem Werk gearbeitet wird.

Kerstin Kemmritz, Berlin, im April 2022

Anm.: In diesem Werk wird immer wieder auf Internetseiten verwiesen, deren Studium sich zur Vertiefung des Gesagten eignet. Manche URLs sind etwas kompliziert, an diesen Stellen erleichtern QR-Codes das Auffinden. Die Codes lassen sich mit entsprechend ausgestattetem Smartphone, Tablet o.ä. leicht abfotografieren, worauf sich die jeweilige Webseite automatisch öffnet.

Beispiel: Leitfaden der Bundesapothekerkammer

https://www.abda.de/fileadmin/user_upload/assets/Ausbildung_Studium_Beruf/Leitfaden_3._Abschnitt/LF_3._Abschn_gesamt_21_07_01.pdf

Abkürzungsverzeichnis

AAppO	Approbationsordnung für Apotheker
ABDA	Bundesvereinigung Deutscher Apothekerverbände e.V.
ABP	Arzneimittelbezogene Probleme
AMK	Arzneimittelkommission der Deutschen Apotheker
AMNOG	Arzneimittelmarkt-Neuordnungs-Gesetz
ApBetrO	Apothekenbetriebsordnung
ARMIN	Arzneimittelinitiative Sachsen-Thüringen
BAK	Bundesapothekerkammer
BfArM	Bundesinstitut für Arzneimittel und Medizinprodukte
Bgw	Berufsgenossenschaft für Gesundheitsdienst und Wohlfahrtspflege
BMI	Body Mass Index
BPhD	Bundesverband der Pharmaziestudierenden in Deutschland e.V.
BtM	Betäubungsmittel
BVL	Bundesamt für Verbraucherschutz und Lebensmittel
CLP	Classification, Labelling and Packaging
DAC	Deutscher Arzneimittel Codex
D-A-CH	Referenzwerte Nährstoffe für Deutschland, Österreich, Schweiz
DGE	Deutsche Gesellschaft für Ernährung
eHBA	elektronischer Heilberufsausweis
EMA	europäische Arzneimittelagentur „european medicines agency“
FCC	Food Chemical Codex
G-BA	Gemeinsamer Bundesausschuss
GD	Gesellschaft für Dermopharmazie
GKV	Gesetzliche Krankenversicherung
GMP	Good Manufacturing Practice
GVP	Guideline on Good Pharmacovigilance Practice
HBA	Heilberufsausweis
HDL	High Density Lipoprotein
IQWiG	Institut für Qualität und Wirtschaftlichkeit im Gesundheitswesen
LDL	Low Density Lipoprotein
LeiKa	Leistungskatalog der Beratungs- und Serviceangebote in Apotheken
MDR	Medical Device Regulation
MIR	Mittleres Infrarot
MPG	Medizinproduktegesetz
MPV	Medizinprodukte-Verordnung
NIR	Nahinfrarot
NRF	Neues Rezeptur Formularium
PEI	Paul-Ehrlich-Institut
PhiP	Pharmazeut im Praktikum
PSUR	Periodic Safety Update Reports
QM	Qualitätsmanagement
QMS	Qualitätsmanagementsystem
QPPV	Qualified Person for Pharmacovigilance
RKI	Robert-Koch-Institut
SGB V	Sozialgesetzbuch V
STIKO	Ständige Impfkommission
UAW	Unerwünschte Arzneimittelwirkungen
USR	urgent safety restriction
VOASG	Vor-Ort-Apotheken-Stärkungsgesetz
ZL	Zentrallabor Deutscher Apotheker
ZLG	Zentralstelle der Länder für Gesundheitsschutz

Erläuterung der verwendeten Symbole

Nachlesen
Hier finden sich Hinweise auf wichtige Paragraphen und Gesetzestexte sowie Links und QR-Codes zum schnelleren Zugang durch Einscannen mit dem Smartphone.

Ziel
Lernziele gemäß der BAK-Empfehlung

Tipp
Hier finden sich Tipps, Anregungen und Hilfen für die Praxis.

Stift und Zettel
Hinweise auf passende BAK-Arbeitsbögen, die geeignet sind, das Gelesene bzw. das Thema zu vertiefen. Die BAK-Arbeitsbögen finden Sie unter:

https://www.abda.de/fuer-apotheker/berufsausuebung/ausbildung/ ➤ Arbeitsbögen

Fragen
Verständnisfragen zum Thema. Die Antworten dazu finden sich in Kapitel 12.

1 Qualitätssicherung und Qualitätskontrolle

- Qualitätsbegriff (Struktur-, Prozess-, Ergebnisqualität) erläutern
- Aufbau und Struktur eines QMS erklären
- Möglichkeiten zur Qualitätssicherung nennen, insbesondere Leitlinien, externe Qualitätsüberprüfungen, QMS

„Qualität", „Qualitätssicherung" und „Qualitätsmanagementsysteme" sind Begriffe, die aus der modernen Unternehmenswelt nicht mehr wegzudenken sind. Schließlich möchte jedes Unternehmen eine gute Qualität von Waren oder Dienstleistungen liefern und diese Qualität auch nachweisen, sichern und verbessern.

1.1 Qualitätsbegriff

Qualität wird meist als Grad der Übereinstimmung zwischen Ansprüchen und Erwartungen an ein Produkt (z.B. ein Rezepturarzneimittel) oder eine Dienstleistung (z.B. die pharmazeutische Beratung) mit den tatsächlichen Eigenschaften angesehen. Dabei lässt sich prinzipiell zwischen Struktur-, Prozess- und Ergebnisqualität unterscheiden, die in unterschiedlichem Maße zur Gesamtqualität eines Produktes oder einer Dienstleistung beitragen können.

Strukturqualität wird vor allem durch Festlegungen der Rahmenbedingungen zur Struktur und Ausstattung eines Unternehmens definiert und bezieht sich auf die materielle und sachliche Ausstattung. Neben Vorgaben zur technischen Ausrüstung, baulichen Anforderungen sowie den notwendigen Arbeitsmitteln und Ausrüstungsgegenständen gehören auch Vorgaben zur Eignung und Ausbildung des Personals zur Strukturqualität. Eine ausreichend gute Strukturqualität ist Voraussetzung für eine hohe Produktqualität, nicht jedoch die Garantie dafür.

Im Falle der Apotheken wird die Strukturqualität vorrangig durch Gesetze und Verordnungen erzeugt. Die ApBetrO enthält beispielsweise detaillierte Anforderungen an die räumliche und instrumentelle Ausstattung einer Apotheke sowie an die Kompetenz und fachliche Qualifikation des Apothekenleiters und des Apothekenpersonals. Durch diese Forderungen verbunden mit den Verpflichtungen in den Berufsordnungen der Apothekerkammern sowie den Festlegungen im Betriebshandbuch sind Apothekenmitarbeiter zudem zur steten Fortbildung und damit zur Sicherung der Aktualität ihres Wissens verpflichtet, um das Arbeiten auf dem jeweiligen „Stand von Wissenschaft und Technik" zu gewährleisten. Ergänzt wird diese Strukturqualität durch Anforderungen in Verträgen und Arbeitsanweisungen.

Prozessqualität definiert die Qualität bestimmter Betriebsabläufe und Verfahren, durch die eine einheitliche und gute Produkt- oder Dienstleistungsqualität erzielt werden soll. Die Verfahren und Abläufe sind dabei in einer Art „Betriebshandbuch" beschrieben. Je geringer die Strukturqualität ist und je weniger qualifiziert die Mitarbeiter eines Unternehmens sind, desto umfang- und detailreicher muss die Prozessbeschreibung ausfallen.

Für Apotheken sind viele Prozessbeschreibungen in den Leitlinien der Bundesapothekerkammer zu finden. Sie können für das nach der Apothekenbetriebsordnung zu erstellende Qualitätsmanagementsystem verwendet und an die individuellen Gegebenheiten angepasst werden. In den Leitlinien werden vorrangig pharmazeutische Prozesse wie Arzneimittelabgabe und -herstellung, Beratung oder Medikationsmanagement. beschrieben.

Ergebnisqualität ist das Produkt von Qualitätssicherungsmaßnahmen, wobei die Qualitätsbewertung gerade im Bereich von Dienstleistungen nur schwer mess- oder objektivierbar ist. Sie hängt vielmehr vom subjektiven Empfinden des Verbrauchers hinsichtlich der Erfüllung seiner Erwartungen ab. So kann sie gerade im Falle der Apothekenkunden auch konträr zu den Unternehmenszielen verlaufen, wenn die Apotheke beispielsweise stets das wirksamste Arzneimittel anbieten will und der Kunde das billigste kaufen möchte.

Gerade in Dienstleistungsbereichen des Gesundheitswesens kommt daher der Kundenzufriedenheit eine vergleichsweise große (menschliche) Bedeutung zu, so dass ein Unternehmen trotz guter Struktur- und Prozessqualität ggf. eine vom (enttäuschten) Verbraucher als nicht ausreichend angesehene Ergebnisqualität liefern kann.

Dennoch gehört die Bewertung der Ergebnisqualität durch möglichst objektive interne und externe Tests auch in Apotheken zu den Maßnahmen der Qualitätsfeststellung und -sicherung.

1.2 Aufbau und Struktur eines Qualitätsmanagementsystems (QMS)

Qualitätsmanagementsysteme (QMS) stellen sicher, dass die Struktur-, Prozess- und Ergebnisqualität innerhalb eines Unternehmens definiert, beschrieben und überprüft sowie erforderlichenfalls neu orientiert und verbessert werden. Bestandteile eines QMS sind daher Angaben zu Organisationsstrukturen, Verfahren, Prozessen und Mitteln. Das können Verfahrens- und Arbeitsanweisungen, Checklisten, Tabellen, Formblätter und -briefe oder Messprotokolle sein, mit denen die klassischen W-Fragen „Was? Wer? Warum? Womit? Wann? Wie? und Wo?" in einem Betriebshandbuch beantwortet werden.

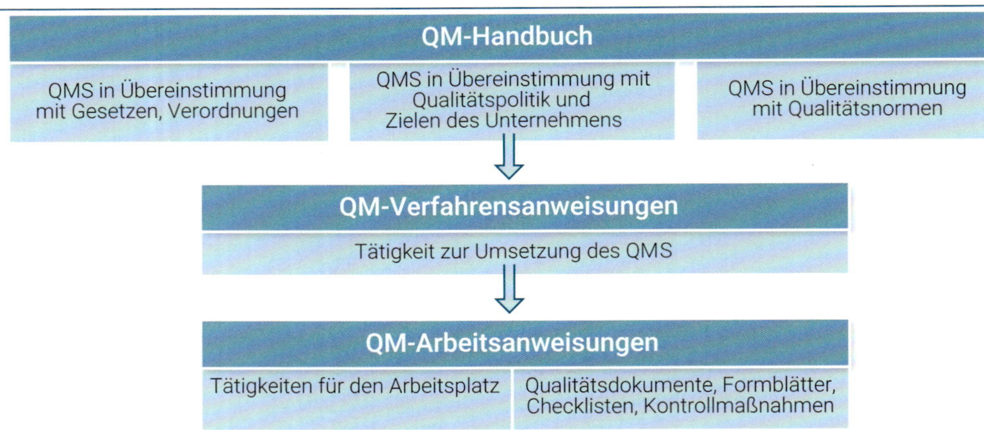

Abb. 1.1: Inhalte eines QMS

Art und Umfang des apothekenspezifischen QMS richten sich dabei nach den Unternehmenszielen und dem Verwendungszweck des QMS. Der Apothekenleiter ist hinsichtlich der Form, des Umfangs und der Art der Erstellung des QMS an keinerlei Vorschriften gebunden. Es kann in Eigenregie ebenso erstellt werden wie mithilfe eines externen Beraters. Ein QMS an sich macht also keinerlei Aussagen über die tatsächliche Qualität der Produkte (Waren und Dienstleistungen). Es beschreibt Voraussetzungen, Arbeitsabläufe und Qualitätskontrollen.
In einem QMS werden also Qualitätsziele und die Methoden zu ihrer Erlangung festgelegt und durch Prozessbeschreibungen und Verfahrensanweisungen gesichert. Die Einhaltung der Verfahren wird durch Maßnahmen der Qualitätssicherung als Teil eines QMS kontrolliert. Diese Überprüfung kann als interne Eigenkontrolle („Selbstinspektion") oder externe Fremdkontrolle („externes Audit") erfolgen und in einer Bestätigung („Zertifizierung") der Einhaltung der festgelegten Kriterien oder Normen gipfeln.

In der ISO 9001-Reihe sind Normen für Qualitätsmanagementsysteme festgelegt, mit denen ein Standard definiert und erreicht wird. Genügt ein QMS den Anforderungen der derzeit aktuellen ISO 9001:2015, kann sich der Betreiber des QMS diese Konformität durch eine Zertifizierung vor einem externen Prüfinstitut in einem so genannten „Audit" bestätigen lassen. Grundlage eines derartigen, prozessorientierten QMS ist der kontinuierliche Verbesserungsprozess des PDCA-Zyklus („Plan-Do-Check-Act", siehe *Abbildung 1.2*), nach dem für die Hauptprozesse eines Unternehmens die Sollvorgaben mit den Istwerten verglichen und bei Bedarf angepasst werden.

QMS nach ApBetrO. Nach § 2a ApBetrO sind alle Apotheken verpflichtet, für die relevanten pharmazeutischen Tätigkeiten ein QMS zu unterhalten, in dem die betrieblichen Abläufe festgelegt und dokumentiert werden. Diese Abläufe sind gemäß § 3 ApBetrO regelmäßig in Selbstinspektionen durch pharmazeutisches Personal zu überprüfen und ggf. zu korrigieren.

§§ 2a, 3, 20 ApBetrO

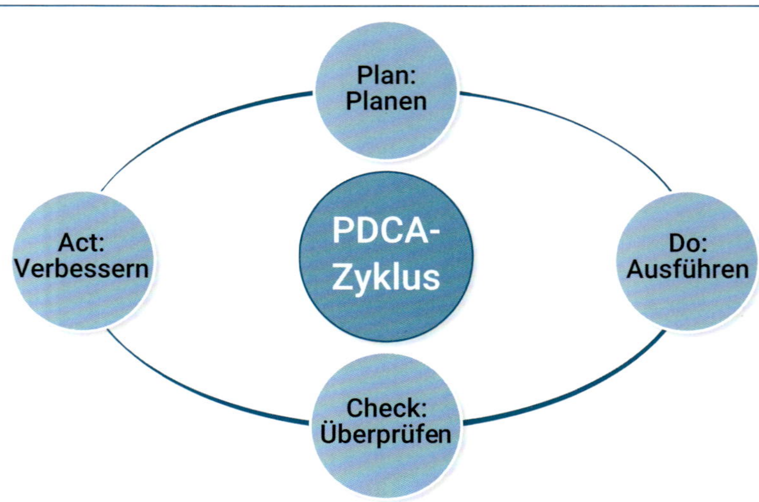

Abb. 1.2: Bestandteile des PDCA-Zyklus

Unterweisung der Mitarbeiter im Umgang mit dem QMS

Die ApBetrO fordert in § 3 die regelmäßige Unterweisung der Mitarbeiter im Umgang mit dem QMS und die Dokumentation dieser Unterweisung. Dazu stellt die ABDA bzw. BAK Mustervorlagen auf ihrer Homepage zur Verfügung.

- https://www.abda.de/fuer-apotheker/qualitaetssicherung/leitlinien/leitlinien-und-arbeitshilfen/ ➤ Weitere Arbeitshilfen

Beratungsbefugnis für nichtapprobierte pharmazeutische Mitarbeiter

Nichtapprobierte pharmazeutische Mitarbeiter, also beispielsweise PTA und Pharmazeuten im Praktikum dürfen generell nur ihrem Kenntnisstand und ihrer Erfahrung nach eingesetzt werden. Zudem ist eine Beratungsbefugnis zu erstellen (und ggf. zu aktualisieren), in der festgelegt wird, in welchen Fällen ein Apotheker bei der Beratung hinzuzuziehen ist, sofern der nichtapprobierte pharmazeutische Mitarbeiter die Apotheker bei der Beratung unterstützen darf. Vordrucke für eine derartige Befugnis finden sich z.B. auf den Homepages der ABDA oder der Landesapothekerkammern.

- https://www.abda.de/fileadmin/user_upload/assets/Praktische_Hilfen/Leitlinien/Weitere_Arbeitshilfen/FB_Unterweisung_QMS_nichtpharm.doc
- www.pharmazeutische-zeitung.de/index.php?id=42853

In § 20 ApBetrO wird zudem festgelegt, dass das QMS die Erbringung einer ausreichenden Beratungsleistung sicherstellen und festlegen muss, in welchen Fällen nichtapprobiertes pharmazeutisches Personal einen Apotheker zur Beratung hinzuziehen muss. Im Rahmen des QMS sollte die Apotheke zudem regelmäßig an externen Qualitätsüberprüfungen teilnehmen, sodass auch das QMS nach ApBetrO bereits viele Aspekte eines standardisierten QMS erfüllt. Dennoch muss (und kann) das QMS nach ApBetrO nicht zertifiziert werden, weil es der gültigen Qualitätsmanagementnormenvorschrift ohne weitere Ergänzungen nicht genügt.

Eine Apotheke kann jedoch über das geforderte QMS der ApBetrO hinaus auch ein umfassenderes QMS für alle unternehmensrelevanten Prozesse (und nicht nur die pharmazeutischen) unterhalten und dieses, sofern es den Anforderungen der jeweils gültigen Qualitätsmanagementnorm, derzeit ISO 9001:2015 genügt, auch zertifizieren lassen.

Einen speziellen Bereich der zertifizierten QM-Systeme stellt das *QMS nach BAK-Mustersatzung dar*, das über die Forderungen der ISO 9001:2015 hinausgehende Anforderungen an die pharmazeutischen Prozesse, vor allem bei der Beratung, stellt. Anders als das „reine" ISO 9001:2015-QMS wird das QMS nach BAK-Mustersatzung durch Kollegen statt durch Betriebsfremde bewertet. Das Zertifikat zu diesem QMS wird mit dem BAK-Gütesiegel gekennzeichnet und von den Landesapothekerkammern vergeben, die die Kriterien der BAK-Mustersatzung erfüllen und umsetzen.

BAK-Mustersatzung

- www.abda.de/fileadmin/assets/Qualitaetssicherung/Mustersatzung/QMS_Mustersatzung_2015.pdf
- www.abda.de/themen/apotheke/qualitaetssicherung0/angebote-qs-kammern/mustersatzung-qms/

Die QMS-Zertifikate besitzen generell nur eine begrenzte Gültigkeit und müssen durch regelmäßige externe Audits (kostenpflichtig) erneuert werden. Derartige zertifizierte Qualitätsmanagementsysteme werden vor allem von Vertragspartnern der Apotheke z.B. bei der Belieferung von Pflegeheimen oder Krankenhäusern gefordert. Dabei ist die Form (Papier oder elektronisch) nicht festgeschrieben. Viele Apothekerkammern bieten genau wie Vereine, Verbände, Kooperationen oder Verlage digitale Varianten für elektronische Betriebshandbücher zur Entwicklung eines apothekeneigenen QMS an.

1.3 Möglichkeiten zur Qualitätssicherung

Zu allen Qualitätsmanagementsystemen gehören neben der Erstellung eines Handbuches auch die Dokumentation regelmäßiger Mitarbeiterschulungen zum Aufbau und Umgang mit dem QMS sowie interne und externe Qualitätsüberprüfungen. Dazu stehen neben Kundenumfragen vor allem die apothekentypischen Ringversuche des Zentrallaboratoriums Deutscher Apotheker (ZL) sowie die „Pseudo-Customer"-Beratungschecks zur Verfügung.

ZL-Ringversuche dienen als externe Qualitätskontrolle für gut messbare Prozesse bzw. Produkte. Dazu gehören in der Apotheke vor allem die Überprüfung der pharmazeutischen und mikrobiologischen Qualität von Rezepturarzneimitteln oder Wasser sowie die Überprüfung der Ergebnisse von Messverfahren bei der Ermittlung von Blutparametern.

- https://zentrallabor.com/ringversuche/

Pseudo-Customer-Besuche dienen hingegen der Überprüfung der ausreichenden Beratungsqualität durch einen unabhängigen und geschulten Kollegen, der typische Beratungssituationen in der Apotheke wie die „Eigendiagnose" durch den Kunden oder den „Präparatewunsch" anhand standardisierter Kriterien überprüft und direkt im Anschluss an die Kontrolle ein umfassendes Feedback sowie ggf. Tipps zur Verbesserung der Beratungsleistung gibt.

Pseudo-Customer-Besuche können über die zuständigen Landesapothekerkammern oder direkt bei der Avoxa-Mediengruppe gebucht werden.

Pseudo-Customer-Checks

- https://www.abda.de/fuer-apotheker/qualitaetssicherung/angebote-qs-kammern/pseudo-customer/
- http://pseudo-customer.net/online-anmeldung/

Leitlinien der Bundesapothekerkammer stellen eine umfangreiche Sammlung systematischer Vorgehensweisen bei pharmazeutischen Tätigkeiten oder Dienstleistungen dar. Neben den Leitlinien werden auch Kommentare, Arbeitshilfen und Flussdiagramme für viele wichtige Bereiche der Apothekentätigkeit zur Verfügung gestellt. Die in den Leitlinien abgebildeten Informationen entsprechen dabei dem Stand von Wissenschaft und Technik und werden durch Expertengremien regelmäßig überarbeitet.

Auch für den Bereich der Beratung in der Selbstbehandlung gibt es eine grundlegende Leitlinie, die das Beratungsgespräch in die Bereiche „Fragen – Entscheiden – Informieren" gliedert sowie diverse Arbeitshilfen für die wichtigsten Selbstmedikationsbereiche. Werden Leitlinien in ein QMS eingebunden, ist ihre Berücksichtigung im Rahmen der Vorgaben des QMS verpflichtend.

- https://www.abda.de/fuer-apotheker/qualitaetssicherung/leitlinien/leitlinien-und-arbeitshilfen/

Verständnisfragen

1. Ist die Anwendung der BAK-Leitlinien verpflichtend?
2. Braucht man ein zertifiziertes QMS zur Belieferung eines Pflegeheimes?
3. Ist eine Bedienungsanleitung (z.B. für eine Analysenwaage) Teil der Struktur- oder Prozessqualität?
4. Sind die Produkte eines QMS-zertifizierten Unternehmens automatisch besser als die Produkte eines nicht zertifizierten Unternehmens?
5. Muss bei einem QMS nach ApBetrO eine Prozessbeschreibung für die Warenannahme erfolgen?
6. Ist eine Apothekenrevision Teil des QMS?

- Arbeitsbogen 7 „Qualitätsmanagementsystem QMS": https://www.abda.de/fuer-apotheker/berufsausuebung/ausbildung/

2 Interpretation ärztlicher, zahnärztlicher und tierärztlicher Verschreibungen sowie deren Terminologie

- Aufbau des Rezeptes
- Interpretation der ärztlichen Verordnung
- Bedenkliche Verordnungen

Für die Praxis:

- Vertragsrecht
- E-Rezept
- Glossar der Rezeptbelieferung

Die ärztliche Verordnung ist mehr als nur ein Verordnungsblatt. Sie ist ein urkundenartiges analoges (oder demnächst auch digitales) Dokument, auf dem der Arzt die Therapie für einen Patienten verbindlich festlegt. Der Apotheker bzw. entsprechend qualifizierte pharmazeutische Mitarbeiter haben sowohl eine Kontrollfunktion nach dem Vier-Augen-Prinzip als auch die Verantwortung für die Herausgabe des richtigen Arzneimittels. Zusammen mit den notwendigen Anwendungsinformationen sichern sie so den Erfolg der Arzneimitteltherapie insgesamt.

2.1 Aufbau des Rezeptes

Ein Rezept ist eine ärztliche Anweisung zur Abgabe bestimmter Arznei- oder Hilfsmittel. Der Begriff leitet sich vom lateinischen „Recipe" (= Nimm!) ab, worauf noch das Kürzel „Rp." auf vielen Verordnungsblättern hinweist. Während es für die Form eines Papier-Rezeptes allgemein keine gesetzlichen Vorschriften gibt, ist der Inhalt eines gültigen analogen oder digitalen Rezeptes in § 2 der Arzneimittel- bzw. in den §§ 2-5, 9 der Betäubungsmittelverschreibungsverordnung definiert. Dort sind auch zusätzliche Festlegungen für die Verordnung von Tierarzneimitteln, Praxisbedarf, Arzneimitteln für Krankenhäuser, Alten- oder Pflegeheime, Hospize sowie zur spezialisierten ambulanten Palliativ-Versorgung, Einrichtungen des Rettungsdienstes, für Bordapotheken von Flugzeugen, Kauffahrteischiffe, für eine Tierklinik oder einen Zoo getroffen worden.

Verordnungen ausländischer Ärzte

Verordnungen aus der EU, dem Gebiet des EWR bzw. der Schweiz sind deutschen Verordnungen gleichgestellt, sofern die Apotheke keinen Anlass zum Zweifel an der Echtheit der Verordnung hat. EU-Verordnungen müssen zudem den Vornamen des Patienten, Angaben zur Dosierung sowie die vollständige Telefon- oder Faxnummer einschließlich der Ländervorwahl und Bezeichnung des Mitgliedsstaates sowie einer E-mail-Adresse des Verordners enthalten.
Mit Inkrafttreten des GSAV (Gesetz für mehr Sicherheit in der Arzneimittelversorgung) wurde das Fernverordnungsverbot für Ärzte wieder aufgehoben. Im gleichen Zuge dürfen Apotheken derartige bei einer Fernbehandlung ausgestellte (elektronische) Rezepte beliefern, sofern diese in einem Land Europas ausgestellt wurden, in dem Fernbehandlungen erlaubt sind.

- Staaten der EU bzw. des EWR und der EFTA
- EU-Staaten: Belgien, Bulgarien, Dänemark, Deutschland, Estland, Finnland, Frankreich, Griechenland, Irland, Italien, Kroatien, Lettland, Litauen, Luxemburg, Malta, Niederlande, Österreich, Polen, Portugal, Rumänien, Schweden, Slowakei, Slowenien, Spanien, Tschechische Republik, Ungarn, Zypern
- EWR (Europäischer Wirtschaftsraum): EU-Staaten + Norwegen, Island und Liechtenstein
- EFTA (Europäische Freihandelszone): EWR + Schweiz + Großbritannien

Die Verschreibungsverordnungen enthalten zudem Angaben darüber, welche fehlenden Punkte auf dem Rezept durch einen Apotheker ergänzt werden dürfen, wenn er sich über die Richtigkeit der Angaben Gewissheit verschafft hat.

- § 2 Arzneimittelverschreibungsverordnung
- §§ 2-5, 9 Betäubungsmittelverschreibungsverordnung

Angabe	§ 2 AMVV	§ 9 BtmVV
Vor- und Nachname der verschreibenden Person	(Apo nur Vorname)	(Apo)
Berufsbezeichnung	Eine Berufsbezeichnung ist „Arzt" bzw. „Arzt für Inneres" usw. Ein Doktortitel alleine ist kein Hinweis auf einen Arzt und auch keine Arztbezeichnung, schließlich gibt es Ärzte ohne Doktortitel oder Doktortitel, die mit anderen Forschungen als im medizinischen Bereich erworben wurden.	(Apo)
Anschrift der Praxis oder Klinik der verschreibenden ärztlichen, tierärztlichen oder zahnärztlichen Person		(Apo)
Telefonnummer zur Kontaktaufnahme	(Apo)	(Apo)
Datum der Ausstellung	(Apo)	
Angaben zum Patienten	Name des Patienten	Zusätzlich Vorname und Anschrift (Apo)
Geburtsdatum des Patienten	(Apo)	
Bezeichnung des Fertigarzneimittels oder des Wirkstoffes einschließlich der Stärke		Zusätzlich Bezeichnung und Gewichtsmenge des enthaltenen Betäubungsmittels je Packungseinheit bzw. abgeteilter Form, sofern das nicht aus der Fertigarzneimittelbezeichnung hervorgeht, Menge des verschriebenen Arzneimittels in Gramm oder Milliliter, Stückzahl der abgeteilten Form (Apo)
Darreichungsform	Sofern das aus der Bezeichnung des Fertigarzneimittels nicht hervorgeht (Apo)	Sofern das aus der Bezeichnung des Fertigarzneimittels nicht hervorgeht (Apo)
Abzugebende Menge des verschriebenen Arzneimittels in Stück bzw. Milliliter oder als Normgröße	Fehlt die Angabe, so ist die kleinste Packung abzugeben, wenn nicht in den Arzneimittellieferverträgen etwas anderes bestimmt ist.	(Apo)
Rezepturarzneimittel nach Art und Menge	oder die Bezeichnung des Fertigarzneimittels, von dem Teilmengen abgegeben werden sollen	
Gebrauchsanweisung	Für Rezepturarzneimittel (Apo)	Einzel- und Tagesgabe bzw. Hinweis auf eine schriftliche Gebrauchsanweisung (Apo)
Gültigkeitsdauer der Verschreibung	Prinzipiell 3 Monate, wenn nicht durch Lieferverträge anderes bestimmt wird, was außer bei Privatrezepten immer der Fall ist	Gültigkeit wie bei sonstigen Privat- oder Kassenrezepten, aber: Vorlage des Rezeptes in der Apotheke bis maximal 7 Tage nach Ausstellung (§ 12 BtmVV)
eigenhändige Unterschrift der verschreibenden Person		Zusatz „i.V." bei Vertretungen

Tabelle 2.1: Notwendige Angaben auf Rezepten aufgrund der Verschreibungsverordnungen sowie Änderungsmöglichkeiten durch Apotheker („Apo")
(Apo): Ergänzung durch Apotheker erlaubt, sofern er sich von der Richtigkeit der Angaben überzeugen kann. (Bei Btm-Rezepten muss die Änderung auf allen drei Teilen des Btm-Rezeptes erfolgen. Also durch Apotheker und Arzt.)

Rezeptarten	Gültigkeit
rosa Kassenrezept	28 Tage zu Lasten der GKV, 3 Monate wie als Privatrezept
Isotretinoin-Verordnung	7 Tage inkl. Ausstellung
Hilfsmittelrezept	Versorgung binnen 28 Tagen
Grünes Rezept	quasi unbegrenzt, wenn nichts Verschreibungspflichtiges dabei ist
blaues Privatrezept	3 Monate
gelbes Btm-Rezept	Vorlage bis 7 Tage nach Ausstellung
T-Rezept	bis 6 Tage nach Ausstellung
Tierarzneimittelrezept	3 Monate
Entlassrezept	3 Werktage inkl. Ausstellungsdatum, in der Corona-Pandemie 6 Werktage

Abb. 2.1: Unterschiedliche Arten von Verordnungsblättern („Rezepten") und ihre Gültigkeit

Praxistipp: Corona-Sonderregelungen

Im Zuge der Minimierung von Kontakten während der Corona-Pandemie hat die Bundesregierung in der sogenannten „SARS-CoV2-Arzneimittelversorgungsverordnung" diverse erhebliche Erleichterungen und Ausweitungen der Handlungsspielräume der Apotheker beschlossen, die überwiegend für die gesamte Dauer der pandemischen Lage gültig sind. Über eine Verstetigung der bewährten Regelungen wird diskutiert.

- https://www.gesetze-im-internet.de/sarscov2amvv/BJNR611200020.html

Neben dem Inhalt der Verschreibungsverordnungen werden in den entsprechenden Lieferverträgen diverse weitere Anforderungen zur Ausstellung von Rezepten zu Lasten von „Verordnungsträgern" (Krankenkassen) festgelegt, die Voraussetzung dafür sind, dass die verordneten Arzneimittel von den Krankenkassen auch bezahlt werden. Im Hinblick auf das voraussichtlich 2022 einzuführende E-Rezept hat die Gematik die technischen Anforderungen festgelegt.

- www.sozialgesetzbuch-sgb.de/sgbv/129.html
- www.gkv-spitzenverband.de ➤ Rahmenvertrag nach 129 Abs. 2 SGB V vom 01.04.2020
- https://www.vdek.com/content/vdeksite/vertragspartner/apotheken/arzneiversorgungsvertrag/_jcr_content/par/download_5/file.res/2021_02_18_AVV_final_ab_01.03.2021.pdf

Für Krankenhäuser besteht die Möglichkeit, Patienten bei der Entlassung für einen kurzen Zeitraum Medikamente zu verschreiben. Derartige „Entlassrezepte" sind mit dem Aufdruck „Entlassmanagement" und dem Eindruck der Zahl 4 im Statusfeld zu kennzeichnen. Als Arztnummer wird für Klinikärzte ohne eigene Klinikarztnummer, aber mit abgeschlossener Facharztausbildung die „4444444" sowie eine zweistellige Codenummer als Pseudoarztnummer aufgedruckt. Entlassrezepte sind üblicherweise nur drei Tage gültig, während einer „epidemischen Lage nationaler Tragweite" (z.B. Corona) sechs Tage. Üblicherweise dürfen von Arzneimitteln nur N_1-Packungen verordnet werden, während epidemischer Lagen auch N_3-Größen. Auch für die Verordnung von Hilfsmitteln, Medizinprodukten oder Teststreifen gibt es reguläre Vorgaben und Sondererlaubnisse in der Corona-Pandemie.

2.1.1 Das rosa Kassenrezept

Das „klassische" rosa Kassenrezept wird für die Verordnung von Arznei-, Verband- oder Hilfsmitteln sowie für Diagnostika und Teststreifen, Aufbaunahrung, diätetische Lebensmittel, Impfstoffe und Medizinprodukte zu Lasten eines Kostenträgers der Solidargemeinschaft (meistens eine gesetzliche Krankenversicherung) verwendet.

Das rosa Rezept muss in seinem Aufbau dem so genannten „Muster 16"-Formblatt aus der Anlage 2 („Vereinbarung über Vordrucke für die vertragsärztliche Versorgung") des Bundesmantelvertrages zwischen KBV und GKV-Spitzenverband entsprechen. Es soll nun Zug um Zug durch elektronische Verordnungen ersetzt werden.

Richtig ausgestellte Rezepte

Die Vorschriften zur korrekten Ausstellung von Rezepten sind auch für Ärzte schwer durchschaubar. Hier gibt es allgemeine Informationen und Hilfestellungen dazu:

- https://www.kvno.de/fileadmin/shared/pdf/online/verordnungen/rezept_ausfuellhilfe.pdf
- www.kbv.de/media/sp/02_Erlaeuterungen.pdf
- Rezeptcheck Apotheke: https://www.deutschesapothekenportal.de/rezept-retax/dap-retax-arbeitshilfen/rezeptpruefung/rezept-check/
- https://www.deutschesapothekenportal.de/download/public/arbeitshilfen/dap_arbeitshilfe_78.pdf

Heilungsmöglichkeiten:

- https://www.deutschesapothekenportal.de/rezept-retax/dap-retax-arbeitshilfen/rezeptpruefung/heilungsmoeglichkeiten-nach-6-rahmenvertrag/

Entlassrezepte:

- https://www.deutschesapothekenportal.de/rezept-retax/dap-retax-arbeitshilfen/spezielle-rezepte/entlassmanagement/

Angaben auf einem Rezeptblatt

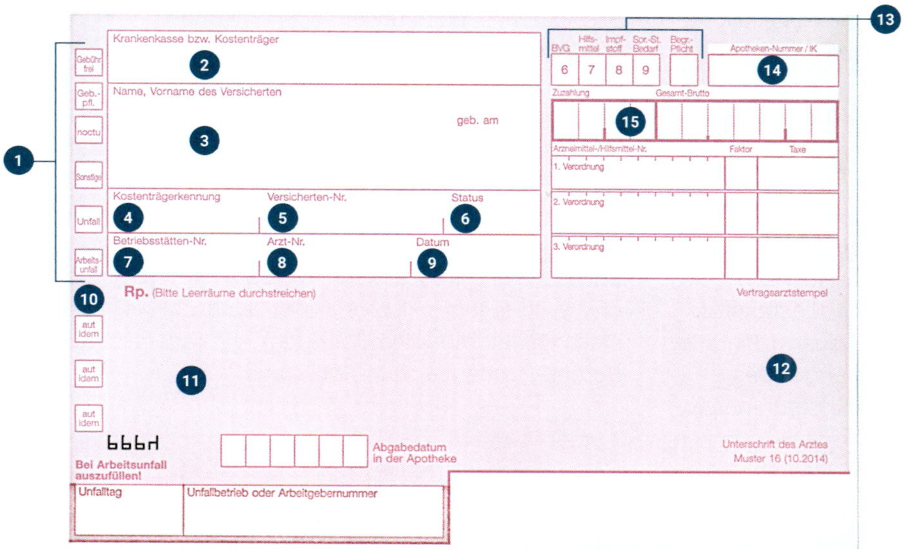

Abb. 2.2: Rosa Rezeptblatt „Muster 16"

❶ Besondere Hinweise

- **Gebühr frei:** Wird angekreuzt, wenn Patienten von den gesetzlichen Zuzahlungen befreit sind
- **Geb.-pfl.:** Wird angekreuzt, wenn die Patienten nicht von den Zuzahlungen befreit sind
- **noctu:** Wird angekreuzt, wenn der Arzt die Einlösung des Rezeptes im Notdienst für notwendig hält und die Krankenkasse die Notdienstgebühr nach § 6 AmPreisV übernimmt. Notdienstgebühr für Rezepte fällt werktags zwischen 20 Uhr bis 6 Uhr, an Sonn- und Feiertagen sowie am 24. Dezember, wenn dieser Tag auf einen Werktag fällt, bis 6 Uhr und ab 14 Uhr an.
- **Sonstige:** Wird angekreuzt, wenn Kostenträger weder eine Berufsgenossenschaft, noch eine gesetzliche Krankenversicherung, sondern z.B. die Freie Heilfürsorge der Polizei, das Sozialamt oder die Postbeamtenkasse ist
- **Unfall:** Wird angekreuzt, wenn ein Unfall, jedoch kein Arbeitsunfall, die Ursache der Verordnung ist, der möglicherweise Schadensersatzansprüche bedingen könnte
- **Arbeitsunfall:** Wird angekreuzt, wenn es sich um einen Arbeitsunfall handelt. In diesem Fall ist statt der Krankenversicherung die zuständige Berufsgenossenschaft anzugeben und KEINE Versichertennummer. Zudem müssen die Felder „Unfalltag" und „Unfallbetrieb" ausgefüllt sein, auch wenn es sich beispielsweise um einen Unfall auf dem Weg zur oder von der Arbeit handelt.

❷ Krankenkasse oder Kostenträger. Hier wird der Name des Kostenträgers, also auch einer Berufsgenossenschaft, des Sozialamts oder sehr viel häufiger einer gesetzlichen Krankenversicherung eingetragen.

❸ Angaben zum Patienten

❹ Kassennummer, Kassen-IK (Institutionskennzeichen)

❺ Versichertennummer (der Krankenkassenkarte)

❻ Status (Mitglied, Rentner, Kind bzw. Familienangehöriger usw.) sowie Entlassrezept („4")

❼ Betriebsstättennummer der Arztpraxis oder des MVZs

❽ Arztnummer (lebenslange Arztnummer, die nur eindeutig vergeben wird)

❾ Ausstellungsdatum

❿ „Aut-idem-Feld". Ist es angekreuzt, darf die Apotheke das Arzneimittel nicht gegen ein wirkstoffgleiches austauschen. Die Aut-idem-Regel gilt nicht innerhalb des Austausches von Original und Reimport, die inzwischen (trotz unterschiedlicher PZNs) als identisch gelten (siehe auch weitere Erklärungen im Eintrag „Reimporte" im Glossar). Im Rahmen der Regelungen der SARS-CoV-2-Arzneimittelversorgungsverordnung kann unter bestimmten Umständen auch ein Austauschverbot nach Rücksprache mit dem Arzt durch die Apotheke geändert werden.

⓫ Verordnungsfeld für Arzneimittel bzw. -wirkstoffe, Mengenangaben und Stückzahl, Pharmazentralnummer

⓬ Angaben zum verordnenden Arzt gemäß AMVV

⓭ Verordnungskennzeichen

- **6 – BVG:** Anspruchsberechtigte nach Bundesentschädigungs- oder -versorgungsgesetz (zuzahlungsfrei)
- **7 – Hilfsmittel:** Hilfsmittelverordnung (Cave: Keine Mischrezepte aus Arznei- und Hilfsmitteln!)
- **8 – Impfstoff:** Impfstoffverordnung (entweder als Sprechstundenbedarf oder als personalisierte Verordnung) für Impfungen nach der STIKO-Empfehlung
- **9 – Spr.-St.Bedarf:** Sprechstundenbedarf (je nach Krankenkasse auch auf anderen Anforderungsformularen als dem Muster 16)
- **Begr.-Pflicht:** Kennzeichnung mit „1" für Rezepte eines Zahnarztes

⓮ Apothekennummer, IK (Institutionskennzeichen) zur Abrechnung

⓯ Angaben zur Abrechnung wie Zuzahlung durch den Patienten, Bruttorezeptbetrag sowie darauffolgend die Einzelpreise der drei möglichen Verordnungszeilen

Zu beachten

- Bei der Abgabe von Hilfsmitteln muss der Versicherte oder ein Vertreter den Empfang auf der Rückseite des Rezeptblattes im vorgesehenen Feld quittieren.
- Werden Arzneimittel nach § 73 AMG importiert (keine Reimporte!), sind meist vorab Genehmigungen und Kostenvoranschläge bei der Krankenkasse einzureichen und die Abgabe gemäß § 18 ApBetrO chargengenau zu dokumentieren.
- Werden Blutzubereitungen, Sera aus menschlichem Blut und Zubereitungen aus anderen Stoffen menschlicher Herkunft sowie gentechnisch hergestellte Plasmaproteine zur Behandlung von Hämostasestörungen („Blutprodukte") abgegeben, sind u.a. die Bestimmungen des § 17 ApBetrO zu beachten. Erwerb und Abgabe sind entsprechend zu dokumentieren. Zudem sind Arzneimitteln zur Anwendung von Gerinnungsstörungen bei Hämophile an den verordnenden Arzt zu melden (§ 17 Abs. 6a ApBetrO).

Gültigkeit

- Laut § 2 Abs. 5 AmVV sind Rezepte ohne Angabe einer Gültigkeit 3 Monate gültig. Dies gilt u.a. für Privatrezepte, aber auch für GKV-Rezepte, wenn der Patient diese als Selbstzahler einlösen will.
- Unabhängig vom Liefervertrag bzw. der Krankenkassenart wie Primär- oder Ersatzkassen (siehe dazu auch Eintrag im Glossar) ist seit Juli 2021 in § 11 Abs. 4 der Arzneimittel-Richtlinie des G-BA festgelegt, dass Verordnungen von Arzneimitteln, Medizinprodukten, Verbandsmitteln und Diätetika längstens 28 Tage nach Ausstellungsdatum zu Lasten der gesetzlichen Krankenkasse beliefert werden dürfen. Auch Sonn- oder Feiertage verändern die Frist nicht.
- Besonderheit: Isotretinoin-, Acitretin- oder Alitretinoin-Verordnung (gegen Akne) für Frauen im gebärfähigen Alter maximal für einen Behandlungszeitraum von 30 Tagen und Abgabe binnen 7 Tagen nach Ausstellungsdatum, also Ausstellungsdatum + 6 Tage. Beispiel: Verordnung vom 5.4., Abgabe bis einschließlich 11.4.
- Hilfsmittelrezepte: Abgabe binnen 28 Tagen nach Ausstellung (Näheres regeln die Hilfsmittellieferverträge)
- Entlassrezept § 39 Absatz 1a SGB V: Belieferung binnen drei Werktagen inklusive Ausstellungsdatum, also Ausstellungsdatum (sofern Werktag) + 2 Tage, während der Corona-Pandemie sechs Werktage.

- www.kbv.de/media/sp/02_Mustersammlung.pdf
- TFG
- § 4 AMG
- §§ 17, 18 ApBetrO
- Leitfaden Isotretinoin-Verordnung https://www.bfarm.de/SharedDocs/Downloads/DE/Arzneimittel/Pharmakovigilanz/Service/aktuelles/isotret/leitfaden.pdf?__blob=publicationFile&v=3

Blutprodukte (Transfusionsgesetz)	
Erwerb	**Abgabe**
Name oder Firma und Anschrift des Lieferanten	Name und Anschrift des verschreibenden Arztes, Zahnarztes oder Tierarztes
Bezeichnung des Arzneimittels	Bezeichnung des Arzneimittels
Chargenbezeichnung und Menge des Arzneimittels	Chargenbezeichnung und Menge des Arzneimittels
	Name, Vorname, Geburtsdatum und Adresse des Patienten
Datum des Erwerbs	Datum der Abgabe

Tabelle 2.2: Dokumentation des Erwerbs und der Abgabe von Blutprodukten

2.1.2 Das grüne Empfehlungsrezept

Das grüne Rezept dient der ärztlichen Empfehlung nicht verschreibungspflichtiger apothekenpflichtiger Arzneimittel, die mit wenigen Ausnahmen nicht von den gesetzlichen Krankenkassen erstattet werden. Durch die Verordnung auf einem „amtlich" aussehenden Rezeptblatt erhält diese Empfehlung einen verbindlicheren Charakter und ermöglicht eine erfolgreiche Arzneimitteltherapie auch mit „milderen" Arzneimitteln. Natürlich ist auch die Verordnung verschreibungspflichtiger Arzneimittel auf einem grünen Rezept nicht „verboten", sofern alle notwendigen Angaben nach AMVV vorhanden sind. Das grüne Rezept wird dann wie ein Privatrezept behandelt (siehe dort).

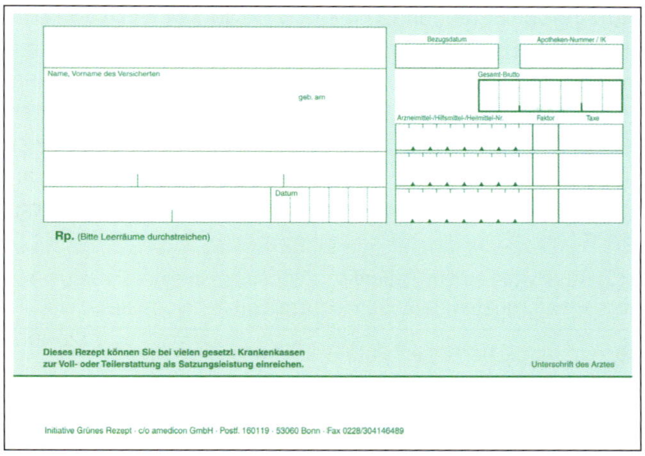

Abb. 2.3:„Grünes Rezept" zur Präparate-Empfehlung im Rahmen der arztgestützten Selbstmedikation

Erstattung von grünen Rezepten und nicht verschreibungspflichtigen Medikamenten

Einige Krankenkassen haben die grünen Rezepte inzwischen auch als Marketinginstrument entdeckt und erstatten seit 2012 die verauslagten Kosten (teilweise). Der Aufdruck „Dieses Rezept können Sie bei vielen gesetzlichen Krankenkassen zur Voll- oder Teilerstattung als Satzungsleistung einreichen." auf den Rezeptblattvordrucken weist bereits darauf hin. Die Apotheke sollte die grünen Rezepte daher stets bedrucken und an den Patienten – vielleicht auch mit dem Hinweis auf eine evtl. Erstattungsmöglichkeit – zurückgeben.
Apothekenpflichtige (nicht verschreibungspflichtige) Arzneimittel werden generell nur für Kinder bis zum 12. Lebensjahr bzw. bei Kindern mit Entwicklungsstörungen bis zum 18. Lebensjahr bezahlt. Darüber hinaus gibt es eine (sich ab und an verändernde) Liste mit nicht-verschreibungspflichtigen apothekenpflichtigen Arzneistoffen, die auch bei Erwachsenen zu Lasten der GKV verordnet werden dürfen.

- G-BA Anlage 1 Arzneimittelrichtlinien: OTC-Arzneimittel https://www.g-ba.de/richtlinien/3/
- Liste der Krankenkassen, die grüne Rezepte (teil-)erstatten https://www.aponet.de/service/krankenkasse/liste-der-kassen-die-rezeptfreie-medikamente-erstatten

2.1.3 Das blaue Privatrezept

Das blaue Rezept ist das eigentliche, „moderne" Privatrezept, das sich im Aufbau ebenfalls am Muster-16-Kassenrezept orientiert. Seine Verwendung ist jedoch noch nicht verpflichtend, so dass sich auch Privatrezepte im Hochformat oder mit industriegesponserter Werbung im Querformat finden. Teilweise werden auch rosa Kassenrezepte zu Privatrezepten umgewidmet, indem als Kostenträger „privat" oder der Name einer privaten Krankenversicherung angegeben wird. Die Gültigkeit all dieser Privatrezepte ist allein an die Einhaltung der Vorgaben des § 2 AMVV und nicht an die Form oder Farbe gebunden.

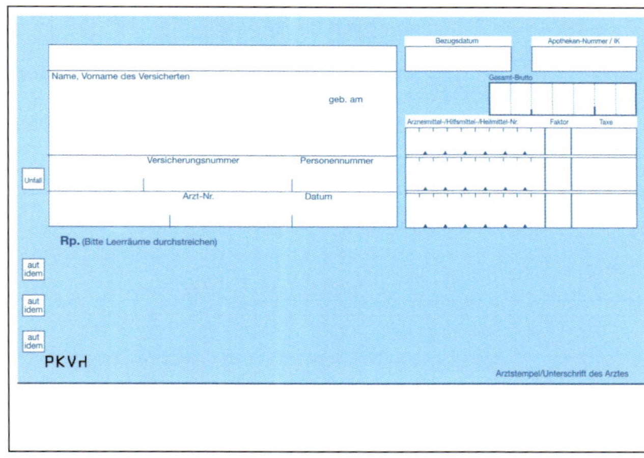

Abb. 2.4: Beispiel für ein Privatrezept

Zu beachten
Privatpatienten benötigen die Rezepte, versehen mit PZN der abgegebenen Arzneimittel, den Preisen und dem Abgabedatum sowie der Anschrift der Apotheke zurück, um sich die verauslagten Kosten von der privaten Krankenversicherung erstatten zu lassen, sofern sie nicht eine Rezept-App für die Geltendmachung ihrer Ansprüche verwenden.

Über die Beihilfe versicherte Beamte benötigen meist eine zusätzliche Kopie der Verordnung für die Einreichung bei der Beihilfestelle. So gut wie alle privaten Krankenkassen bieten auch die Möglichkeit der Direktabrechnung auf Nachfrage an, wenn einzelne Kunden die teilweise hohen Arzneimittelpreise nicht vorfinanzieren können. Mit einigen Krankenversicherungen hat der DAV diesbezüglich auch Abrechnungsverträge geschlossen, denen sich Apotheken anschließen können.

2.1.4 Das gelbe Btm-Rezept

Das durchnummerierte gelbe Betäubungsmittelrezept dient vorrangig der Verordnung von Betäubungsmitteln, also Arzneimitteln, die Arzneistoffe aus der Anlage III zu § 1 (1) des BtmG enthalten (verkehrs- und verschreibungsfähige Betäubungsmittel).

Es besteht aus drei Teilen, von denen einer beim Arzt verbleibt, einer in der Apotheke und einer zum Zwecke der Abrechnung an das Rechenzentrum geleitet wird.

Für Ärzte, Zahnärzte oder Tierärzte sowie zur Substitutionstherapie gelten bestimmte Höchstmengen pro Substanz für einen Verordnungszeitraum von maximal 30 Tagen. Neben maximal zwei Betäubungsmitteln können auf dem Rezept noch weitere Arzneimittel verordnet werden. Für die Verordnung von Betäubungsmitteln für Bewohner von Alten- oder Pflegeheimen, Hospizen oder für Rettungsdienste oder Kauffahrteischiffe sind weitere Sonderregelungen zu beachten.

Die Buchstaben „A", „K", „N", „S", „T" und „Z" kennzeichnen besondere Formen der Btm-Versorgung (siehe Tabelle 2.3).

Kennzeichen	Bedeutung
A	Ausnahme. Kennzeichen, wenn der Arzt gemäß § 2 (2) BtmVV bei einem Patienten, der bei ihm in einer Dauerbehandlung ist, bewusst in der Höchstmenge oder Zahl der verordneten Betäubungsmittel von der Norm abweicht.
K	Kauffahrteischiff. Nachträglich ausgestelltes Btm-Rezept für die bereits erfolgte Belieferung eines Kauffahrteischiffes, das ebenfalls nicht noch einmal beliefert werden darf.
N	Notfallverordnung eines Btm auf einem rosa Kassenrezept sowie unverzügliches Nachreichen eines Btm-Rezeptes mit dem Kennzeichen „N", das dann natürlich nicht noch einmal beliefert werden darf.
S	Verschreibung über ein Drogen-Substitutionsmittel für 7 bzw. 30 Tage
T	Angaben zur Teilmengen-Überlassung in einer Take-Home-Verordnung mit mehreren Sichtvergaben
Z	Zwei-Tage-Verordnung eines Substitutionsmittels zur Überbrückung einer Schließungszeit der Arztpraxis

Tabelle 2.3: Kennzeichnung von Abweichungen gemäß § 2 (2) BtmVV

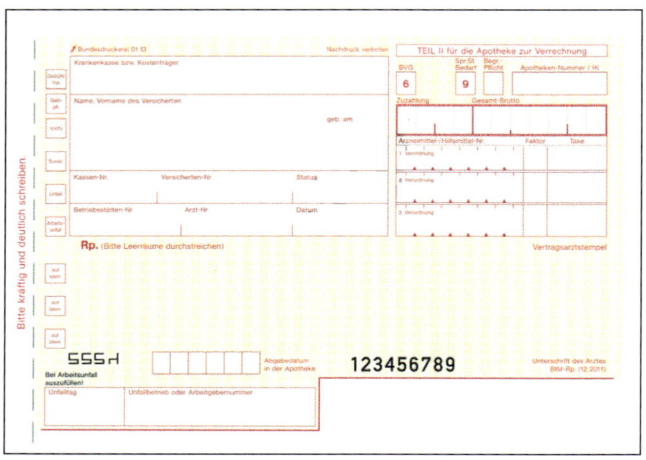

Abb. 2.5: Betäubungsmittelrezept (dreiteilig)

Zu beachten
Der Erwerb und die Abgabe von Betäubungsmitteln sind nach § 17 BtmG und §§ 12, 13 BtmVV lückenlos zu dokumentieren. Die Bestände sind mindestens einmal zum Monatsende vom Apothekenleiter (oder seiner Vertretung) zu kontrollieren.

Betäubungsmittel	
Erwerb	Abgabe
Name oder Firma und Anschrift des Lieferanten bzw. sonstige Herkunft	Name und Anschrift des Empfängers bzw. sonstigen Verbleib
zugegangene Menge des Betäubungsmittels	abgegangene Menge des Betäubungsmittels (auch Vernichtung)
Datum des Erwerbs	Datum der Abgabe
	Name und Anschrift des verschreibenden Arztes, Zahnarztes oder Tierarztes
	Nummer des Betäubungsmittelrezeptes

Tabelle 2.4: Dokumentation des Erwerbs und der Abgabe von Betäubungsmitteln

- https://www.pharmazeutische-zeitung.de/ausgabe-332011/rechte-und-pflichten-fuer-die-apotheke/
- §§ 8, 12 BtmVV
- §§ 1, 17 BtmG
- https://www.bfarm.de/DE/Bundesopiumstelle/Betaeubungsmittel/BtM-Rezepte-Verschreibung/btm-rezept-inhalt.html

Gültigkeit

Vorlage binnen 8 Tagen inklusive Ausstellungsdatum, also Ausstellungsdatum + 7. Beispiel: Ausstellung am 5.6., Vorlage bis einschließlich 12.6.

2.1.5 Das T-Rezept

Das nummerierte, sogenannte „T-Rezept" besteht aus zwei Teilen und dient der Verordnung von Lenalidomid, Pomalidomid oder Thalidomid gemäß der Vorgaben von § 3a AMVV. Der Arzt muss auf einem T-Rezept bescheinigen, dass die Sicherheitsmaßnahmen gemäß der aktuellen Fachinformation des entsprechenden Fertigarzneimittels eingehalten werden. Bei Frauen im gebärfähigen Alter ist zu beachten, dass erforderlichenfalls ein Schwangerschafts-Präventionsprogramm durchgeführt wird und dass der Patientin (und auch einem Patienten) vor Beginn der medikamentösen Behandlung geeignete medizinische Informationsmaterialien sowie die aktuelle Gebrauchsinformation des entsprechenden Fertigarzneimittels ausgehändigt wurden. Ferner muss auf der Verschreibung vermerkt sein, ob eine Behandlung innerhalb oder außerhalb der jeweils zugelassenen Anwendungsgebiete erfolgt.

Vorderseite T-Rezept Teil I

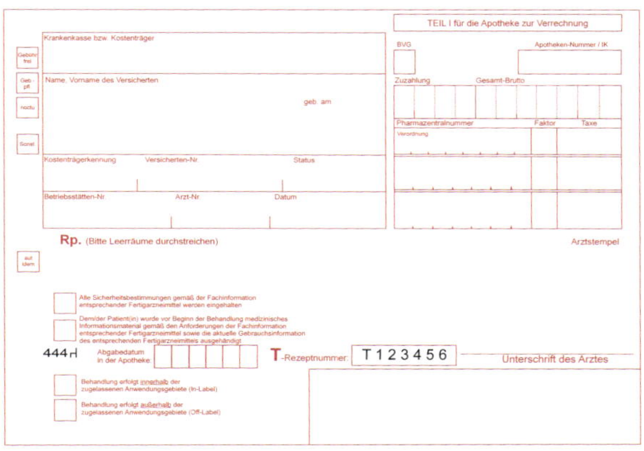

Rückseite T-Rezept Teil I

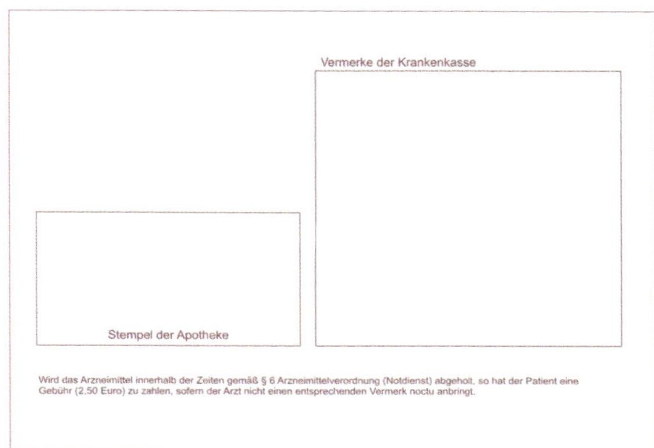

Vorderseite T-Rezept Teil II

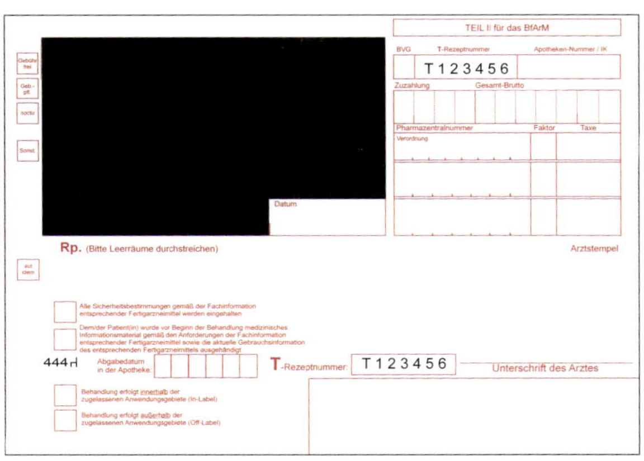

Rückseite T-Rezept Teil II

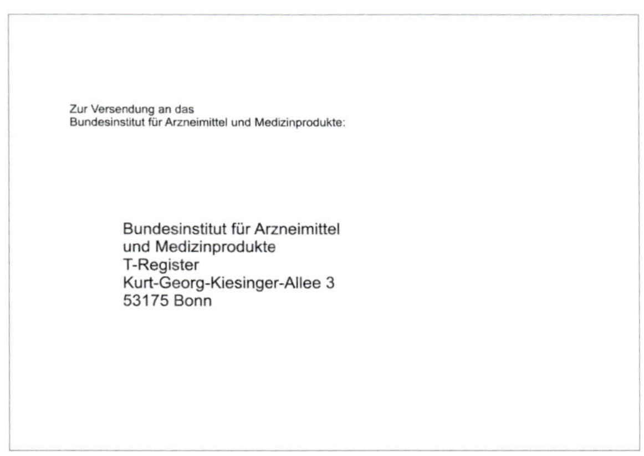

Abb. 2.6: „T-Rezept" zur Verordnung von Thalidomid, Lenalidomid, oder Pomalidomid

T-Rezept	
Erwerb	**Abgabe**
Name oder Firma und Anschrift des Lieferanten	Name und Anschrift des Empfängers
Bezeichnung und die Chargenbezeichnung des Arzneimittels oder des Wirkstoffs	Bezeichnung und die Chargenbezeichnung des Arzneimittels oder des Wirkstoffs
zugegangene Menge des Arzneimittels oder des Wirkstoffs	abgegangene Menge des Arzneimittels oder des Wirkstoffs
Datum des Erwerbs	Datum der Abgabe
	Name und Anschrift des verschreibenden Arztes, Zahnarztes oder Tierarztes
	Nummer des T-Rezeptes
	Datum des (wöchentlichen) Versands des/der Rezepte an das BfArM

Tabelle 2.5: Dokumentation des Erwerbs und der Abgabe von teratogenen Stoffen

Zu beachten

Die Höchstmenge der verordneten Arzneimittel darf je Verschreibung für Frauen im gebärfähigen Alter den Bedarf für vier Wochen, ansonsten den für zwölf Wochen nicht übersteigen.

Apotheken schicken dem Bundesinstitut für Arzneimittel und Medizinprodukte wöchentlich die Durchschriften der Verordnungen und dokumentieren das Datum des Versands bei den sonstigen Abgabedaten (siehe Tabelle).

Gültigkeit

6 Tage nach Ausstellungsdatum, also Ausstellung + 6 Tage. Beispiel: Ein T-Rezept vom 10.7. kann bis einschließlich 16.7. beliefert werden.

- § 3a AmVV
- FAQ T-Register https://www.bfarm.de/DE/Bundesopiumstelle/T-Register/_node.html

2.1.6 Besonderheiten bei Tierarzneimitteln

Die Anforderungen an Erwerb und Abgabe von Tierarzneimitteln im Allgemeinen und für Tiere, die der Lebensmittelgewinnung dienen, sind sogar noch höher als diejenigen für Humanarzneimittel, um nicht nur der Übertragung und Verbreitung von Erkrankungen vorzubeugen, sondern vor allem auch das Einbringen von Arzneimittelrückständen in die Nahrungskette zu vermeiden.

So fordert die AmVV für die Verschreibung von Tierarzneimitteln die Angabe der Dosierung pro Tier und Tag sowie die Dauer der Anwendung. Sofern das Arzneimittel zur Anwendung bei Tieren verschrieben wird, die der Gewinnung von Lebensmitteln dienen, muss außerdem die Indikation und die Wartezeit (bis zum Schlachten) sowie der Name des Tierhalters und die Zahl, Art und Identität der Tiere, bei denen das Arzneimittel angewendet werden soll, angegeben werden. Tierarzneimittel-Rezepte für „Lebensmittel-Tiere" müssen stets in zweifacher Ausfertigung vorgelegt werden.

In der Apotheke bekommt man solche Rezepte jedoch eher selten (bis nie) zu sehen, da Tierärzte über das so genannte „Dispensierrecht" verfügen und eine tierärztliche Hausapotheke unterhalten, aus der sie Arzneimittel direkt an den Tierhalter abgeben. Im Ausnahmefall dürfen sie auch Humanarzneimittel zu Tierarzneimitteln umwidmen, wenn ein so genannter Therapienotstand (§ 56a (2) AMG) vorliegt. Im umgekehrten Fall ist es Humanmedizinern jedoch verboten, Tierarzneimittel zu verordnen.

Ebenfalls im Gegensatz zu Humanarzneimitteln darf der Apotheker das verordnete Arzneimittel nicht gegen ein wirkstoffgleiches austauschen und muss Erwerb und Abgabe von (Tier-)Arzneimitteln, die der Gewinnung von Lebensmitteln dienen, vollständig und lückenlos sowie chargenbezogen dokumentieren. Der Apothekenleiter hat mindestens einmal jährlich den tatsächlichen Bestand an Tierarzneimitteln zu prüfen und etwaige Abweichungen schriftlich festzuhalten.

Tierarzneimittel	
Erwerb	**Abgabe**
Name oder Firma und Anschrift des Lieferanten	
Bezeichnung und Menge des Arzneimittels	Bezeichnung und Menge des Arzneimittels
Chargenbezeichnung	Chargenbezeichnung
Datum des Erwerbs	Datum der Abgabe
	Name und Anschrift des Empfängers
	Name und Anschrift des verschreibenden Tierarztes

Tabelle 2.6: Dokumentation des Erwerbs und der Abgabe von Tierarzneimitteln nach § 19 (1) und (2) ApBetrO

Aus Gründen des Gesundheitsschutzes sind Tierarzneimittel-Verordnungen von ausländischen Tierärzten ungültig, da in der AMVV §2 (1a) bzw. (1b) nur die Rede davon ist, dass ärztliche oder zahnärztliche Verschreibungen aus den Mitgliedstaaten der Europäischen Union, aus den Vertragsstaaten des Abkommens über den Europäischen Wirtschaftsraum und aus der Schweiz den deutschen Verordnungen gleichgestellt sind, sofern diese die notwendigen Angaben aufweisen und ihre Authentizität und Ausstellung durch eine dazu berechtigte ärztliche oder zahnärztliche Person nachweisen. Der Versand von Arzneimitteln zur Behandlung von Tieren, die der Lebensmittelgewinnung dienen, ist verboten.

2.1.7 Das elektronische Rezept

Die Einführung des elektronischen Rezeptes als Teil moderner E-Health-Strukturen in Deutschland wurde mit dem „Gesetz zum Schutz elektronischer Patientendaten in der Telematikinfrastruktur" (Patientendaten-Schutz-Gesetz –PDSG) festgelegt. Danach soll voraussichtlich Ende 2022 nach einer mehrmonatigen Testphase in Modellregionen das E-Rezept flächendeckend sowie stufenweise für verschiedene Verordnungsformen eingeführt werden. Dazu müssen Arztpraxen und Apotheken an eine sichere „Telematik-Infrastruktur" (TI) angeschlossen sein, um die Sicherheit der gesundheitsbezogenen Daten der Patienten gewährleisten zu können. Mit der Festlegung der dafür notwendigen standardisierten und zertifizierten Hard- und Softwareprodukte einschließlich der notwendigen Schnittstellen wurde die Gematik GmbH bauftragt.

Für die derzeitig geplante Form der E-Rezept-Verordnung, -Übermittlung und -Abgabe sind bei allen Beteiligten vom Patienten über die Krankenkassen und Arztpraxen bis hin zu Apotheken und Abrechnungsstellen besondere Voraussetzungen zu schaffen (siehe Abbildung 2.7).

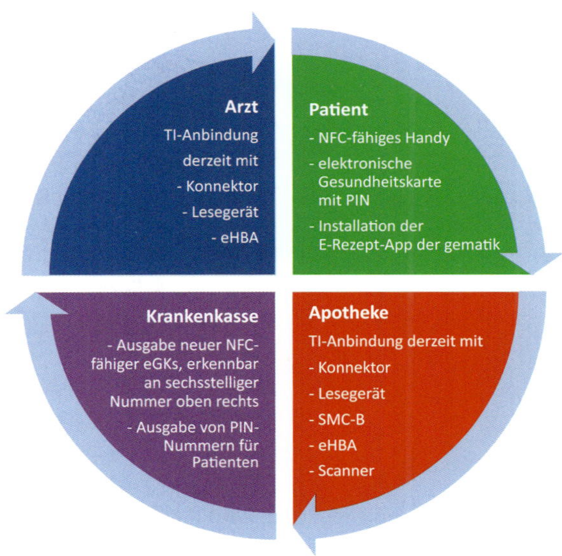

Abb. 2.7: Notwendige Ausstattung für die Nutzung des E-Rezeptes bei den verschiedenen Akteuren

Für die Übermittlung des Rezeptes bzw. den Transport des digitalen Schlüssels ist die E-Rezept-App der Gematik entwickelt worden. Diese ist mit geprüften, offiziellen Apothekendaten der Apothekerkammern sowie in Eigenverantwortung der Apotheken stehenden „Mehrwertdaten", die über einen Server unter der Verantwortung des DAV zur Verfügung gestellt werden, verknüpft. Stellen Dritte darüber hinaus Apps oder Plattformen mit besonderen Zusatzleistungen zur Verfügung, so handelt es sich dabei um für die Einlösung eines E-Rezeptes nicht notwendige Funktionalitäten.

Verfügen Patienten und/oder Arztpraxen (vorübergehend) nicht über die notwendigen Voraussetzungen zur Ausstellung, Übermittlung bzw. zum Empfang eines E-Rezeptes, so kann die Arztpraxis den E-Rezeptschlüssel („Token") auch als Papierausdruck mitgeben oder weiterhin ein rosa Rezept ausstellen. Im Gegensatz zum rosa Rezept handelt es sich bei dem Papierausdruck des Tokens nicht um ein amtliches Dokument, das als Verordnung beliefert werden darf. Der Papierausdruck dient nur als Zugang zur elektronischen Verordnung, die auf einem sicheren Server in der Telematik-Infrastruktur abgelegt ist. Nach Belieferung der Verordnung ist die Abgabe unverzüglich durch den elektronischen Heilberufeausweis (eHBA) eines Apothekers „abzuzeichnen".

Notwendige TI-Komponenten für Apotheken

- eHBA: (elektronischer) Heilberufeausweis für Apotheker, demnächst auch für nichtapprobiertes pharmazeutisches Personal
- Konnektor: von der Gematik zertifizierter „Router" als Zugang zur TI
- Lesegerät: von der Gematik zertifiziertes Kartenlesegerät (für eGK, eHBA)
- SMC-B: (smart card business) Institutionenkarte zur Identifikation des Teilnehmers als Apotheke

Die Kosten für alle notwendigen Komponenten werden den Apotheken auf der Grundlage der Refinanzierungsvereinbarung des DAV auf Antrag erstattet (siehe Infokasten).

- Refinanzierungsvereinbarung: https://www.dav-notdienstfonds.de/fileadmin/userfiles/NNFDAV/TI_Refinanzierungsvereinbarung_FINAL.pdf
- Telematik-Infrastruktur: https://www.gematik.de/telematikinfrastruktur/
- Weitere E-Health-Anwendungen: https://www.gematik.de/anwendungen/
- E-Rezept-App der Gematik: https://www.das-e-rezept-fuer-deutschland.de/app

2.2 Interpretation der ärztlichen Verordnung

Die Interpretation ärztlicher Verordnungen ist heutzutage weniger eine Kunst als in früheren Zeiten, werden doch die Arzneimittel meist nicht mehr in Latein und nur noch selten in Ärztehandschrift verordnet. Die allermeisten Rezepte sind maschinengeschrieben und auch die Anzahl der Arztpraxen, die sich regelmäßig ein Update des Arzneimitteldatensatzes leistet, steigt stetig und wird im Zuge der Einführung des E-Rezeptes weiter zunehmen. Die größere Kunst ist heutzutage die Beachtung der vielen Fallstricke des Vertragsrechts, die den Wunsch des Arztes schon seit Langem in kassenverträgliche Formen umwandeln.

Aufgabe der Apotheker bzw. der pharmazeutischen Mitarbeiter ist neben der reinen Rezeptbelieferung vor allem die „ordnungsgemäße Versorgung" des Patienten mit den verordneten Arzneimitteln, wozu nicht nur die simple Abgabe, sondern auch die Interpretation, Kontrolle, Plausibilitätsprüfung und Informationsweitergabe gehören.

Vor der Arzneimittelabgabe sind unter anderem folgende Fragen zu klären:

- Kennt der Patient die Arzneimittel und die Erkrankungen, wegen der sie verordnet wurden? Passen die Arzneimittel dazu?
- Stimmen Stärke und Dosierung? Passen sie zu dem Patienten?
- Gibt es Nebenwirkungen, Wechselwirkungen, Kontraindikationen, die bei dem Patienten zu beachten wären? Aber: Nicht jede denkbare Wechselwirkung muss auch wirklich eintreten.
- Sind die Mengenangaben therapiegerecht?
- Sind die Arzneimittel gemäß der Dosierung (sofern angegeben) anwendbar?
- Ist das Arzneimittel noch im Handel bzw. gibt es ein Arzneimittel, das dem nahe kommt?

Ergeben sich Fragen und Unklarheiten, sind diese vor der Abgabe von Arzneimitteln zu beseitigen. Nicht selten werden Verordnungsfehler entdeckt, so dass der Apotheke als letzter Instanz vor der Arzneimittelabgabe eine wichtige Funktion auch im Hinblick auf die Arzneimittelsicherheit zukommt. Dabei sind es nicht nur unleserliche Arzneimittelnamen, auch eine vergessene oder falsche Stärke oder eine ungeeignete Darreichungsform kann den Therapieerfolg erheblich beeinträchtigen.

Ist die Arztpraxis zur Klärung der Fragen nicht erreichbar, kann häufig auch der Patient selbst sinnvolle Hinweise geben, vor allem, wenn er sich mit der Medikation bereits gut auskennt. Auch der Medikationsplan, wenn er denn von der Praxis aktuell gehalten wird, kann Aufschluss darüber geben, was mit der fraglichen Verordnung wirklich gemeint war. Im Zuge der Digitalisierung des Medikationsplanes und der Verknüpfung mit der elektronischen Patientenakte ist anzunehmen, dass seine Nutzung zunimmt und auch die Aktualität der Daten verbessert wird.

Zudem hat die Apotheke darauf zu achten, dass Ärzte nicht „fachfremd" verordnen und dadurch die Arzneimittelsicherheit ihrer Patienten gefährden. Ein Zahnarzt darf beispielsweise nur Arzneimittel verordnen, die im Zusammenhang mit einer zahnärztlichen Behandlung stehen. Das kann mit Sicherheit ein Schmerz- oder Beruhigungsmittel, nicht jedoch eine Antibabypille sein. Ein Tierarzt darf keine Humanarzneimittel verordnen (außer zur umgewidmeten Anwendung bei Tieren), ein Humanmediziner kann keine Tiere behandeln.
Gerade bei der Behandlung von Notfällen durch den ärztlichen Bereitschaftsdienst (ÄBD) sind die Angaben auf den Rezepten häufig unvollständig. Hier heißt es dann, gemeinsam mit Patient und Arzt das gewünschte oder ein dem gewünschten möglichst ähnliches, sofort verfügbares Medikament zu ermitteln. Notdienste sind daher oft die Zeiten, an denen die pharmazeutische Verantwortung und Leistung den Patienten besonders deutlich wird. Ähnlich verhält es sich bei der Suche nach Alternativen, wenn Lieferengpässe einzelner Arzneimittel oder ganzer Wirkstoffgruppen die Versorgung erschweren. Im Zuge der Einführung der SARS-CoV2-Arzneimittelversorgungsverordnung wurden hier die Ermessenspielräume der Apotheken bis hin zu aut-simile-Austausch bei Lieferengpässen (und nach Rücksprache mit dem Arzt) erweitert.

- SARS-CoV-2-AMVV
  https://www.gesetze-im-internet.de/sarscov2amvv/BJNR611200020.html
- Äquivalenzdosistabellen für aut-simile-Austausch
  https://www.abda.de/fuer-apotheker/arzneimittelkommission/hinweise-und-materialien-fuer-apotheken/pharmakovigilanz-1/

Neben derartigen pharmazeutischen Fragestellungen ist eine ärztliche Verordnung jedoch auch im Hinblick auf eine mögliche Fälschung zu untersuchen.

Rezeptfälschungen erkennen

Rezeptfälschungen sind im Zeitalter von Farbdruckern und Bildbearbeitungssoftware meist nicht mehr so grafisch schlecht wie früher und daher nicht mehr so einfach zu erkennen. Zudem sind die Arzneimittel, wegen der die Verordnung gefälscht wird, nicht mehr nur die klassischen Schmerz- und Schlafmittel, sondern zunehmend auch sehr teure Medikamente oder so vermeintlich banale Dinge wie Teststreifen, die sich aber über Internetportale gut „verkaufen" lassen. Bis die flächendeckende Nutzung des E-Rezeptes dem einen Riegel vorschiebt, wird jedoch noch einige Zeit vergehen.
Dennoch sollte man bei folgenden Hinweisen das Rezept und den Überbringer genauer „untersuchen":

- Kunde ist der Apotheke unbekannt, wohnt auch nicht in der Nähe.
- Arztpraxis ist der Apotheke unbekannt (stimmen Name, Anschrift, Telefonnummer?)
- Verordnung enthält erkennbare Rechtschreibfehler (Namen oder Vornamen werden ebenfalls gerne falsch geschrieben...)
- Es werden untypische Begriffe bei der Verordnung verwendet (Schachtel oder Packung statt 1 OP usw.).
- Verordnung wurde handschriftlich ergänzt, ohne dass Schrift, Kugelschreiber usw. zur Arztunterschrift passen.
- Druckzeilen sind nicht einheitlich linksbündig.
- Vertragsarzt-Nummer in der Kodierzeile stimmt nicht mit der Vertragsarzt-Nummer im Arztfeld überein. (Aber: Nicht jede Abweichung ist ein Hinweis auf eine Fälschung!)
- Fehlende Magnetcodierung am rechten unteren Rand
- Angaben sind in falschem Format (Datum, Versichertennummer usw.)

2.3 Bedenkliche Verordnungen und Arzneistoffe

Generell ist die Apotheke verpflichtet, ärztliche Verordnungen in einer angemessenen Zeit auszuführen (§ 17 (4) ApBetrO, „Kontrahierungszwang"). Dies gilt jedoch nur für Verordnungen, bei denen sich keinerlei Zweifel an der Eignung und Rechtmäßigkeit ergeben. Ergeben sich Bedenken, Unklarheiten, Anhaltspunkte für Irrtümer oder besteht ein Verdacht auf einen Arzneimittelmissbrauch, so darf die Verordnung nicht beliefert werden, ehe die Unklarheiten beseitigt sind. Dies gilt in ganz besonderem Maße für die Verordnung bedenklicher Arzneimittel, die der Apotheker gemäß § 5 (1) AMG generell nicht abgeben oder herstellen darf. Die AMK veröffentlicht in unregelmäßigen Abständen eine Liste bedenklicher Arzneistoffe, die in Rezepturen nicht verarbeitet werden dürfen. Auch ein „Nachbau" von aus Sicherheitsgründen vom Markt genommener Arzneimittel durch Eigenherstellung wäre bedenklich und scheidet daher aus.

- Bedenkliche Rezepturarzneimittel Stand Mai 2018 https://www.abda.de/fuer-apotheker/arzneimittelkommission/amk-nachrichten/detail/23-18-informationen-der-institutionen-und-behoerden-bedenkliche-rezepturarzneimittel-stand-mai-2018/

2.4 Für die Praxis: Vertragsrecht

Neben den zu beachtenden rechtlichen Grundlagen über die Ausstellung und Belieferung von Verordnungen regeln Lieferverträge weitere Details, die vor bzw. bei der Abgabe und Abrechnung von Arznei- und Hilfsmitteln zu beachten sind. Dabei sind zum einen der krankenkassenübergreifend gültige Rahmenvertrag nach SGB V sowie zum anderen die diversen Arznei- und Hilfsmittellieferverträge zu beachten.

Die Arzneimittellieferverträge gliedern sich vor allem in den Ersatzkassen-Vertrag, der zwischen dem DAV und dem Verband der Ersatzkassen vdek (siehe Glossar „Krankenkassen") geschlossen wird und bundesweit gültig ist sowie die diversen Primärkassenverträge, die zwischen den jeweiligen Landesapothekerverbänden und dem Landesverband der Primärkassen geschossen werden. Daneben existieren noch weitere Verträge mit kleineren Krankenkassen wie der Bundesknappschaft oder auch der Bundeswehr.

Ähnlich verhält es sich mit den Hilfsmittellieferverträgen, die ebenfalls in den bundesweiten DAV-vdek-Liefervertrag und die landesweiten LAV-Primärkassenverträge aufgeteilt werden. Gerade im Bereich des vdek sind jedoch aufgrund von Besonderheiten einzelner Krankenkassen diverse „kleine" eigene Verträge z.B. zwischen dem DAV und der BEK oder der TK entstanden, die es – sofern man sich der Gültigkeit dieser Verträge unterwirft oder unterwerfen muss – zu berücksichtigen gilt.

2.5 Glossar zur Rezeptbelieferung

Arbeitsunfall

Ist die Verordnung aufgrund eines Arbeitsunfalles ausgestellt worden, ist als Kostenträger auf dem rosa Rezept nicht die gesetzliche Krankenversicherung, sondern die zuständige Berufsgenossenschaft anzugeben (BG ...). Das Feld für die Versichertennummer sowie für die Krankenkassennummer bleibt daher frei bzw. muss ggf. durchgestrichen werden, damit das Rezeptblatt bei der Abrechnung nicht zum Irrläufer wird. Zusätzlich sind bei einem Arbeitsunfall auf oder vom Weg zur Arbeit auch der Unfalltag und der Unfallort anzugeben, damit das Rezept gültig ist und abgerechnet werden kann. Rezepte zu Lasten der BG sind für den Patienten zuzahlungsfrei mit Ausnahme möglicher Festbetragsdifferenzen.

Arztnummer

Die neunstellige lebenslange Arztnummer (LANR) wird von der kassenärztlichen Vereinigung seit 2008 an die Ärzte vergeben.

Betriebsstättennummer

Die neunstellige Betriebsstättennummer (BSNR) wird ebenfalls seit 2008 von der kassenärztlichen Vereinigung an eine Betriebsstätte, also den Ort einer Leistungserbringung, unabhängig von den dort tätigen Ärzten vergeben. Eine Arztpraxis kann mehrere Nebenbetriebsstätten unterhalten, die dann genauso wie eine Gemeinschaftspraxis, ein MVZ (Medizinisches Versorgungszentrum) oder eine Klinik eine eigene Betriebsstättennummer erhalten.

- Arbeitshilfe Betriebsstätten- und Arztnummer: https://media.dav-medien.de/sample/100006566_p__v1.pdf

Entlassmanagement

Das Entlassmanagement regelt die kurzfristige Arzneimittelversorgung für aus dem Krankenhaus entlassene Patienten bis zum nächsten (Haus-)Arztbesuch. Dabei ist zwischen der möglichen Mitgabe von Arzneimitteln zur Fortführung der Arzneimitteltherapie sowie der Ausstellung eines Entlassrezeptes zu unterscheiden, mit dem durch Verordnung der kleinsten Packung die Therapie bis zum nächsten Arztbesuch fortgeführt werden kann. Derartige Entlassrezepte sind mit dem Aufdruck „Entlassmanagement" und der Zahl 4 im Statusfeld zu kennzeichnen. Sie sind nur drei Werktage gültig. Näheres ist in einer eigenen Vereinbarung geregelt, die als Rahmenvertrag zwischen der Deutschen Krankenhausgesellschaft DKG, der Kassenärztlichen Bundesvereinigung KBG und dem GKV Spitzenverband geschlossen wurde und seit 1.10.2017 in Kraft ist. Während der Corona-Pandemie wurde die Rezeptgültigkeit auf sechs Werktage verlängert und die Verordnungsfähigkeit auch auf größere Packungen ausgedehnt.

- Vereinbarung zum Entlassmanagement
  https://www.kbv.de/media/sp/Rahmenvertrag_Entlassmanagement.pdf

Festbetrag

Festbeträge werden für Arzneistoffe und Arzneistoffgruppen sowie für bestimmte Darreichungsformen vom Gemeinsamen Bundesausschuss (G-BA) festgelegt. Festbeträge gelten bundesweit für alle Krankenkassen. Verordnet ein Arzt ein Arzneimittel, das teurer als der Festbetrag ist, muss der Patient die Differenz zwischen Festbetrag und Verkaufspreis bezahlen oder sich vom Arzt (sofern therapeutisch möglich) ein anderes Arzneimittel unterhalb des Festbetrages verordnen lassen.

- https://www.g-ba.de/themen/arzneimittel/arzneimittel-richtlinie-anlagen/festbetragsgruppenbildung

Hilfsmittelrezepte

Die Verordnung von Hilfsmitteln erfolgt auf Muster-16-Rezepten, bei denen der Status „7" angekreuzt sowie eine Diagnose (und bei Hilfsmitteln zum Verbrauch eine Reichweite) angegeben ist. Hilfsmittel dürfen nicht zusammen mit anderen verordnungsfähigen Mitteln auf einem Rezept verordnet werden. Mischrezepte aus Hilfs- und Arzneimitteln sind nicht zulässig.

Eine Apotheke darf nur die Hilfsmittelgruppen beliefern, für die sie eine Präqualifizierung beantragt hat. Zudem muss sie einem gültigen Hilfsmittelliefervertrag beigetreten sein. Für die Belieferung mit Hilfsmitteln gibt es normalerweise keinen Kontrahierungszwang. Für viele Hilfsmittel existieren zwar Pauschalen oder Festbeträge, dennoch muss die Abgabe einiger Hilfsmittel vorab von der Krankenkasse genehmigt werden. Viele Landesapothekerverbände haben wegen der Komplexität der Materie eigene Beratungsabteilungen („Clearingstellen") für die Belieferung von Hilfsmitteln eingerichtet. Der Empfang eines Hilfsmittels muss vom Patienten (auf der Rezeptrückseite) quittiert werden.

Kinderwunsch

Kinderwunschbehandlungen sind nur unter bestimmten Voraussetzungen und nur bis zu einer bestimmten Grenze Leistungen der gesetzlichen Krankenversicherung, an denen sich Betroffene zumindest bei den Arzneimittelkosten zu 50 % beteiligen müssen. Die genauen Voraussetzungen sind in § 27a SGB V geregelt. Kennzeichnet ein Arzt eine Verordnung mit „§ 27a SGB V", bedeutet das, dass die Apotheke der Patientin 50 % der Arzneimittelkosten in Rechnung zu stellen hat. Dazu wird die Sonder-PZN 09999643 auf dem Rezept aufgedruckt und der Preis automatisch von der Warenwirtschaft reduziert.

- §-27a-Rezept-Abrechnung in der Apotheke:
  https://www.deutschesapothekenportal.de/download/public/arbeitshilfen/dap_arbeitshilfe_46.pdf

Krankenkassen

Die gesetzlichen Krankenkassen werden traditionell in „Primär"- und „Ersatzkassen" eingeteilt, deren Bezeichnungen sich aus dem Bismarck`schen Sozialsystem ableiten. Danach sind Primärkassen die ersten berufsständischen Sozial- bzw. Krankenkassen Deutschlands gewesen, die zu den Pflichtversicherungen der Reichsversicherungsordnung gehörten. Sie wurden bzw. werden daher auch RVO-Kassen genannt.

Zu den Primärkassen zählen die landesweiten AOK (Allgemeine Ortskrankenkassen), die BKK (Betriebskrankenkassen), die IKK (Innungskrankenkassen) und die LKK (Sozialversicherung für Landwirtschaft, Forsten und Gartenbau). Zu den Ersatzkassen, die im vdek (Verband der Ersatzkassen e.V.) organisiert sind, gehören die BARMER GEK, DAK-Gesundheit, HEK, KKH und die TK. Sie waren ursprünglich Hilfskassen im RVO-System, die unter bestimmten Voraussetzungen als Ersatz für die Primärkassen gewählt werden konnten. Sowohl für Primär- als auch für Ersatzkassen gibt es eigene Arzneimittellieferverträge.

Daneben gibt es noch die Berufsgenossenschaften, die Bundesknappschaft, Sozialämter, Postbeamtenkassen und Fürsorgeeinrichtungen von Polizei und Bundeswehr.

Medizinprodukte

Medizinprodukte sind nur dann zu Lasten der gesetzlichen Krankenversicherung abgabefähig, wenn sie in der jeweils aktuellen Liste (Anlage V) der verordnungsfähigen Medizinprodukte, die vom G-BA erstellt wird, enthalten sind. Dort sind auf Antrag der Hersteller Medizinprodukte namentlich gelistet und die Abgabefähigkeit mit einem Datum begrenzt.

- https://www.g-ba.de/richtlinien/anlage/120/

Normgröße bzw. Packungsgrößenverordnung

Normgrößen definieren bestimmte Mengenbereiche, die zu Lasten der gesetzlichen Krankenkasse abgabe- und abrechnungsfähig sind. Die Normgrößen werden in N1 (kleinste Packung zur Erprobung für 10 Tage), N2 (mittlere Packung für einen Bedarf von 30 Tagen) und N3 (Großpackung für die Dauertherapie bzw. als Quartalsbedarf für 100 Tage) unterschieden. Je nach Arzneistoffgruppe ist den Packungsgrößen eine bestimmte Messzahl mit erlaubten Abweichungen zugeordnet, die in der Packungsgrößenverordnung angegeben ist.

- N1 = Messzahl ± 20 % = 10 Tage
- N2 = Messzahl ± 10 % = 30 Tage
- N3 = Messzahl -5 % = 100 Tage

Die Messzahl und damit auch der abgabefähige Bereich sind nicht für alle Arzneimittel bzw. Arzneistoffgruppen gleich groß. So kann eine N1-Packung für Antibiotika mit Amoxicillin 10-14 Tabletten enthalten, während eine N1-Packung mit Azithromycin nur 2-4 Tabletten enthält. Für manche Arzneistoffgruppen sind auch nicht alle drei Normbereiche oder Messzahlen definiert.

Rechnen mit der Packungsgrößenverordnung

Beispiel für Angaben zur Messzahl nach Packungsgrößenverordnung

	N1	N2	N3
Corticoide (Interna)	20	50	100
– Betamethason	20	30	50
– Fluocortolon 5 mg	20	50	100
– Fluocortolon 20 mg, 50 mg	10	30	50
– Methylprednisolon hochdosiert (> 30 mg)	10	30	50
– Prednisolon hochdosiert (> 20 mg)	10	20	50
– Prednison hochdosiert (> = 30 mg)	10	50	100
– Triamcinolon 16 mg	14	–	–

Danach könnten mit Betamethason-Packungen mit 16-24 Tabletten als N1 im Handel sein (Messzahl ± 20 %), während eine hochdosierte Prednisolon-Packung als N1 nur 8-12 Tabletten enthalten würde.

(Quelle: https://www.bfarm.de/SharedDocs/Downloads/DE/Arzneimittel/Zulassung/amInformationen/Packungsgroessen/anlage1/packungsgroessen-anlage-1-202112.pdf;jsessionid=8790DE7062247C92992630AEFD415743.intranet242?__blob=publicationFile)

Innerhalb einer Normgröße sind alle Packungsgrößen im Schwankungsbereich um die Messzahl als identisch anzusehen und daher austauschbar. Wünscht der Arzt ausdrücklich eine bestimmte Stückzahl, verordnet er diese (ohne N-Bezeichnung). Fällt diese Stückzahl in keinen Normgrößenbereich, dürfen und können Arzneimittel verschiedener pharmazeutischer Unternehmer nicht gegeneinander ausgetauscht werden. Packungen, deren Inhalte die jeweils größte der auf Grund dieser Verordnung bezeichneten Packungsgröße übersteigen, dürfen nicht zu Lasten der gesetzlichen Krankenversicherung abgegeben werden („Jumbopackungen“, § 2 (4) PackungsV).

„Pillenrezept“

Präparate zur Empfängnisverhütung sind nach § 24 a SGB V zulasten der gesetzlichen Krankenversicherung bis zum 21. Lebensjahr verordnungsfähig (ab 18 Jahren ist eine Zuzahlung zu leisten). In bestimmten Fällen übernehmen die Sozialämter die Kosten. Dann ist ein Privatrezept vom Gesundheitsdienst mit einem Kostenübernahmestempel zu versehen. Es wird in der Apotheke wie ein zuzahlungsbefreites Kassenrezept behandelt und abgerechnet.

- https://www.betanet.de/schwangerschaftsverhuetung.html

Rabattverträge

Krankenkassen dürfen seit 2007 im Rahmen des § 129 SGB V Ausschreibungen für die Belieferung ihrer Versicherten machen, die zum Abschluss der so genannten „Rabattverträge“ führen.

Apotheker sind verpflichtet, sofern der Arzt den Austausch nicht durch Setzen des Aut-idem-Kreuzes verboten hat, das verordnete Arzneimittel gegen ein wirkstoffgleiches des oder der Rabattpartner auszutauschen. Generell darf unter allen Rabattarzneimitteln frei ausgewählt werden, es sei denn, der Arzt hat bereits ein Rabattarzneimittel verordnet. Dann gilt dieses als **Preisanker** und darf nur ausgetauscht werden, wenn das andere Rabattarzneimitteln nicht teurer ist.

Ist ein Rabattarzneimittel nicht lieferbar, darf der Apotheker unter Nutzung des entsprechenden Sonderkennzeichens eines der vier günstigsten Arzneimittel abgeben.

Dem Apotheker stehen weiterhin eng begrenzte Möglichkeiten zur Verfügung, bei Unverträglichkeiten, ernstlichen Handhabungsschwierigkeiten oder gefährdeter Adhärenz „pharmazeutische Bedenken“ geltend zu machen und aus derartigen Gründen ganz von der Austauschpflicht abzuweichen. Ein Austausch in diesen Grenzen muss mittels Sonderkennzeichen (Sonder-PZN, siehe dort) auf dem Rezept kenntlich gemacht werden. Für bestimmte Arzneistoffe ist ein Präparateaustausch aus pharmazeutischen Gründen grundsätzlich verboten („Substitutionsausschlussliste", siehe dort).

- https://www.deutschesarztportal.de/wirtschaftlichkeit/aktuelle-rabattvertraege?no_cache=1&sword_list%5B0%5D=rabattvertr%C3%A4ge&cHash=5a4b4d5d45270afd8f9118af08989c1f
- https://www.deutschesapothekenportal.de/rezept-retax/dap-retax-arbeitshilfen/pharmazeutische-bedenken/pharmazeutische-bedenken-korrekt-anwenden/
- https://www.deutschesapothekenportal.de/rezept-retax/dap-retax-arbeitshilfen/rabattvertraege-und-aut-idem-substitution/preisanker/

Reimporte und Reimportquote

Reimporte sind Originalarzneimittel, die in Deutschland im Verkehr sind (produziert werden) und umverpackt in weiteren Ländern Europas auf den Markt gebracht, zurückgekauft und wieder nach Deutschland verbracht werden. Die pharmazeutischen Unternehmer nutzen dabei die Preisgefälle innerhalb des europäischen Arzneimittelmarktes.

Parallelimporte sind hingegen Originalarzneimittel, die innerhalb Europas auf dem Markt sind, dort aufgekauft und umverpackt oder neu etikettiert in Deutschland in Verkehr gebracht werden.

Die Abgabe der preislich günstigeren Reimporte wurde 2019 sowohl im Rahmenvertrag als auch gesetzlich neu geregelt und wird weiterhin durch eine im § 129 (2) SGB V festgelegte Reimportquote gefördert, die apotheken- und krankenkassenbezogen ist.

Wird die Quote übererfüllt, bleibt es bei einem virtuellen Bonus, der mit dem realen Malus bei Untererfüllung verrechnet werden kann. Hinsichtlich der Austauschbarkeit gelten Original und Import inzwischen als identisch. Verordnet ein Arzt einen Reimport (mit PZN oder mit dem Namen des Reimporteurs), setzt er damit jedoch einen **Preisanker**, den die Apotheke nicht oder nur nach Rücksprache überschreiten darf. Sollte ein Rabattvertrag mit einem Reimporteur oder dem Original-Hersteller bestehen, hat die Einhaltung des Rabattvertrages Vorrang vor der Einhaltung der Reimportquote oder einem Preisanker.

- § 129 SGB V
- www.deutschesapothekenportal.de/rezept-retax/dap-retax-arbeitshilfen/original-und-import/abgabe-original-vs-import/

Retaxation

Eine Retaxation ist die teilweise oder vollständige Nichterstattung eines von der Apotheke belieferten Rezeptes aufgrund formaler oder inhaltlicher Fehler. Eine formale Rezeptprüfung ist daher von großer wirtschaftlicher Bedeutung für die Apotheke. Seit der Änderung des § 3 des Rahmenvertrags nach SGB V sind die Heilungsmöglichkeiten formaler Fehler durch Apotheker größer geworden und die Gründe, aus denen eine Krankenkasse eine Vollabsetzung („Nullretaxation") aussprechen darf, sehr viel seltener geworden.

Sonder-PZNs

(nach Anlage 1 der Arzneimittelabrechnungsvereinbarung gem. § 300 SGB V)

Mithilfe von Sonder-Pharmazentralnummern werden bestimmte abrechnungstechnisch relevante Informationen auf das Rezeptblatt gedruckt oder Arznei- bzw. Hilfsmitteln ohne PZN eine Pseudo-PZN zugeordnet. Neben Sonder-PZNs für die Rezepturherstellung, Betäubungsmittel oder die Notdienstgebühr gehört die Sonder-PZN 02567024 zusammen mit den Codierfaktoren 1-9 im Rahmen der Nichtabgabe von Rabattarzneimitteln oder Reimporten zu den am häufigsten verwendeten. Die Position der Codierfaktoren bezieht sich dabei auf die Position auf dem Rezeptblatt. Die erste Ziffer steht also für die erste Verordnungszeile, die zweite für die zweite und die dritte Ziffer kennzeichnet den Faktor (=Grund) für die dritte Verordnungszeile.
Mögliche Faktorenzahlen und ihre Bedeutung.

1: Abgabe nach **Maßgabe des Rahmenvertrags** nach § 129 SGB V oder leere Verordnungszeile
2: **Nichtverfügbarkeit** eines rabattbegünstigten Arzneimittels
3: **Nichtverfügbarkeit** eines der vier preisgünstigsten Arzneimittel oder eines preisgünstigen Importarzneimittels

4: **Nichtverfügbarkeit** eines Rabattarzneimittels sowie der vier preisgünstigen oder Nichtverfügbarkeit eines Rabattarzneimittels sowie eines preisgünstigen Importarzneimittels
5: **Akutversorgung:** Nicht-Abgabe eines Rabattarzneimittels in dringenden Fällen
6: **Akutversorgung:** Nicht-Abgabe eines Rabattarzneimittels sowie eines der vier preisgünstigsten oder Nicht-Abgabe eines Rabattarzneimittels sowie eines preisgünstigen Importarzneimittels in dringenden Fällen
7: **Kostenerstattung /Wunscharzneimittel:** Abgabe eines vom Versicherten verlangten Arzneimittels (Mehrkostenregel)
8: **Pharmazeutische Bedenken:** Nicht-Abgabe eines Rabattarzneimittels
9: **Pharmazeutische Bedenken:** Nicht-Abgabe eines Rabattarzneimittels sowie eines der vier preisgünstigsten oder Nicht-Abgabe eines Rabattarzneimittels sowie eines preisgünstigen Importarzneimittels

- Arbeitshilfe Sonderkennzeichen richtig anwenden: https://www.deutschesapothekenportal.de/download/public/arbeitshilfen/dap_arbeitshilfe_50.pdf
- Sonderkennzeichenübersicht VSA: https://www.vsa.de/fileadmin/ressourcen_vsa/AbrechnungsSysteme/Rezeptabrechnung/Dokumente/Sonderkennzeichen_TA1.pdf
- Sonnderkennzeichen und Faktoren: https://www.deutschesapothekenportal.de/rezept-retax/dap-lexikon/sonderkennzeichensonder-pzn/

Substitutionsausschlussliste

In der Substitutionsausschlussliste führt der G-BA Wirkstoffe auf, die aus medizinisch-pharmazeutischen Gründen generell nicht, also auch nicht im Notdienst, bei Dringlichkeit oder bei pharmazeutischen Bedenken, gegen wirkstoffgleiche Präparate eines anderen pharmazeutischen Unternehmers ausgetauscht werden dürfen. Lediglich für Lieferengpässe während der Corona-Pandemie wurden Ausnahmen ermöglicht. Es handelt sich dabei meist um Arzneistoffe mit geringer therapeutischer Breite. Daher muss eine entsprechende Verordnung auch zweifelsfrei und eindeutig herstellerbezogen sein. Anderenfalls (bei reiner Verordnung eines Wirkstoffes) ist sie durch den Arzt zu ergänzen.

- https://www.g-ba.de/richtlinien/anlage/11/
- https://www.deutschesapothekenportal.de/%C2%ADrezept-retax/substitutionsausschlussliste/

Teststreifenquote

Bei der Belieferung von Verordnungen über Blutzuckerteststreifen, deren Abgabe und Preisfestsetzung in den Arzneimittellieferverträgen vereinbart ist, hat sich ebenfalls ein Quotensystem etabliert, nach dem Apotheken eine bestimmte Anzahl preisgünstiger Teststreifen abzugeben haben und anderenfalls auf den günstigeren Preis retaxiert werden, egal, welche Teststreifen der Arzt verordnet hat. Nur, wenn der Arzt auf der Abgabe eines bestimmten Teststreifens besteht und dies mit dem Ankreuzen des Aut-idem-Feldes deutlich macht, geht diese Verordnung nicht in die Quotenberechnung ein. Die Apotheke kann dem Versicherten die Umstellung auf ein Blutzuckermessgerät mit preisgünstigeren Teststreifen anbieten und dafür je nach Arzneimittelliefervertrag eine Umstellungspauschale berechnen, in der das neue Gerät enthalten ist.

Zuzahlung

Versicherte der gesetzlichen Krankenkassen haben eine Zuzahlung in Höhe von 10 % des Arzneimittelpreises, jedoch mindestens 5 Euro und maximal 10 Euro als Kostenbeteiligung zu zahlen. Da ein Großteil der Arzneimittel in Deutschland weniger als 50 Euro kostet, beträgt die häufigste Zuzahlung 5 Euro.

Senkt ein pharmazeutischer Unternehmer seinen Verkaufspreis auf 30 % unter den Festbetrag, ist das Arzneimittel von der Zuzahlung befreit. Siedelt der pharmazeutische Unternehmer den Verkaufspreis oberhalb des Festbetrages an, muss die Differenz von den Patienten, auch von Kindern oder Zuzahlungsbefreiten, bezahlt werden. Ebenso kann die Krankenkasse unter bestimmten Bedingungen die Zuzahlung oder Teile davon erlassen. Versicherte, die chronisch krank oder finanziell überfordert sind, können sich auf Antrag und Nachweis von den Zuzahlungen befreien lassen.

1. (Wie) Müssen Humanarzneimittel, die am Tier angewendet werden sollen, beim Erwerb dokumentiert werden?
2. (Wann) Darf ein Kassenrezept, das älter als vier Wochen ist, noch beliefert werden?
3. Kann eine Arzneimittelverordnung auf einem Bierdeckel anerkannt werden?
4. Welche korrekt ausgestellten Betäubungsmittelrezepte dürfen nicht beliefert werden?
5. Dürfen Blutzuckerteststreifen zusammen mit Insulin auf einem Rezept verordnet werden?
6. Darf ein nicht lieferbares Reimport-Arzneimittel gegen das Original ausgetauscht werden?
7. Ist die Verordnung „L-Thyroxin 25 N3" eindeutig bestimmt und darf so beliefert werden? (L-Thyroxin ist ein Stoff der Substitutionsausschlussliste.)
8. Darf im Notdienst ein nichtlieferbares Präparat der Substitutionsausschlussliste ausgetauscht werden?
9. Darf ein Hormon zur Anregung des Eisprungs auf einem Rezept ohne Angabe „§ 27 a SGB V" abgegeben werden?
10. Darf ein Rezepturarzneimittel hergestellt werden, dessen Zusammensetzung einem alten Fertigarzneimittel entspricht, für das die Zulassung im letzten Jahr widerrufen wurde?
11. Wie verhalten sich LANR und BSNR bei einer Gemeinschaftspraxis? Wie viele LANR und BSNR gibt es?

1. Arbeitsbogen 11 „Arzneimittelberatung – ärztliche Verordnung"
2. Arbeitsbogen 20 „Das Rezept – rechtliche Grundlagen und Abrechnung"

3 Pharmazeutische Information, Beratung und Betreuung

Zur ordnungsgemäßen Versorgung der Bevölkerung mit Arzneimitteln gehört stets auch die Versorgung mit ausreichenden Informationen, um eine Arzneimitteltherapie erfolgreich durchführen zu können. So ist der Apotheker nicht nur nachrangiger Erfüllungsgehilfe oder letzte Kontrollinstanz des Arztes, sondern im Rahmen der Beratung bei der Selbstbehandlung der Kunden auch Heilberufler in eigener Verantwortung. Dazu gehört außerdem die pharmazeutische Information und Beratung im Rahmen der Selbstmedikation und des Medikationsmanagements und die kurz- und langfristigere Betreuung von besonderen Patientengruppen, egal, ob man diese Tätigkeiten nun „pharmazeutische Betreuung", „pharmaceutical care" oder „Medikationsmanagement" nennt.

Pharmazeutisches Wissen war schon immer mehrdimensional und fächerübergreifend, die Information und Beratung schon immer Teil des Apothekerberufs, denn der Apotheker kann deutlich mehr als Arzneimittel herzustellen und Schachteln zu „schubsen" oder Schubladen zu ziehen. Apotheker sorgen für eine erfolgreiche Arzneimitteltherapie. Diese beginnt mit der Verordnung eines Arzneimittels, sie endet nicht damit.

Eine der Hauptaufgaben bleibt, diese Leistung und Kompetenz spürbar zu machen, um sie in möglichst naher Zukunft beispielsweise als pharmazeutische Dienstleistung zumindest in bestimmten Indikationsbereichen auch angemessen honoriert zu bekommen. Das derzeitige Vergütungsmodell, das quasi rein packungsbezogen konstruiert und seit Jahren vom Gesetzgeber nicht ausreichend an die Kosten- und Aufgabenentwicklung angepasst worden ist, baut auf einer Mischkalkulation auf, die inzwischen nur noch ein Mindestmaß an Informationen bei der Arzneimittelabgabe ermöglicht. Für jedes Mehr an pharmazeutischer Information, an Beratung und Lotsendienst müssen Berufsstand und Gesellschaft eine Form der Finanzierung und Honorierung fordern und finden.

3.1 Kommunikation mit Kranken und Gesunden

Kommunikation ist (k)eine Kunst. Jeder Mensch kann kommunizieren und tut es auch. Man kann also nicht nicht kommunizieren. Zur Kommunikation gehören auch weit mehr als nur Worte, Kommunikation erfolgt mit dem ganzen Körper und mit der ganzen Seele.

Die Kommunikation zwischen zwei (oder mehr) Menschen ist eine kurze, persönliche Beziehung, die von eigenen Erfahrungen und Erwartungen geprägt ist. Kein Wunder, wenn diese Beziehung auch einmal „schief" geht und der Empfänger etwas anderes versteht, als der Sender gemeint hat, was natürlich gerade dann, wenn es um Gesundheitsinformationen geht, besonders problematisch werden kann. Daher hilft es, sich in die Situation seines Gegenübers hineinzuversetzen oder es zumindest zu versuchen und unter Berücksichtigung einiger grundlegender Aspekte der Kommunikation seine eigenen Erfahrungen zu sammeln.

Dabei ist zwischen der direkten Kommunikation in der Handverkaufs-Situation und der indirekten Kommunikation am Telefon (oder per E-mail bzw. Social Media, Messenger oder Videocalls) zu unterscheiden. Bei der direkten Kommunikation fließen neben den gesprochenen Worten noch viele weitere Aspekte in die Verständigung ein und die Reaktion und Körpersprache des Gegenübers lassen Raum für die Interpretation des Erfolgs der Informationsweitergabe sowie für eine rechtzeitige Intervention.

Die größte Schwierigkeit besteht meist darin, bei jedem Kunden von Neuem davon auszugehen, dass er nichts über seine Erkrankung bzw. Arzneimitteltherapie weiß und darauf aufbauend das individuell richtige Maß an notwendigen oder auch überflüssigen Informationen zu finden. Das verlangt Erfahrung und Fingerspitzengefühl und bringt es

Praxistipps: Beratungshilfen in Fremdsprachen

Inzwischen stehen gerade auch für eine online-Nutzung diverse Programme oder Beratungshilfen und Piktogramme teilweise auch als App zur Verfügung.
Allgemeine Informationen:

- www.h-a-v.de/service/beratung-von-fluechtlingen.html
- https://www.abda.de/aktuelles-und-presse/pressemitteilungen/detail/flyer-in-12-sprachen-informieren-ueber-apothekensystem

Fragebögen arabisch/persisch:
http://www.pharmazeutische-zeitung.de/uploads/media/Fragebogen_Arabisch_PZ_online.pdf

http://www.pharmazeutische-zeitung.de/uploads/media/Fragebogen_Persisch_PZ_online.pdf

Piktogramme

- www.aknr.de/download/news/pharm_arbeitshilfe_piktogramm_7_10_2015.pdf?sid=5fjvu3hqlgcbj-ko9cpk11j3lb1
- Kommunikationsmappe zu Covid-19: https://web.mezuk.org/produkt/ukapo-covid19-zum-ausdrucken/
- www.apotheken-umschau.de/Medizin/Das-Bildwoerterbuch-fuer-Fluechtlinge-506373.html

auch mit sich, dass nicht jede Kommunikation, nicht jedes Gespräch wirklich hundertprozentig erfolgreich verläuft.

Prinzipiell stehen zur Kommunikation mit dem Kunden offene und geschlossene Fragen sowie die Nutzung diverser Printmedien (oder in zunehmendem Maße auch von Videos oder Tonaufnahmen) zur Verfügung. Auch fremde Sprachen stellen in Zeiten von Internetübersetzern und allgegenwärtigen Smartphones keine wirklich Hürde mehr dar.

Auch für Seh- und/oder Hörgeschädigte sind viele Informationen inzwischen barrierefrei verfügbar, auch wenn nicht immer sofort ersichtlich ist, wer schlecht hören oder sehen kann und nicht alle Betroffenen diese Behinderung unbedingt jedem mitteilen möchten. Wer dahingehend den „Verdacht" hat, sollte mindestens nachfragen, ob wirklich alles verstanden wurde, wobei man auch bei einem „Ja" nicht sicher sein kann, dass die Antwort wirklich stimmt. Spätestens wenn auf die Frage, ob der Kunde eine Apothekenzeitschrift mitnehmen möchte, geantwortet wird „Nein danke, ich brauche keine Tüte.", weiß man, dass man die Beratung noch mal etwas lauter oder generell auf andere Art wiederholen muss.

Wichtig ist, dass jeder Apothekenmitarbeiter ein Signal zur Kommunikation und Information aussendet und je nach Reaktion des Patienten adäquat reagiert. Das kann als absolutes Minimum wenigstens eine geschlossene Frage wie „Haben Sie noch Fragen zu Ihren Arzneimitteln?" sein, denn eine Frage geht immer! Und das sollte eine pharmazeutische Frage sein!

Praxistipps: Kommunikation mit Kranken und Gesunden

1. Eine Frage oder ein Satz geht immer!
2. Geschlossene Fragen sind leichter und schneller zu beantworten. Sie sind das Minimum in der Kommunikation und eignen sich gerade auch bei Zeitdruck.
3. Bei der Abgabe eines Arzneimittels sollten Sie stets ein Angebot zur Information machen. Oft gelingt das ganz gut, indem die Informationen des Rezeptes wiederholt werden: „Dieses Blutdruckmittel sollen Sie regelmäßig einmal morgens einnehmen. Haben Sie noch weitere Fragen dazu?" Ein Patient, der das Medikament neu bekommt, hat jetzt die Möglichkeit, nachzuhaken.
   Bei Arzneimitteln mit mehreren Anwendungsgebieten kann diese Methode allerdings auch mal daneben gehen („Blutdruckmittel? Ich bekomme das gegen Migräne!").
4. Offene Fragen bzw. W-Fragen liefern mehr Informationen. Der Kunde/Patient muss vor der Antwort „nachdenken".
5. Nicht jede Kundenfrage muss sofort am HV-Tisch beantwortet werden. Wer sich bei der Antwort nicht ganz sicher ist, sollte lieber die Frage in Ruhe klären und z.B. einen Rückruf vereinbaren.

Verhalten im HV

1. Nicht ohne Einverständnis des Kunden mit dem Arzt Rücksprache halten. Der Kunde/Patient handelt und entscheidet selbstbestimmt. Nicht jeder möchte seinen Arzt über alle Besonderheiten bei der Arzneimitteleinnahme informiert wissen.
2. Nehmen Sie Beschwerden ernst, aber nicht persönlich. Entschuldigen Sie sich für eventuelle Unannehmlichkeiten, die der Kunde durch einen Fehler der Apotheke oder ein Missverständnis hatte und versuchen Sie stets, einen Lösungsvorschlag anzubieten, um dem Kunden gegenüber Wertschätzung zu zeigen. Ein zufriedengestellter Kunde ist ein treuer Kunde. Ein unzufriedener Kunde erzählt sein Erlebnis zehn anderen Personen weiter.
3. Vermeiden Sie Telefonate mitten im Handverkauf. Es fehlt dort meistens einerseits die Ruhe, andererseits die Diskretion. Auch andere Kunden könnten durch die Telefonsituation gestört oder verstört werden.
4. Sprechen Sie mit der Apothekenleitung ab, wie viele Informationen Sie am Telefon geben und an wen Sie die Informationen weitergeben (nur an Stammkunden?). Nicht nur im Notdienst ist es ein „beliebtes Spiel", wertvolle Informationen und Beratungstipps per Telefon einzufordern, um die Medikamente dann woanders zu kaufen.
5. Wenn Sie ein Telefonat annehmen und vielleicht weitergeben müssen bzw. einen Rückruf anbieten, erkundigen Sie sich stets nach dem Namen der Person und einer aktuellen Rückrufnummer bzw. anderer Kontaktmöglichkeiten. Wiederholen Sie beide Informationen und stellen Sie (auch mithilfe einer Telefon- bzw. Kontaktliste) sicher, dass der Rückruf tatsächlich in der versprochenen Zeit erfolgt.

1. Ein Patient bekommt ein Arzneimittel zum ersten Mal. Welche Vor- und Nachteile haben die beiden Fragen „Kennen Sie das Arzneimittel schon?" und „Welche Fragen haben Sie zur Anwendung Ihres Arzneimittels, die ich Ihnen beantworten kann?" hinsichtlich der Erkenntnisse?
2. Ein Patient bekommt seit Jahren den gleichen Blutdrucksenker. Jetzt hat die Krankenkasse einen neuen Rabattvertrag geschlossen. Welches Missverständnis kann die Frage „Kennen Sie das Arzneimittel schon?" aufwerfen?

3.2 Information und Beratung von Ärzten und Patienten über Arzneimittel

- Über Arzneimittel und Medizinprodukte adressatengerecht (Patient oder Arzt) informieren und beraten, insbesondere über Aufbewahrung, Anwendung, Nebenwirkungen, Wechselwirkungen mit anderen Arzneimitteln, Nahrungs- und Genussmitteln
- Möglichkeiten und Grenzen der Beratung einschätzen
- Adhärenzfördernde Maßnahmen erläutern
- Anzeichen des Dauergebrauches und Missbrauches von Arzneimitteln erkennen, über Gefahren aufklären
- Möglichkeiten der Prävention von Erkrankungen einschätzen, über präventive Maßnahmen beraten (siehe auch Kap. 9)
- Verfahren der Nutzenbewertung beschreiben
- Chemikalien, Arzneimittel, Medizinprodukte und Verpackungen umweltgerecht entsorgen

Apotheker als Arzneimittelfachleute sind über die Regelungen zur Notdienstbereitschaft rund um die Uhr erreichbar und bieten somit eine besonders niedrigschwellige heilberufliche „Anlaufstelle" für alle Fragen, die mit Arzneimitteln und Gesundheit zu tun haben. Diese besondere Aufklärungs- und Lotsenfunktion gehört mit zu den herausragenden Aufgaben der Apotheker, die auch seitens des Gesetzgebers durch Verankerung in der Apothekenbetriebsordnung mit einem eigenen Paragraphen (§ 20) sowie als Pflichtbestandteil des Apotheken-QMS deutlich herausgestellt wird, damit „Patienten und andere Kunden sowie die zur Ausübung der Heilkunde, Zahnheilkunde oder Tierheilkunde berechtigten Personen hinreichend über Arzneimittel und apothekenpflichtige Medizinprodukte informiert und beraten werden."

„Die Verpflichtung zur Information und Beratung über Arzneimittel muss durch Apotheker der Apotheke ausgeübt werden, sie kann durch andere Angehörige des pharmazeutischen Personals der Apotheke übernommen werden, wenn der Apothekenleiter dies zuvor schriftlich festgelegt hat. Dabei hat er auch zu definieren, in welchen Fällen ein Apotheker der Apotheke grundsätzlich hinzuzuziehen ist." Dies wird mitarbeiterbezogen in der so genannten „Beratungsbefugnis" festgelegt (siehe auch Kap. 1), durch die der Gesetzgeber deutlich gemacht hat, dass Apotheker zur Information und Beratung verpflichtet sind und dass diese Beratung eine entsprechende Qualifikation voraussetzt, die nur in begrenztem Umfang an nicht-approbierte pharmazeutische Mitarbeiter delegiert werden kann.

In § 1a (3) ApBetrO wird zudem festgelegt, dass die Information und Beratung über Arzneimittel zu den pharmazeutischen Tätigkeiten gehört und daher nur von entsprechend qualifiziertem pharmazeutischem Personal (s.o.) durchgeführt werden darf. Inzwischen ist auch die Beratung über Medizinprodukte als apothekenübliche Dienstleistung ergänzt worden.

- § 1a (3), § 20 ApBetrO

Allerdings setzt der Gesetzgeber in § 20 ApBetrO auch gewisse Grenzen, die nicht nur den Apotheker zwingen, Nutzen und Risiken seiner Beratungstätigkeit immer wieder neu auszubalancieren: „Durch die Information und Beratung der Patienten und anderen Kunden darf die Therapie der zur Ausübung der Heilkunde, Zahnheilkunde oder Tierheilkunde berechtigten Personen nicht beeinträchtigt werden." Hier gilt es also, mit Fingerspitzengefühl und Erfahrung die Grenze zwischen möglicherweise verunsichernder Überaufklärung und zu stark bagatellisierender Beratung stets patientengenau und damit individuell zu ziehen.

Eine Beratung über die Anwendung eines Arzneimittels, die alle denkbaren Neben- und Wechselwirkungen sowie Kontraindikationen enthält und womöglich auch (körper-) sprachlich entsprechende Signale setzt („Oh Gott, Sie Arme, Sie bekommen da ja ein ganz schweres Geschoss mit jeder Menge Nebenwirkungen!"), wird eine Therapie nicht gerade positiv beeinflussen. Andererseits treten auch immer wieder Fälle auf, wo Ärzte aus Unkenntnis der Gesamtsituation des Patienten Arzneimittelkombinationen verordnen, die tatsächlich die Gefahr von schweren Wechselwirkungen bergen, so dass eine Nachfrage (immer wieder) notwendig ist und die Balance zwischen zu vielen und zu wenigen Informationen stets neu gesucht werden muss.

In § 20 (2) ApBetrO heißt es weiter: „Bei der Information und Beratung über Arzneimittel müssen insbesondere Aspekte der Arzneimittelsicherheit berücksichtigt werden. Die Beratung muss die notwendigen Informationen über die sachgerechte Anwendung des Arzneimittels umfassen, soweit erforderlich, auch über eventuelle Nebenwirkungen oder Wechselwirkungen, die sich aus den Angaben auf der Verschreibung sowie den Angaben des Patienten oder Kunden ergeben, und über die sachgerechte Aufbewahrung oder Entsorgung des Arzneimittels. Bei der Abgabe von Arzneimitteln an einen Patienten oder anderen Kunden ist durch Nachfrage auch festzustellen, inwieweit dieser gegebenenfalls weiteren Informations- und Beratungsbedarf hat und eine entsprechende Beratung anzubieten." Eine (Nach)Frage muss also immer gehen! (siehe auch Kap. 3.1).

Einnahmehinweise

Hinweis	Bedeutung
„Nüchtern", „vor dem Essen" z.B. magensaftresistente Arzneimittel, Schilddrüsenhormone, Bisphosphonate, diverse Antibiotika	30 – 60 min vor dem Essen
„Zum Essen"	Mit dem ersten Bissen
„Nach dem Essen" z.B. Retardarzneimittel	Etwa eine Stunde nach dem Essen

Hinsichtlich der Selbstmedikation legt der Gesetzgeber fest, dass der Apotheker den Patienten und anderen Kunden „die zur sachgerechten Anwendung erforderlichen Informationen zu geben hat. „Im Falle der Selbstmedikation ist auch festzustellen, ob das gewünschte Arzneimittel zur Anwendung bei der vorgesehenen Person geeignet erscheint oder in welchen Fällen anzuraten ist, gegebenenfalls einen Arzt aufzusuchen." (§ 20 (2) ApBetrO). Es sind also sowohl die Eigendiagnose des Kunden als auch sein Präparatewunsch zu hinterfragen.

Diese Aspekte (Eignung des Arzneimittels, Informationen über Dosierung und Einnahmezeitpunkt sowie Grenzen der Selbstbehandlung des Patienten) sind auch die Grundlagen der Pseudo-Customer-Tests, die als eine Art Trainingsbesuch über die Apothekerkammern oder direkt bei der Avoxa Mediengruppe gebucht werden können. Auch im Apothekenteam lässt sich für die verschiedenen Selbstmedikationsbereiche immer wieder (gemeinsam) üben, welche Fragen unbedingt gestellt werden sollten und welche Anwendungshinweise unbedingt notwendig sind, um Patienten und Kunden situationsgerecht zu beraten und eine sichere und erfolgreiche Arzneimittelanwendung zu gewährleisten. Mit den Anforderungen in der ApBetrO wird deutlich gemacht, dass die Informationen situationsbezogen und patientenindividuell (nur) bei der Abgabe zu machen sind und auch nur, soweit sie für diesen Patienten zur sicheren Arzneimittelanwendung notwendig sind. Es ist also in keinem Fall ein Fragenkanon bei jeder Abgabe vollständig abzuarbeiten, der viele Patienten überfordern und verunsichern würde! Der Apotheker (oder die pharmazeutischen Mitarbeiter) können und sollen vielmehr den Vorteil der Beratungskommunikation von Angesicht zu Angesicht nutzen und die Informationen an den Patienten weitergeben, die dieser auch wirklich braucht!

Ein Satz geht immer!

Die Aufforderung in der ApoBetrO, bei der Abgabe(!) von Arzneimitteln durch Nachfrage festzustellen, inwieweit weiterer Beratungsbedarf besteht und ggf. eine entsprechende Beratung anzubieten, ist also mindestens durch eine offene oder geschlossene Nachfrage umzusetzen:

- „Wofür bekommen Sie das Arzneimittel?" oder „Haben Sie noch Fragen zur Anwendung?"
- „Wie sollen Sie das Medikament anwenden?" oder „Wissen Sie, wie Sie das Medikament anwenden sollen?"

Auch ein Beratungsangebot wie „Wenn sich zu Hause noch Fragen zur Anwendung ergeben, können Sie gerne jederzeit bei uns nachfragen! Hier ist unsere Visitenkarte mit Kontaktdaten und Öffnungszeiten." stellt das Beratungsangebot sicher und viele Kunden zufrieden. Dabei ist es auch keine Schande, wenn der Kunde oder Patient Fragen hat, die man selbst nicht aus dem Stand heraus sicher beantworten kann, sondern es ist vielmehr wichtig, die eigenen Möglichkeiten und Grenzen der Beratung richtig einzuschätzen und lieber einmal nichts zu sagen, als etwas Falsches. Was spricht dagegen, den Kunden nach einer entsprechenden Recherche erneut zu kontaktieren oder einen zweiten Beratungstermin in der Apotheke anzubieten?

Abgabe auf Rezept	Selbstmedikation
• Notwendige Informationen über sachgerechte Anwendung von Arzneimitteln • Information über evtl. Neben- und Wechselwirkungen soweit erforderlich und aus den Angaben des Patienten bzw. der Verschreibung ersichtlich • Hinweise zur sachgerechten Aufbewahrung bzw. Entsorgung von Arzneimitteln • Ermittlung eines weiteren Informationsbedarfs bei Arzneimittelabgabe	• Zur sachgerechten Anwendung nötige Informationen • Feststellung, ob das Arzneimittel zur Anwendung geeignet erscheint • Fälle, in denen der Arzt aufzusuchen ist

Tabelle 3.1: Forderungen in § 20 der ApBetrO zur Information und Beratung

Auch auf der ABDA-Homepage finden sich Leitlinien und Arbeitshilfen zur Erst- und Wiederholungsverordnung.

- https://www.abda.de/fileadmin/user_upload/assets/Praktische_Hilfen/Leitlinien/Rezeptbelieferung/LL_Info_Beratung_Rezept.pdf
- https://www.abda.de/fileadmin/user_upload/assets/Praktische_Hilfen/Leitlinien/Rezeptbelieferung/LL_Info_Beratung_Rezept_Kommentar.pdf
- https://www.abda.de/fileadmin/user_upload/assets/Praktische_Hilfen/Leitlinien/Rezeptbelieferung/Fachbroschuere_Informations-und_Beratungshinweise.pdf

3.2.1 Adressatengerechte Informationsweitergabe

Neben dieser Beratung bei der Abgabe eines Arzneimittels gehört auch die Informationsweitergabe über Arzneimittel und Medizinprodukte allgemein zu den in der ApBetrO verankerten Hauptaufgaben der Apotheker. Der Apotheker als Arzneimittelfachmann filtert dabei aus dem riesigen Angebot an Informationen die für den Patienten richtigen und wichtigen heraus. Gerade in Zeiten unbegrenzter Informationsmöglichkeiten ist diese Filterung sowie die Übersetzung der Fachinformationen in eine anwenderfreundliche Sprache ein unschätzbarer Wert, der von Kunden und Patienten auch gerne nicht nur im Sinne einer Zweitmeinung („Ich habe da mal gelesen…") eingefordert wird.

Neben Kunden und Patienten gehören aber auch Angehörige der Heilberufe, also vor allem Ärzte und Zahnärzte zu den „Beratungskunden" der Apotheke. Dabei ist bisher die Zusammenarbeit in heilberuflichen Teams, bei der Arzt und Apotheker gemeinsam Informationen sammeln und austauschen, um die Arzneimitteltherapie zu optimieren, meist noch die Ausnahme. Häufiger sind derzeit Situationen, in denen die Ärzte in Eile sind und entsprechend schnell eine Information benötigen („Ich bin da grad bei Frau X auf Hausbesuch …") oder während des Notdienstes nach geeigneten Alternativen suchen („Was haben Sie denn für Antibiotika gegen …da?"). Die zunehmende Digitalisierung und damit auch die bessere Vernetzung der Beteiligten im Gesundheitswesen wird da ebenso wie die bereits seit Studienbeginn zu fördernde Zusammenarbeit der Heilberufe sicherlich geeignetere Formen der Zusammenarbeit unterstützen.

Fachkundige Problemlösung

Schießen Sie niemals mit ungeprüften Informationen „aus der Hüfte" und haben Sie bei der Diskussion arzneimittelbezogener Probleme stets einen abgesicherten Lösungsvorschlag parat.
Die ABDA-Datenbank[2] enthält in den Wirkstoffdossiers umfangreiche, auch pharmakologische Daten, die situationsgerecht aufbereitet und abgerufen werden können (z.B. Patientenberatung Rezeptbelieferung oder Selbstmedikation, Pädiatrie, Heilberufsberatung usw.).

- https://abdata.de/produkte/abdadatenbank2/modul-wirkstoffdossiers/

Bisweilen wird die Apotheke auch mit dem Arzt über einen (vermeintlichen) Medikationsfehler oder ein arzneimittelbezogenes Problem sprechen, wobei die Aussagen des Apothekers stets mit geeigneten Fachinformationen unterfüttert und mit einem Lösungsvorschlag versehen sein sollten, um dem Arzt die Möglichkeit zu geben, das Problem und den Lösungsvorschlag nachvollziehen zu können.

Egal also, welcher Person und welchem Thema die Beratung in der Apotheke dient: Sie muss richtig und passend sein und auf validen Informationen aus seriösen Informationsquellen beruhen! (Siehe dazu auch Kapitel 3.8).

Frühe Nutzenbewertung. Bei der Beratung von Ärzten und Patienten ist zudem ein generelles Verständnis für Gesundheitsökonomie hilfreich, um über die Arzneimittelpreisbildung auch die Grundlagen für die Bestimmung des erstattungsfähigen Preises als Ergebnis der „frühen Nutzenbewertung" durch den Gemeinsamen Bundesausschuss G-BA bzw. das IQWiG zu verstehen. Diese Grundlagen sind in § 35a SGB V sowie in der Arzneimittel-Nutzen-Verordnung AM-NutzenV festgelegt und regeln den durch die gesetzlichen Krankenkassen (GKV) erstatteten Preis für nach dem 1.1.2011 neu auf den Markt gebrachte Arzneimittel, die einen neuen Wirkstoff, eine neue Wirkstoffkombination oder eine neue Indikation enthalten.

Dabei ist der pharmazeutische Unternehmer aufgefordert, ein Dossier zu erstellen, anhand dessen der G-BA entscheidet, welche konkreten Vor- und Nachteile das neue Medikament aufweist. Als Vorteile gegenüber einer Standardtherapie könnten dabei beispielsweise eine Verbesserung des Gesundheitszustands, eine Verkürzung der Krankheitsdauer, eine Verlängerung der Lebensdauer, eine Verringerung der Nebenwirkungen oder eine Verbesserung der Lebensqualität gelten. Nach dem Umfang des Zusatznutzens wird die Angemessenheit und Zumutbarkeit einer Kostenübernahme durch die Versichertengemeinschaft berücksichtigt, um einen entsprechenden Erstattungsbetrag für neu zugelassene Arzneimittel zu Lasten der GKV zu bestimmen.

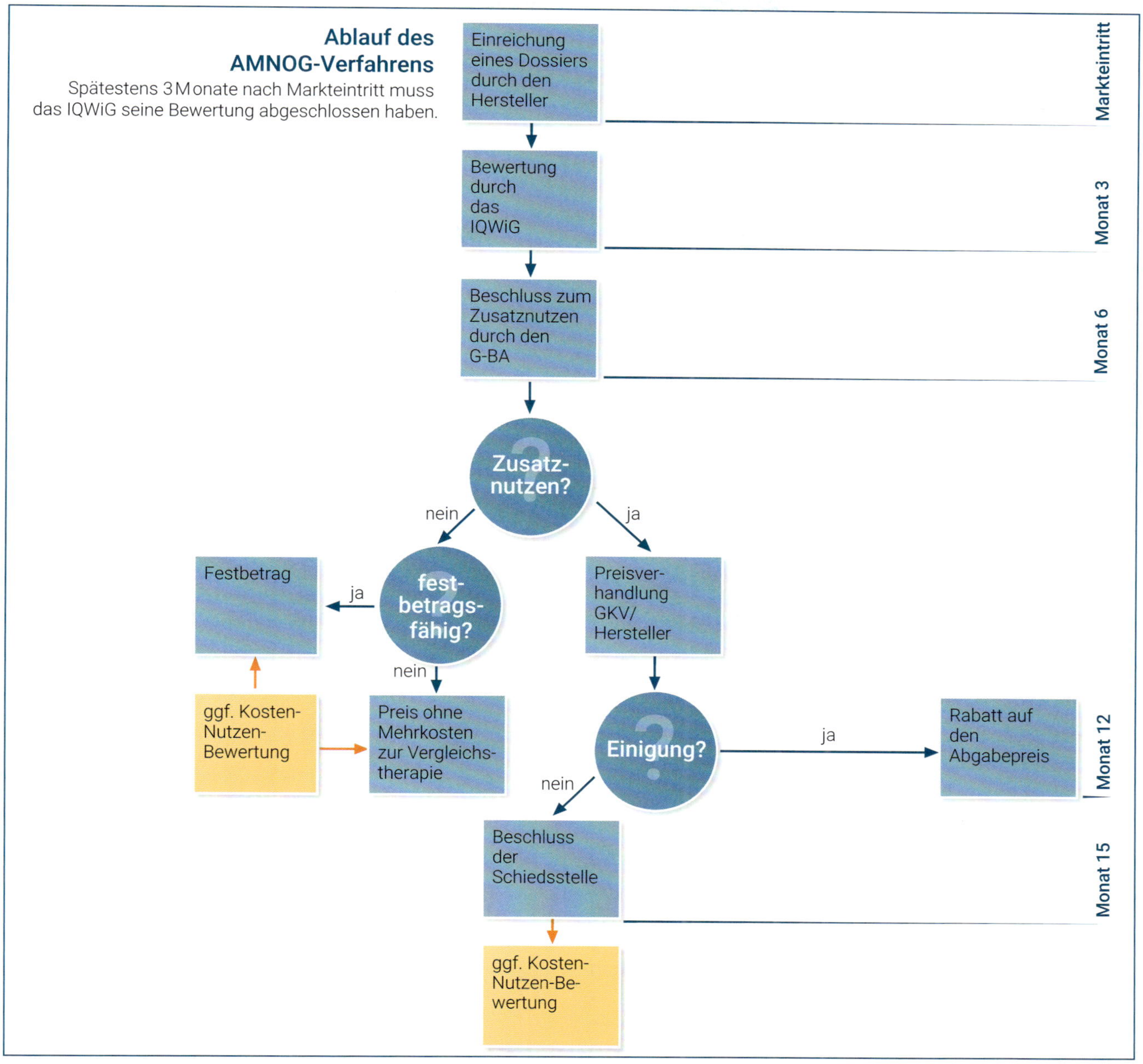

Abb. 3.1: „Frühe Nutzenwertung" unter Beteiligung des Institutes für Qualität und Wirtschaftlichkeit im Gesundheitswesen (IQWIG, mod. n. www.iqwig.de/media/b15718b-77bda135cb48992e9f49dae8c/AMNOG-Verfahren72_dpi.jpg)

Die Nutzenbewertung von Arzneimitteln

- www.g-ba.de/institution/the-menschwerpunkte/arzneimittel/nutzenbewertung35a

3.2.2 Adhärenzfördernde Maßnahmen

Adhärenzfördernde Maßnahmen sind alle Maßnahmen, die dazu geeignet sind, die gleichberechtigte Zusammenarbeit zwischen Behandler und Patient sowie dessen Therapietreue zu fördern, was zunächst vor allem eine ausreichende Information über die Therapieziele sowie eine korrekte und regelmäßige Einnahme der Medikamente voraussetzt.

Verbesserung der Adhärenz	Verschlechterung der Adhärenz
– Langjährige Arzneimitteleinnahme – Bewusstsein der Notwendigkeit einer langjährigen Behandlung – Geringe Arzneimitteleinnahmen pro Tag (z.B. durch Kombinationsarzneimittel) – Höheres Lebensalter – Familienstand: verheiratet, soziale Unterstützung – Zufriedenheit mit der Behandlung, Möglichkeit der Eigenkontrolle z.B. durch Blutdruckmessen usw. – Systematisches, engmaschiges Follow-up mit kurzen Wartezeiten beim Arztbesuch und zwischen den Arztbesuchen – Guter Wissensstand bezüglich der Therapie	– Chronische Erkrankung – Geringe oder keine Symptome – Fortschreitende Therapiedauer – Mehrere Arzneimitteleinnahmen pro Tag (schon ab > 2/d) – Komplexe Behandlungsschemata – Auftreten unerwünschter Arzneimittelwirkungen beziehungsweise Angst davor – Den Alltag beeinträchtigende Maßnahmen – Niedrigeres Lebensalter – Männlich, alleinstehend – Geringes Bildungsniveau – Fehlende Unterstützung – Mangel in Arzt-Patient-Kommunikation – Keine, zu wenig oder unzureichende Informationen

Tabelle 3.2: Einflussfaktoren auf die Adhärenz von Patienten, modifiziert nach www.aerzteblatt.de/pdf/111/4/m41.pdf

3.2.3 Risikohinweise bei der Abgabe von Arzneimitteln

Sowohl im Sinne der Adhärenzförderung als auch aufgrund der pharmazeutischen Aufgaben, die der Apotheker im Rahmen der ApBetrO hat, ist die angemessene und vor allem individuelle Weitergabe von Informationen auch zu Risiken und Nebenwirkungen eine wichtige und verantwortungsvolle Aufgabe. Sie muss mit Fachkompetenz und Fingerspitzengefühl erledigt werden, um die Therapie weder zu gefährden noch gefährlich zu machen.

Informationen zu Risiken und Nebenwirkungen, Kontraindikationen und Wechselwirkungen finden sich natürlich vor allem in der ABDA-Datenbank[2], die sich aus den Informationen der Arzneimittelhersteller speist. Die Angaben zu Wechselwirkungen sind dabei nach klinischer Relevanz orientiert.

Klassifikation der Interaktionen in der ABDA-Datenbank[2] nach klinischer Relevanz

1. Schwerwiegende Folgen wahrscheinlich – kontraindiziert
2. Schwerwiegende Folgen wahrscheinlich – in bestimmten Fällen kontraindiziert
3. Schwerwiegende Folgen möglich – vorsichtshalber kontraindiziert
4. Gleichzeitige Anwendung nicht empfohlen
5. Überwachung bzw. Anpassung nötig
6. In bestimmten Fällen Überwachung bzw. Anpassung nötig
7. Vorsichtshalber überwachen
8. In der Regel keine Maßnahmen erforderlich

Es gilt, die **Interaktionsanzeigen** der ABDA-Datenbank[2] mit Gefühl und Augenmaß zu bewerten und ggf. durch vorsichtige Nachfragen ihre Relevanz im vorliegenden Fall zu klären. Dabei helfen die Informationen zur Bewertung der Datenlage sowie die Vorschläge zur Problemlösung bei kurz- oder langfristiger Medikation. Daneben ist es sinnvoll, immer wieder im Team zu besprechen, mit welchen Fragen oder in welchen Fällen Hinweise auf die möglichen Nebenwirkungen gegeben werden sollen. Während bei der Klassifikation 1 eine Kombination entsprechender Arzneimittel normalerweise ausgeschlossen bzw. verhindert werden sollte, sofern nicht besondere therapeutische Gründe eine individuell andere Nutzen-Risiko-Abschätzung ergeben, ist bei der Klassifikation 2 die gemeinsame Anwendung nur unter bestimmten Bedingungen problematisch. Hier kann der Apotheker vorsichtig nachfragen, ob weitere Erkrankungen bzw. Risikofaktoren vorliegen, die eine gemeinsame Anwendung ungünstig erscheinen lassen, ohne generell von der Anwendung abzuraten und den Patienten dadurch zu verunsichern und die Arzneimitteltherapie zu gefährden. Sofern benötigt, finden sich weitere Informationen über die zugrundeliegenden Mechanismen der Interaktionen ebenfalls in der ABDA-Datenbank[2].

Auf jeden Fall ist bei der Information über mögliche Wechselwirkungen eine Verunsicherung des Patienten unbedingt zu vermeiden („Das ist ja ganz schön gefährlich!", „Das darf ich Ihnen so gar nicht abgeben!", „Oh, da muss ich erst mal den Arzt anrufen!") und ein eher unverfänglicher Hinweis zu geben: „Diese Arzneimittelkombination ist eher ungewöhnlich, aber in bestimmten Fällen therapeutisch sinnvoll. Soll/Kann/Darf ich kurz bei Ihrem Arzt nachfragen, ob bei Ihnen diese Notwendigkeit vorliegt, damit Sie sicher sein können, die richtigen Arzneimittel einzunehmen?"

Neben Interaktionen mit Arzneimitteln sind auch Interaktionen mit Lebens- oder Nahrungsergänzungsmitteln denkbar, die jedoch nur dann in der ABDA-Datenbank[2] angezeigt werden können, wenn deren Hersteller die Inhaltsstoffe angegeben haben, was bei vielen Lebens- oder Nahrungsergänzungsmitteln im Gegensatz zu Arzneimitteln nicht der Fall ist.

ABDA-Broschüre zu Interaktionen zwischen Arznei- und Lebensmitteln

- https://www.abda.de/fileadmin/user_upload/assets/Praktische_Hilfen/Leitlinien/Rezeptbelieferung/broschuere_wechselwirkungen_16_03_09.pdf

Zu **Kontraindikationen** finden sich Informationen in der ABDA-Datenbank[2], die jedoch aktiv gesucht werden müssen, das heißt, es erfolgt keine automatische Anzeige, da die meisten Arzneimittel für mehrere Indikationen zugelassen sind und so eine eindeutige Zuordnung gar nicht möglich ist. Ein Kontraindikationscheck ist auch kein notwendiger (aber ein möglicher!) Beratungsbestandteil, da es zumindest bei den verschreibungspflichtigen Arzneimitteln Aufgabe des Arztes ist, derartige Verordnungseinschränkungen im Vorfeld zu beachten.

Hinsichtlich der Information über **Nebenwirkungen** hat der Gesetzgeber in der ApBetrO festgelegt, dass über die *relevanten* Nebenwirkungen zu informieren ist. Dies setzt voraus, dass der Apotheker eine Entscheidung über die Relevanz im vorliegenden Fall trifft und nicht alle Nebenwirkungen des Beipackzettels „runterbetet", zumal das auch die Adhärenz ernstlich gefährden kann. Entscheidungshilfen hinsichtlich der Relevanz können beispielsweise die Dauer der Einnahme, die bisherigen Erfahrungen oder auch die Zufriedenheit mit der Medikation sein:

- Nehmen Sie das Arzneimittel bereits seit längerer Zeit ein?
- Sind Sie/Ihr Arzt mit der Wirkung und Verträglichkeit zufrieden?
- Welche Erfahrungen haben Sie mit Ihren Medikamenten bisher gemacht?
- Sie nehmen die Arzneimittel ja bereits einige Zeit lang ein. Wie sieht es mit der Verträglichkeit aus?

Werden Arzneimittel neu verordnet, kann eine Information über häufige Nebenwirkungen, die einen Therapieabbruch bedingen könnten, hilfreich sein und dem Patienten Hinweise gegeben werden, auf welche Symptome und Erscheinungen er achten sollte. Auch hier ist die Wortwahl wichtig, um das Vertrauen des Patienten in das Arzneimittel nicht zu sehr zu beeinträchtigen. Die Formulierung: „Dieses Arzneimittel ist sehr gut verträglich und hilft schnell und zuverlässig. In ganz seltenen Fällen kann es zu vorübergehenden Magenbeschwerden kommen. Falls das bei Ihnen der Fall ist, erschrecken Sie nicht und besprechen Sie diese Beschwerden, wenn sie sehr lästig sind oder längere Zeit andauern, mit Ihrem Arzt." klingt beispielsweise ganz anders als „Das Arzneimittel kann zu Magenbeschwerden als Nebenwirkung führen. Passen Sie auf, wenn Sie es jetzt neu einnehmen, ob Sie auch davon betroffen sind!"

Neben diesen Anwendungsbeschränkungen sind auch Hinweise zum Einnahmezeitpunkt sowie zu möglichen Wechselwirkungen mit Lebensmitteln wichtig, um die Therapie erfolgreich werden zu lassen. Dazu gehören vor allem Wechselwirkungen mit Lebensmitteln, die zwei- oder dreiwertige Kationen enthalten, die mit diversen Arzneimitteln Komplexe bilden können sowie die Kombination mit CYP-Aktivatoren oder -Inhibitoren (Grapefruit!) oder die Interaktion bzw. Verstärkung zentraldämpfender Wirkungen durch Alkohol und andere beruhigende Mittel.

Weitere Anwendungsrisiken lassen sich ermitteln, wenn man sich noch intensiver mit der individuellen Situation des Patienten beschäftigt wie bei den **CAVE-Checks** oder im Rahmen der **stratifizierten Pharmakotherapie**. Für einen CAVE-Check werden vom Patienten (mit dessen Einverständnis) weitere Daten benötigt, anhand derer Interaktionschecks seiner Arzneimittel mit dem individuellen Alter, Geschlecht, Erkrankungen (inklusive der Lebensumstände) und Allergien vorgenommen werden.

- https://abdata.de/datenangebot/cave
- https://www.pharmazeutische-zeitung.de/amts-cave-prueft-individuelle-risiken-120164

So werden auch heute schon viele Arzneitherapien hinsichtlich der Dosierung an Alter oder Körpergewicht angepasst, jedoch können und sollten in vielen Fällen weitere Biomarker wie Enzymaktivitäten, Nieren- und Leberfunktion oder Informationen aufgrund einer ganzen Genomsequenzierung berücksichtigt werden, um nicht nur eine Krankheit, sondern den speziellen Menschen zu behandeln. Durch eine Genanalyse lässt sich beispielsweise bereits im Vorfeld einer Therapie feststellen, ob ein Arzneistoff beim Patienten überhaupt wirken kann oder ob besondere Unverträglichkeitsreaktionen (welche?) zu erwarten sind, was gerade bei einigen Zytostatika, aber auch „Allerweltsarzneistoffen" wie Simvastatin relevant sein kann. Einige Apotheken bieten bereits entsprechende Tests dazu an.

Interview mit Prof. Dr. Theo Dingermann zur stratifizierten Pharmakotherapie

- www.stratipharm.de/sites/default/files/press/pdf/ST%20DAZ.online%20052013%20ST%20Stratifizierte%20Arzneitherapie%20als%20Angebot%20der%20Apotheke.pdf

3.2.4 Gefahren des Dauergebrauchs und Missbrauchs

Zu den Aufgaben des Apothekers gehört auch die Aufklärung über mögliche Gefahren eines Dauergebrauchs, Missbrauchs oder Fehlgebrauchs von Arzneimitteln.

Ein *Fehlgebrauch* liegt vor, wenn ein Arzneimittel falsch angewendet wird, also zum Beispiel in einer falschen Dosierung, über einen falschen Zeitraum oder (unwissentlich) bei falscher Indikation eingenommen wird. Ein bekanntes Beispiel für einen schädlichen *Dauergebrauch* ist die unlimitierte Anwendung sympathomimetisch wirksamer Nasentropfen.

Ein *Missbrauch* liegt vor, wenn ein Arzneimittel absichtlich nicht zum bestimmungsgemäßen Gebrauch eingesetzt wird und diese Anwendung zu psychischen und/oder körperlichen Schäden führt. Beispiele dafür sind Arzneistoffe wie Dextrometorphan und Diphenhydramin, gerne auch in Kombination mit Loperamid, wenn sie eingenommen werden, um damit Rauschzustände und Horrortrips zu erzeugen.

Bei einem Arzneimittelmissbrauch lässt sich zwischen einem Missbrauch mit und einem ohne Abhängigkeitspotenzial unterscheiden. Zu Arzneimitteln, die missbräuchlich verwendet, aber normalerweise nicht zu einer Abhängigkeit führen, gehören beispielsweise Laxanzien, Diuretika, Schilddrüsen- und Wachstumshormone. Arzneimittel, die missbraucht werden und zu einer Abhängigkeit führen, sind z.B. Opioide oder Opiate, Sedativa, Hypnotika, Tranquilizer, Stimulanzien oder Anorektika, so dass Apotheker bei der Abgabe derartiger Mittel durch Nachfragen bei Patienten feststellen sollten, inwieweit sie über die Einnahme und Anwendung informiert sind. In § 17 ApBetrO ist festgelegt, dass das pharmazeutische Personal einem erkennbaren Arzneimittelmissbrauch in geeigneter Weise entgegenzutreten und bei begründetem Verdacht auf Missbrauch die Abgabe zu verweigern hat.

Vortrag von Prof. Dr. Martin Schulz zu Arzneimittelmissbrauch

- https://abda.de/fileadmin/user_upload/assets/Pressetermine/2018/Symposium_AM-Missbrauch/BAK-Symposium_AM-Missbrauch_Schulz.pdf
- §§ 17, 21 ApBetrO

3.2.5 Aufbewahrung und Entsorgung

Last but not least sind auch (wichtige) Informationen zur richtigen Aufbewahrung und Entsorgung Bestandteile der Beratungs- und Informationspflicht. Das „beliebte" Arzneischränkchen im (feucht-warmen) Badezimmer ist jedenfalls genauso wenig der passende Aufbewahrungsort wie ein Platz an der Sonne oder in Griffhöhe von Kinderhänden. Arzneimittel sollten generell trocken und im ggf. angegebenen Temperaturbereich gelagert werden, wobei oft auch zwischen Lagerung und Anwendung unterschieden wird: Während ein aktuell angewendeter Insulinpen beispielsweise bei Raumtemperatur gelagert bzw. benutzt werden kann, müssen die Insulin*vorräte* im Kühlschrank lagern. Im Zweifelsfalle helfen die Packungsbeilage oder weitere Hinweise vom Hersteller.

Beispiele für Lagerungshinweise:

- Kühl lagern bzw. kühl und trocken lagern (bei 2-8 °C)
- Unter 20 °C lagern
- Unter 25 °C lagern
- Unter 30 °C lagern
- Darf nicht in die Hände von Kindern gelangen!
- Ggf. Aufbrauchfristen nach Anbruch beachten!

Neben der Lagerung wirft oft auch die Entsorgung von Arzneimittelresten Fragen auf. Arzneimittelreste gehören rechtlich zum Siedlungs- oder Hausmüll, den jeder Haushalt über die normale Müllabfuhr entsorgt. Seit längerer Zeit brennt jedoch schon die Diskussion, inwieweit Arzneimittelreste den Boden und das Grundwasser verunreinigen, wobei schwer zu klären ist, ob diese Arzneimittelreste eher über Mülldeponien oder über das Kanalisationssystem in die Umwelt gelangen, weil Arzneimittel(metabolite) über den Urin ausgeschieden werden. Wichtig ist in jedem Fall, Arzneimittelreste nicht noch zusätzlich über die Toilette zu entsorgen.

Dabei sind Umkartons und Beipackzettel keine Verpackung, sondern Bestandteil des Arzneimittels, da beide wichtige Informationen enthalten, die nicht vom eigentlichen Wirkstoff getrennt werden sollten. Apotheken müssen daher auch keine Müllsortierstationen für Wertstoffe aufstellen. Die Patienten können Umkarton und Beipackzettel natürlich selbst im Papiermüll entsorgen.

Viele Verbraucher bringen Arzneimittelreste dennoch mit und ohne Umkartons in die Apotheke zurück, weil sie in Sorge sind, dass spielende Kinder oder Tiere, die im Hausmüll wühlen, dadurch verletzt oder gefährdet werden könnten. Natürlich ist es der Apotheke frei gestellt, eine Altarzneimittelentsorgung als Service (kostenlos?) anzubieten, wobei zu beachten ist, dass der Arzneimüll für die Apotheke kostenpflichtiger Gewerbeabfall ist. Für die Verbraucher bietet sich auch die Möglichkeit, Arzneimittel- oder Chemikalienreste selbst (und meist kostenlos) bei entsprechenden Schadstoffsammelstellen der Kommunen abzugeben. Ähnlich verhält es sich mit aktiven Medizinprodukten, die als Elektroschrott entsorgt werden müssen.

Bei stark wirksamen Betäubungsmitteln wie Schmerzpflastern ist auf jeden Fall ein entsprechender Entsorgungshinweis zu geben, da diese stets noch größere Restmengen des Betäubungsmittels enthalten. Sie sollten nicht mit bloßen Händen angefasst und zur Entsorgung am besten zusammengeklebt werden. Zudem ist ein „Recycling" zum Zwecke des Drogenmissbrauchs auszuschließen. Besondere Vorsicht ist auch bei Spritzen und Kanülen geboten, die als Medizinprodukte ebenfalls zum Hausmüll gehören. Bei ihrer Entsorgung besteht die Gefahr, dass es zu Stichverletzungen und Infektionen kommt, wenn sie ungeschützt in den Abfall gegeben werden. Kanülen sollten, sofern sie nicht über eine automatische Sicherheitsabdeckung verfügen, in spezielle Plastikbehälter abgeworfen werden.

Hinweise zu Arzneimittelentsorgung

- www.arzneimittelentsorgung.de/
- www.abda.de/themen/arzneimittelsicherheit/amk/amk-nachrichten/archiv/vernichtung-von-btm/

1. Laxanzien, Diuretika oder auch Schilddrüsenhormone werden teilweise missbräuchlich verwendet. Wofür oder wieso?
2. Warum dürfen Arzneimittel, die eigentlich kühl gelagert werden müssen wie Insulin oder bestimmte Augentropfen, bei Zimmertemperatur aufbewahrt werden, wenn sie zur Anwendung geöffnet wurden?
3. Muss jedes Arzneimittel, das kühl lagern muss, sofort entsorgt werden, wenn sich der Kühlschrank wegen Stromausfall für zwei Stunden auf eine Temperatur von 20 °C erwärmt hat?
4. Müssen Apotheken Verpackungsabfall von Arzneimitteln annehmen?
5. Müssen Apotheken alte Quecksilberthermometer annehmen?

- Arbeitsbogen 1
  „Haltbarkeit, Lagerung und Entsorgung der Fertigarzneimittel, Medizinprodukte, apothekenüblichen Waren und Ausgangsstoffe"
- Arbeitsbogen 8
  „Arzneimittelinformation"
- Arbeitsbogen 11
  „Arzneimittelberatung – ärztliche Verordnung"
- Arbeitsbogen 16
  „Arzneimittelabhängigkeit, -missbrauch und Doping"
- Arbeitsbogen 18
  „Arzneimittelberatung – Interaktions-Check"

3.3 Medikationsmanagement

Medikationsmanagement ist die kumulative Anwendung pharmazeutischen Wissens zur interdisziplinären Optimierung der Arzneimitteltherapie eines Patienten in heilberuflicher Zusammenarbeit. Medikationsmanagement selbst ist ein relativ neuer Begriff für pharmazeutische Kompetenzen der Apotheker, die oft genug (noch) nicht zum Einsatz kommen können, weil dafür notwendige Ressourcen fehlen und in der Gesellschaft der Sinn und Nutzen dieser pharmazeutischen Tätigkeit noch weitgehend unbekannt ist.

Mit dem Bekenntnis zum Medikationsmanagement im Perspektivpapier „Apotheke 2030" hat sich der Berufsstand die Weiterentwicklung des Apothekers zum heilberuflichen Berater und Manager auf die Fahnen geschrieben, dessen Fähigkeiten jedoch nicht nur geschult, sondern vor allem auch der Öffentlichkeit gegenüber dargestellt werden müssen, um – mit Leben gefüllt – regelhaft Einzug in die Praxis halten und entsprechend honoriert werden zu können.

Definitionen bzw. Beschreibungen zum Medikationsmanagement (MM) und den Vorstufen Medikationsanalyse (MA) und Medikationsplan (MP) finden sich im Perspektivpapier bzw. im Grundsatzpapier der Bundesapothekerkammer sowie mit vielen praxisbezogenen Informationen versehen auch im LeiKa, dem Leistungskatalog der Apotheken. Danach unterscheidet man den Medikationsplan, verschiedene Formen der Medikationsanalyse sowie des Medikationsmanagements.

Das Medikationsmanagement ist als pharmazeutische Tätigkeit mit Apothekervorbehalt zudem bereits in § 1a (3) 6 der ApBetrO verankert, womit jedoch keinerlei Aussagen zum Umfang dieser Tätigkeit und ihrer Honorierung verbunden sind. Bisher ist es eine freiwillige und selbst zu kalkulierende zusätzliche Leistung von Apothekern, die sich erst noch als apothekenübliche Leistung etablieren muss. Mit der Arzneimittelinitiative Sachsen-Thüringen (ARMIN) läuft derzeit ein Großprojekt des Berufsstandes zur Evaluierung der heilberuflichen Zusammenarbeit von Ärzten und Apothekern im Sinne eines Medikationsmanagements und zur

Ermittlung von Aufwand und Nutzen für den Patienten respektive die Krankenkassen.

Arzneimittelinitaive Sachsen-Thüringen (ARMIN)

- www.arzneimittelinitiative.de
- https://www.abda.de/fileadmin/user_upload/assets/Apotheke_2030/perspektivpapier_150112_ansicht.pdf
- https://www.abda.de/fileadmin/user_upload/assets/Medikationsmanagement/Grundsatzpapier_MA_MM_GBAM.pdf
- LeiKa: A3 und A10
  https://www.abda.de/fileadmin/user_upload/assets/Pharmazeutische_Dienstleistungen/LeiKa/A3/A3_Fuehren_des_Medikationsprofils.pdf
  https://www.abda.de/fileadmin/user_upload/assets/Pharmazeutische_Dienstleistungen/LeiKa/A10/A10_Medikationsanalyse.pdf

3.3.1 Medikationsplan

Die Erstellung eines Medikationsplanes als Auflistung aller Arzneimittel, die ein Patient einnimmt, gepaart mit aktueller Dosierung, Einnahmezeitpunkt, Handelsnamen (inklusive Wirkstoff, Stärke und Darreichungsform) sowie eventuellen weiteren Hinweisen ist die Grundvoraussetzung für eine erfolgreiche Arzneimitteltherapie. Der Medikationsplan wird oft auch Medikationsliste, Medikamentenliste oder Medikationsprofil genannt. Mit dem E-Health-Gesetz von 2015 wurden der Begriff „Medikationsplan" sowie der Anspruch der Patienten auf Ausstellung eines aktuellen Plans durch den Hausarzt ab einer Medikation von drei Medikamenten rechtsverbindlich festgelegt.

Derzeit ist vorrangig der Hausarzt in der Pflicht, den Plan in Papierform zu erstellen und zu aktualisieren, zumal viele Patienten den Begriff „Medikationsplan" auch mit der Planung der Medikation oder Therapie, also einer hausärztlichen Tätigkeit in Zusammenhang bringen. Fachärzten und Apothekern wird derzeit nur eine Nebenrolle bei einfachen Ergänzungen und Aktualisierungen des Planes auf Wunsch des Patienten zugebilligt. Mit Einführung der elektronischen Form des Medikationsplanes soll ab 2019 auch die Rolle der Apotheker bei der Erstellung und Bearbeitung eines Medikationsplanes gestärkt und dann mit der Einführung des E-Rezeptes und der elektronischen Patientenakte auch zu einer honorierten Tätigkeit werden.

Der sogenannte „bundeseinheitliche Medikationsplan" wurde auch in Zusammenarbeit mit Apothekern entwickelt und enthält alle für eine sichere Arzneimitteltherapie wichtigen Informationen.

- Bundeseinheitlicher Plan
  Patientenmerkblatt der ABDA
  http://www.abda.de/fileadmin/assets/eGK/MedPlan_Merkblatt.pdf
- https://www.bundesaerztekammer.de/aerzte/telematiktelemedizin/medikationsplaene/

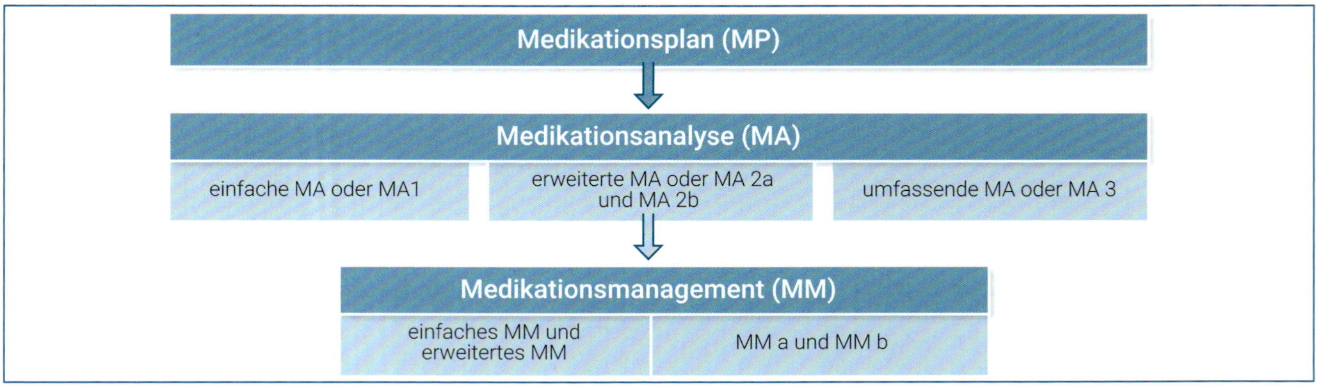

Abb. 3.2: Vom Medikationsplan zum Medikationsmanagement

3.3.2 Medikationsanalyse

Die Medikationsanalyse oder „medication review" ist eine notwendige Vorarbeit für ein umfassendes Medikationsmanagement und stellt eine strukturierte Analyse der aktuellen Gesamtmedikation eines Patienten dar. Dabei werden vier Hauptschritte durchlaufen, um die Effektivität der Arzneimitteltherapie zu erhöhen und Arzneimittelrisiken zu minimieren.

Hauptschritte der Medikationsanalyse

1. Identifikation von Datenquellen und Zusammentragen der Informationen,
2. Evaluation und Dokumentation von manifesten und potenziellen arzneimittelbezogenen Problemen,
3. Erarbeitung möglicher Lösungen sowie
4. Vereinbarung von Maßnahmen gemeinsam mit dem Patienten und gegebenenfalls mit dem/den behandelnden Arzt/Ärzten.

In Abhängigkeit von den verwendeten Informationsquellen unterscheidet man verschiedene Typen der Medikationsanalyse, bei der unterschiedliche arzneimittelbezogene Probleme festgestellt werden können.

3

Medikationsplan

für: **Rudolf Testmann** geb. am: **19.10.1959**

ausgedruckt von:
Praxis Dr. Michael Müller
Schloßstr. 22, 10555 Berlin
Tel.: 030-1234567
E-Mail: dr.mueller@kbv-net.de

ausgedruckt am: 25.04.2016

Wirkstoff	Handelsname	Stärke	Form	morgens	mittags	abends	zur Nacht	Einheit	Hinweise	Grund
Metoprololsuccinat	Metoprololsuccinat 1A Pharma 95 mg retard	95 mg	Tabl	1	0	0	0	Stück		Herz/Blutdruck
Ramipril	Ramipril-ratiopharm	5 mg	Tabl	1	0	0	0	Stück		Blutdruck
Insulin aspart	NovoRapid Penfill	100 E/ml	Lösung	20	0	20	0	I.E.	Wechseln der Injektionsstellen, unmittelbar vor einer Mahlzeit spritzen	Diabetes
Simvastatin	Simva-Aristo	40 mg	Tabl	0	0	1	0	Stück		Blutfette
zu besonderen Zeiten anzuwendende Medikamente										
Fentanyl	Fentanyl AbZ 75 µg/h Matrixpflaster	2,375mg	Pflast	alle drei Tage 1				Stück	auf wechselnde Stellen aufkleben	Schmerzen
Selbstmedikation										
Johanniskraut	Laif Balance	900 mg	Tabl	1	0	0	0	Stück		Stimmung

Für Vollständigkeit und Aktualität des Medikationsplans wird keine Gewähr übernommen

DE-DE-Version 2.1 vom 24.03.2016

Abb. 3.3: Bundeseinheitlicher Medikationsplan

	Medikationsdatei	Arzneimittel (Brown Bag)	Patientengespräch	Klinische Daten (Labor/ Diagnose)
Einfache Medikationsanalyse (1)	Ja	Nein	Nein	Nein
Erweiterte Medikationsanalyse (2a)	Ja	Von Vorteil	Ja	Nein
		oder		
	Nein	Ja	Ja	Nein
Erweiterte Medikationsanalyse (2b)	Ja	Nein	Nein	Ja
Umfassende Medikationsanalyse (3)	Ja	Von Vorteil	Ja	Ja

Tabelle 3.3: Typen der Medikatiosnanalyse (nach Pharmaceutical Care Network Europe, PCNE)

Für eine initiale Medikationsanalyse kann der Patient alle Arzneimittel, die er einnimmt, mitbringen. Idealerweise werden auch in Drogerien gekaufte Arznei- sowie Nahrungsergänzungsmittel mitberücksichtigt. Bei einem gemeinsamen Termin kann die Apotheke dann mit dem Patienten die Medikationsanalyse durchführen und klären, ob der Patient mit den Arzneimitteln richtig umzugehen weiß. Das Verfahren heißt in Anlehnung an typisch amerikanische Papiertüten auch „Brown-Bag-Review". Eine besonders intensive Form der Medikationsanalyse ist die ATHINA-Analyse („Arzneimitteltherapie in Apotheken").

Arzneimittelbezogenes Problem (Beispiele)	Typ der Medikationsanalyse			
	1	2a	2b	3
Interaktionen	X	X	X	X
(Pseudo-) Doppelmedikation	X	X	X	X
Ungeeignetes bzw. unzweckmäßiges Dosierungsintervall*	X	X	X	X
Ungeeigneter bzw. unzweckmäßiger Einnahmezeitpunkt*	X	X	X	X
Kontraindikationen aufgrund von Alter und Geschlecht	X	X	X	X
Anwendungsprobleme		X		X
Non-Adhärenz (mangelnde Therapie- und Einn.ahmetreue)		X		X
Ungeeignete bzw. unzweckmäßige Darreichungsformen		X		X
Arznei- und Nahrungsmittelinteraktionen			X	X
Nebenwirkungen			X	X
Ungeeignete bzw. unzweckmäßige Arzneimittelauswahl (Evidenz)			X	X
Ungeeignete Dosierung*			X	X
Arzneimittel ohne Indikation			X	X
Indikation ohne Arzneimittel			X	X
Kontraindikationen aufgrund von Erkrankungen und Allergien			X	X
Ungeeignete bzw. unzweckmäßige Therapiedauer			X	X

* wenn die Dosierung vorliegt

Tabelle 3.4: Möglichkeiten der systematischen Prüfung auf arzneimittelbezogene Probleme in Abhängigkeit vom Typ der Medikationsanalyse (https://abda.de/fileadmin/user_upload/assets/Pressetermine/2014/MedMan_2014/Grundsatzpapier.pdf)

Bei der Medikationsanalyse Typ 2a (als der erwartungsgemäß häufigsten Form) ist die Medikation mindestens auf die folgenden arzneimittelbezogenen Probleme (ABP) zu prüfen:

- ☐ Doppelmedikation
- ☐ Interaktionen
- ☐ Ungeeignetes bzw. unzweckmäßiges Dosierungsintervall
- ☐ Ungeeigneter bzw. unzweckmäßiger Anwendungszeitpunkt (auch in Zusammenhang mit Mahlzeiten)
- ☐ Ungeeignete bzw. unzweckmäßige Darreichungsform
- ☐ Anwendungsprobleme
- ☐ Nebenwirkungen/Unverträglichkeiten
- ☐ Mangelnde Therapietreue
- ☐ Präparate der Selbstmedikation für Indikation ungeeignet
- ☐ Über- oder Unterdosierungen in der Selbstmedikation
- ☐ Kontraindikationen in der Selbstmedikation
- ☐ Nicht sachgerechte Lagerung

3.3.3 Medikationsmanagement

Das Medikationsmanagement baut auf einer Medikationsanalyse auf, an die sich eine kontinuierliche Betreuung des Patienten durch ein multidisziplinäres heilberufliches Team anschließt. Medikationsmanagement ist laut §§ 1a und 3 ApBetrO eine apothekenübliche pharmazeutische Tätigkeit, die durch einen Apotheker der Apotheke durchgeführt werden muss.

Im Rahmen der kontinuierlichen Betreuung werden vereinbarte Maßnahmen zu vorher entdeckten und erfassten arzneimittelbezogenen Problemen und deren Ergebnis nachverfolgt sowie gegebenenfalls angepasst und neu auftretende, manifeste und potenzielle arzneimittelbezogene Probleme schnellstmöglich erkannt, gelöst oder vermieden.

Ziele sind die fortlaufende und nachhaltige Erhöhung der Effektivität der Arzneimitteltherapie sowie die fortlaufende und nachhaltige Minimierung von Arzneimittelrisiken. Dazu beinhaltet das Medikationsmanagement die wiederholte Analyse der Medikation, einschließlich der relevanten Selbstmedikation eines Versicherten.

Mit Ausnahme des Pilotprojekts ARMIN gibt es derzeit keine Vergütungsvereinbarungen für die Erstellung bzw. Durchführung eines Medikationsmanagements, so dass alle derartigen Angebote allein in das Ermessen der Apotheker gestellt sind, die dafür ein angemessenes, gewinnbringendes und der Verantwortung entsprechendes Honorar kalkulieren und von den Kunden (da andere Vergütungsmodelle derzeit fehlen) verlangen sollten, wenn sie ein Medikationsmanagement als pharmazeutische Regelleistung anbieten wollen.

Grundsätze und Verfahren der Medikationsanalyse und des Medikationsmanagements

- https://www.abda.de/fileadmin/user_upload/assets/Medikationsmanagement/Grundsatzpapier_MA_MM_GBAM.pdf
- www.abda.de/fileadmin/assets/Praktische_Hilfen/Leitlinien/Medikationsanalyse/LL_MedAnalyse.pdf
- www.abda.de/fileadmin/assets/Praktische_Hilfen/Leitlinien/Medikationsanalyse/LL_MedAnalyse_Kommentar.pdf

- https://www.abda.de/themen/arzneimitteltherapiesicherheit/foerderinitiative-pharmazeutische-betreuung/medikationsmanagement/
- www.arzneimittelinitiative.de/fileadmin/sites/armin/cms/Grundlagen/Anlage_11_Medikationsmanagement.pdf

1. Wer darf in der Apotheke ein Medikationsmanagement durchführen?
2. Gibt es für das Medikationsmanagement eine offizielle Definition?
3. Bei einer Brown-Bag-Analyse bringt der Patient/Kunde eine Tüte mit allen seinen Medikamenten mit, die in der Apotheke analysiert werden. Welche Art der Medikationsanalyse ist dafür sinnvoll oder möglich?
4. Ist jede Rückfrage beim Arzt aufgrund eines Arzneimittelproblems ein Medikationsmanagement?

- Arbeitsbogen 26 „Medikationsanalyse"

3.4 Häufige Krankheitsbilder in der Selbstmedikation und deren Behandlung

Die Selbstmedikation – oder besser Selbstbehandlung der Kunden und Patienten mit Selbstmedikationsarzneimitteln – ist an sich eine der Königsdisziplinen für Apotheker, denn hier können und müssen sie ihrer heilberuflichen Verantwortung vollumfänglich und quasi „ungestört" nachkommen und gemeinsam mit den Kunden die individuell am besten geeignete Medikation für deren gesundheitliche Probleme zusammenstellen. Dies ist auch ein Aspekt für die Begründung der Apothekenpflicht in Deutschland, der die Selbstmedikationsarzneimittel unterliegen, damit sie mit dem Rat und der Beratung eines Arzneimittelfachmanns richtig und sicher angewendet werden.

3.4.1 Grundsätze der Selbstmedikation

Die Selbstmedikation in Deutschland ist jedoch auch durch weitere gesetzliche Bestimmungen ein sehr sicherer Bereich, denn viele Arzneistoffe werden nur in bestimmten Dosierungen oder für bestimmte Krankheiten oder leichte Befindlichkeitsstörungen aus der Verschreibungspflicht entlassen. Zudem gibt es die Möglichkeit, die Anwendungsdauer und auch den Anwenderkreis (beispielsweise hinsichtlich Alter oder Grunderkrankungen) einzuschränken, so dass der bestimmungsgemäße Gebrauch der entsprechenden Arzneimittel auch in der Selbstmedikation mit einem sehr geringen Anwendungsrisiko versehen ist. Sie sollten diese Einschränkungen ebenso kennen wie die wichtigsten Kontraindikationen der häufigsten Selbstmedikations-Arzneimittel.
Gerade die Selbstmedikation ist daher auch der Bereich, der am Anfang des Berufes am meisten Schwierigkeiten bereiten kann, denn viele Symptome oder Erkrankungen sind nur beiläufig im Studium erwähnt worden, nicht alle Arzneistoffe sind bekannt und erst recht nicht deren Präparatenamen. Eine gute Übung für vergleichsweise schnellen Erfolg ist hier eine intensive Beschäftigung mit den entsprechenden apothekenpflichtigen Arzneimitteln, z.B. im Rahmen der Fertigarzneimittelprüfung und des Wareneingangs.

Gute und erfolgreiche Beratung in der Selbstmedikation setzt also Fach- und Präparatekenntnisse voraus, aber auch Menschenkenntnis und Fingerspitzengefühl, denn häufig genug kommen die Kunden mit vorgefassten Meinungen in die Apotheke, dass das Mittel X genau das richtige für sie wäre oder Y doch auch ganz toll sein muss, weil es der Nachbarin so gut hilft. Hier hat man erst einmal alle Hände voll zu tun, die „echten" Probleme des Kunden herauszuarbeiten und zu (er-)klären, ob X oder Y wirklich geeignet sind oder nicht doch besser Z angewendet werden sollte.

Dabei ist auch zu berücksichtigen, inwieweit während einer kurzzeitigen Selbstmedikation Wechselwirkungen mit verordneten Arzneimitteln deren Therapieerfolg beeinträchtigen können. Weshalb möchte der Kunde überhaupt eine Selbstbehandlung vornehmen und welche Fragen sind geeignet, um das herauszufinden (siehe Tabelle 3.5)?

Hilfe bei der Selbstbehandlung der Kunden bzw. bei der Beratung bekommen Sie dabei nicht nur von den Kollegen des Apothekenteams, sondern auch durch das umfangreiche Material der Bundesapothekerkammer, das die wichtigsten Fragestellungen für einige der häufigsten Selbstmedikationsbereiche in Leitlinien und Arbeitshilfen enthält. Dabei sind die Leitlinien keine Anleitungen, die eins zu eins bei jedem Kunden abgearbeitet werden müssen, sondern sie sollen Ideen, Anregungen und Hintergründe liefern, die es in jedem Fall immer wieder neu auszuloten gilt, getreu dem Motto: So viel Beratung wie nötig, so wenig Bevormundung

Anwendungsbeschränkungen in der Selbstmedikation
- Dosis
- Alter
- Patientengruppe
- Anwendungsdauer
- Indikation

Gründe für Selbstbehandlung und Selbstmedikation	Mögliche Fragen
Zur Selbstbehandlung akuter Erkrankungen	Seit wann haben Sie die Beschwerden?
Zur Ergänzung der (nicht ausreichenden) ärztlichen Therapie	Welche Arzneimittel nehmen Sie sonst noch regelmäßig ein? Möchten Sie das Mittel zusätzlich oder anstelle des ärztlich verordneten anwenden? Warum?
Zum Ersatz der als zu stark empfundenen Therapie	Welche Arzneimittel nehmen Sie sonst noch regelmäßig ein? Vertragen Sie diese Mittel gut? Möchten Sie das Mittel zusätzlich oder anstelle des ärztlich verordneten anwenden? Warum?
Zur Kompensation von Nebenwirkungen	Wann treten die Beschwerden auf? Welche Arzneimittel nehmen Sie sonst noch regelmäßig ein?
Zur Überbrückung der Wartezeit auf einen Arzttermin	Wann ist denn Ihr Arzt wieder erreichbar? Welches Arzneimittel verordnet er Ihnen sonst immer?

Tabelle 3.5: Mögliche Motivationen zu einer Selbstbehandlung

wie möglich. Die Abbildung 3.4 fast die Inhalte der Leitlinien kurz zusammen.

Dabei folgt das klassische Vorgehen in der Selbstmedikation dem Dreiklang „Fragen – Entscheiden (Beurteilen und Auswählen) – Informieren", den es mit zur Situation passenden Fragen zu füllen gilt. Prinzipiell kann man dabei zwischen Kunden unterscheiden, die einen Präparatewunsch vorgeben, den es zu hinterfragen gilt und den Kunden, die bestimmte Beschwerden schildern oder bereits eine Eigendiagnose gestellt haben („Ich glaube, ich habe Grippe."), die natürlich ebenso auf Plausibilität hinterfragt werden muss. Ist das gewünschte Arzneimittel nicht für den Kunden selbst, sondern ist der Kunde nur der „Einkäufer", der möglicherweise wenig bis gar keine Kenntnisse über die tatsächliche Situation hat („Ich soll das nur für meine Nachbarin mitbringen."), müssen Sie versuchen, alle notwendigen Informationen auf andere Art und Weise zu bekommen (Kann der eigentliche Patient angerufen werden?), um dann zu entscheiden, ob eine Arzneimittelabgabe mit bestimmten Hinweisen vertretbar ist. Ist das nicht möglich und das Risiko, ein ungeeignetes und daher eher schädliches Arzneimittel abzugeben, zu groß, sollten Sie die Abgabe ablehnen bis die fehlenden Informationen nachgeliefert werden können.

Leitlinien und Arbeitshilfen zur Selbstmedikation

- www.abda.de/fileadmin/user_upload/assets/Praktische_Hilfen/Leitlinien/Selbstmedikation/LL_Info_Beratung_SM.pdf
- https://abda.de/fileadmin/user_upload/assets/Praktische_Hilfen/Leitlinien/Selbstmedikation/LL_Info_Beratung_SM_Kommentar.pdf
- https://abda.de/fileadmin/user_upload/assets/Praktische_Hilfen/Leitlinien/Selbstmedikation/Fachbroschuere_Informations-und_Beratungshinweise.pdf

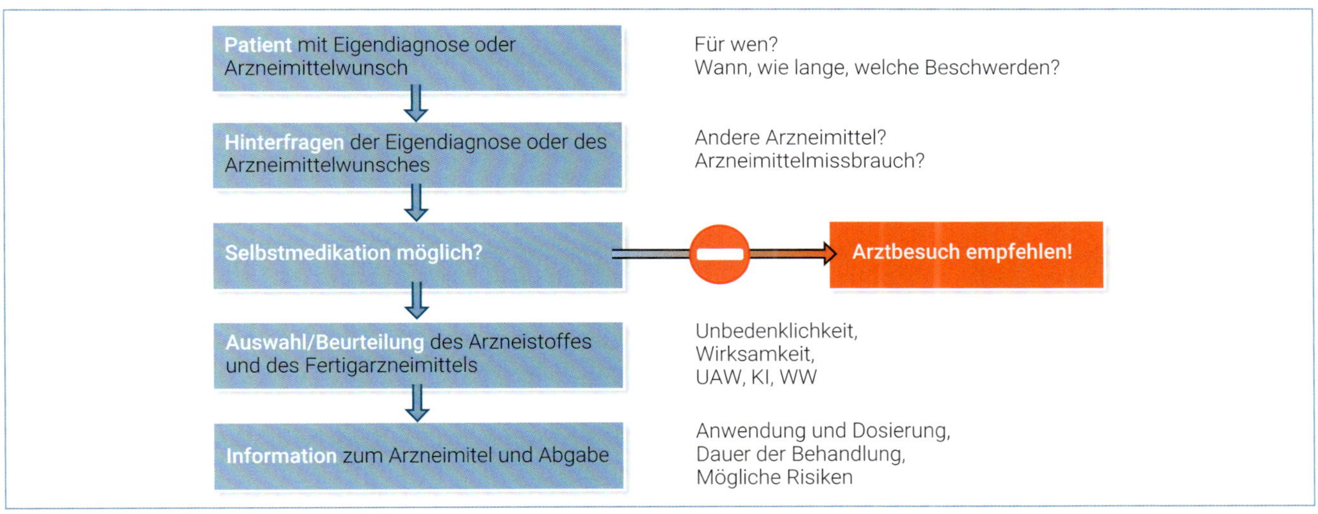

Abb. 3.4: Leitliniengerechtes Vorgehen bei der Selbstmedikation

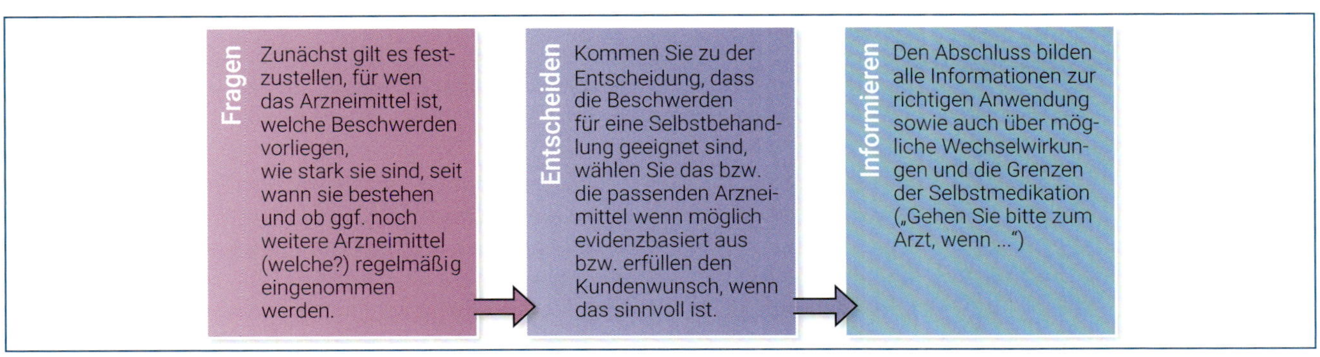

Abb. 3.5: Dreiklang der Beratung zur Selbstmedikation

3.4.2 Grenzen der Selbstmedikation

Selbstmedikation oder Selbstbehandlung bedeutet immer wieder eine neue, individuelle Nutzen-Risiko-Abschätzung, ob die Selbstbehandlung sinnvoll ist oder dem Patienten mit keiner Behandlung und dem Gang zum Arzt besser gedient ist. Hier fungiert das pharmazeutische Personal mit seinem Fachwissen als Lotse und Berater, der im Zweifelsfall auch eine Abgabe ablehnen oder bei begründetem Verdacht auf Missbrauch verweigern muss. Die Beantwortung der Fragen, welche Risiken die Abgabe birgt, welche Alternativen es zur Selbstbehandlung gibt, was passieren würde, wenn der Kunde jetzt gar nicht versorgt würde oder was man selbst in der Situation tun würde, hilft oft bei der individuellen Entscheidung.

Grenzen der Selbstmedikation können z. B. sein:
Alter des Patienten (Anwendungsbeschränkungen)
Unklare Symptomschilderung, negative Nutzen-Risiko-Abschätzung für eine Selbstbehandlung
Art, Dauer, Häufigkeit der Symptome
Auftreten (bestimmter bzw. schwerwiegender) unerwünschter Wirkungen
Keine erwartete Besserung nach x Tagen bzw. sogar Verschlechterung oder Verstärkung der Beschwerden
Behandlungsbedürftige („schwere") Erkrankung als Ursache vermutet
Verdacht auf Behandlungswunsch aufgrund unerwünschter Arzneimittelwirkungen verordneter Medikamente (Selbstmedikation evtl. zur Überbrückung bis zum Arztbesuch sinnvoll)
Selbstmedikation in der Schwangerschaft/Stillzeit • Arztbesuch empfehlen
Verdacht auf Arzneimittelmissbrauch • Abgabeverweigerung

Tabelle 3.6: Mögliche Grenzen einer Selbstmedikation

3.4.3 Kriterien für die Arzneimittelauswahl an Fallbeispielen

Allgemein wählt das entsprechend qualifizierte pharmazeutische Personal die Arzneimittel für die Selbstmedikation anhand der Informationen des Patienten zum jeweils vorliegenden Fall aus. Dabei müssen die Symptome für die Selbstbehandlung geeignet sein und die Anwendung des oder der ausgewählten Arzneistoffe und der Darreichungsform sinnvoll erscheinen. Anwendung, Anwendungsbeschränkungen sowie etwaige Grenzen der Selbstmedikation sind zu berücksichtigen und ggf. zu erläutern.

Möglicherweise wird in der Apotheke im Konsens aller Mitarbeiter auch eine „Arzneimittelliste" erstellt, die je nach Selbstmedikationsbereich bestimmte Arzneimittel enthält, die besonders empfehlenswert erscheinen (aus welchen Gründen?). Idealerweise wird diese Liste evidenzbasiert, also wissensgestützt erstellt, so dass die vorhandene Datenlage in die Beratung einfließen kann, in die natürlich Kunden-Präferenzen und Erfahrungen des Apothekenteams als Expertenmeinungen ebenso einfließen.

Dabei ist auch auf die Vor- und Nachteile verschiedener Darreichungsformen zu achten und die Auswahl situationsgerecht und individuell zu treffen. Wer als Familie in den Sommerurlaub fliegt, ist weder mit hitzeempfindlichen Zäpfchen noch mit Großpackungen Flüssigkeiten besonders gut bedient. Ältere Menschen (Gebissträger) scheuen zumindest den Begriff (und damit meist auch die Anwendung) von Kautabletten oder Kaugummi aus Sorge vor einer Lockerung des Zahnersatzes und nicht nur innerhalb bestimmter Kulturkreise wird die Einnahme alkoholhaltiger Lösungen oder Tropfen gemieden.

In der folgenden kurzen Übersicht finden sich häufig auftretende Beschwerden, Grenzen der Selbstmedikation, zur Selbstbehandlung zur Verfügung stehende Arzneistoffe sowie einige Zusatztipps als Anregung für die eigene Beratung, die weder abschließend noch allumfassend sind. Natürlich sind auch etwaige Kontraindikationen oder Neben- und Wechselwirkungen patientenindividuell und situationsbezogen zu berücksichtigen.

Die anschließenden Praxisbeispiele mit je einem Präparatewunsch und einer Eigendiagnose eines potenziellen Kunden dienen ebenfalls als Anregung für eine mögliche Beratung, ohne dass auch hier die skizzierte Vorgehensweise die einzig mögliche oder richtige ist.

3.4.3.1 Allergien, Heuschnupfen

Häufige Beschwerden

Abgeschlagenheit, Atembeschwerden bis hin zu Asthma, Bindehautentzündung, Fließschnupfen, juckende, gerötete, tränende Augen, juckende Schleimhäute (Nase, Augen, Hals, Rachen), Müdigkeit, Niesattacken, verstopfte Nase.

Grenzen der Selbstmedikation

Sehr starke und schnell auftretende Beschwerden mit Verdacht auf anaphylaktischen Schock: Herz-Kreislauf-Beschwerden, Asthma, Atemnot, Quincke-Ödem, Schwindel. Verschlechterung der Beschwerden, unbekannte Allergene, Fieber und/oder eitriges Sekret, das auf eine bakterielle Superinfektion hindeuten könnte.

Arzneistoffe

- Lokal wirksame Corticoide wie Beclometason, Fluticason oder Mometason
- Lokal wirksame H_1-Antihistaminika wie Azelastin und Levocabastin
- Oral wirksame H_1-Antihistaminika wie Cetirizin, Levocetirizin, Dimetinden, Loratadin bzw. Desloratadin
- Mastzellstabilisatoren wie Cromoglicinsäure

	Junge Frau: „Ich hätte gerne einmal Lorano® akut."	Junger Mann: „Ich glaube, ich habe Heuschnupfen."
Fragen	• Sind die Tabletten für Sie? – Ja. • Haben Sie sie schon einmal gegen die gleichen Beschwerden eingenommen? – Nein. • Was nehmen Sie denn sonst immer? – Cetirizin. • Und damit sind Sie nicht zufrieden? – Ich wollte mal etwas anderes probieren, das vielleicht nicht so müde macht.	• Welche Beschwerden haben Sie denn? – Niesattacken und Juckreiz. • Und seit wann geht das so? – Seit letzter Woche. • Hatten Sie ähnliche Beschwerden schon mal? – Na ja, eigentlich in jedem Frühjahr. • Aber beim Arzt waren Sie noch nicht deshalb? – Nein, da bekommt man ja keinen Termin.
Entscheiden	Cetirizin und Loratadin sind bei Heuschnupfen geeignet. Eigentlich ist Loratadin das lipophilere Molekül und damit besser ZNS-gängig, viele Patienten bevorzugen es dennoch. Es ist einen Versuch wert, wie der Wirkstoff individuell vertragen wird.	Es sollte abgeklärt werden, ob wirklich ein Heuschnupfen vorliegt. Aber zur Überbrückung bis zum Arzttermin kann eine Selbstmedikation versucht werden. Entweder nur mit einem antiallergischen Nasenspray wegen der Niesattacken oder mit einer Tablette wegen des Juckreizes.
Informieren	Nehmen Sie es genauso wie das Cetirizin ein. Sollten Sie danach auch so müde werden, sprechen Sie am besten mit Ihrem Arzt darüber und fragen Sie nach einer Alternative oder versuchen Sie es mit antiallergischen Augentropfen und Nasensprays, wenn die Beschwerden nicht so stark sind.	Ich empfehle Ihnen ein antiallergisches Nasenspray, das Sie nur bei starken Niesattacken anwenden. Wenn der Juckreiz sehr stark ist, können Sie zusätzlich diese Tabletten einnehmen. Vereinbaren Sie aber bald einen Termin bei einem Allergologen, um abklären zu lassen, ob Sie wirklich eine Allergie haben und auf was genau Sie allergisch reagieren.

Tabelle 3.7: Beispiele für strukturierte Beratungsgespräche Allergie

Zusatztipps
Nasendusche zur Reinigung; Calcium und Zink zur Stabilisierung der Zellmembran und Unterstützung der Schleimhäute und Abwehrkräfte; tägliches Haarewaschen zur Entfernung der Pollen; Fenster abends schließen als Schutz vor morgendlichem Pollenflug.

3.4.3.2 Augenerkrankungen

Häufige Beschwerden
Müde, juckende, brennende Augen, geschwollene Lider, Fremdkörper- oder Sandkorn-Gefühl, Gerstenkorn, Druckgefühl, Schmerzen und Rötung, Sehstörungen, Lichtempfindlichkeit, tränende Augen, verklebte Augenlider (vor allem morgens), verschleierter Blick.

Grenzen der Selbstmedikation
Verdacht auf bakterielle oder virale Infektion (Fieber, Eiter im Auge, weitere Erkrankte im Umfeld?), Sehstörungen, Hornhautschäden, plötzlich auftretende Beschwerden, die sich nicht bessern, Verdacht auf Arzneimittelnebenwirkungen, die mit dem Arzt abgeklärt werden sollten, Unfall oder Verletzung, keine Besserung nach 2-3 Tagen Anwendung (oder sogar Verschlechterung). Achtung: Bestimmte bakterielle und virale Augenentzündungen sind hoch ansteckend!

Arzneistoffe
- Lokale α-Sympathomimetika wie Tetryzolin und Tramazolin zur kurzzeitigen Anwendung, da sie sonst einen Rebound-Effekt an den Gefäßen des Auges erzeugen
- Desinfizierende und entzündungshemmende Stoffe wie Bibrocathol, Salicylsäure
- Heparin bei Blutgerinnseln bzw. geplatzten Äderchen
- Antihistaminika wie Azelastin und Levocabastin sowie Cromoglicinsäure bei Allergien
- Feuchthaltemittel wie Hyaluronsäure usw. bei trockenen Augen
- Euphrasia (Augentrost) zur Beruhigung gereizter Augen
- Vitamine (vor allem Vitamin A) und Panthenol bei leichten Verletzungen

Zusatztipps
Augenspülbad mit Kochsalzlösung bei Fremdkörpergefühl und Verschmutzung.

Achtung: Konservierungsmittel (vor allem Benzalkoniumchlorid und Cetrimid) nicht über längere Zeit anwenden, da sie die Hornhaut schädigen können. Phosphatpuffer können bei längerer Anwendung zu Ablagerungen führen.

	Junger Mann: „Ich hätte gerne einmal Berberil® Augentropfen."	Frau mittleren Alters: „Mein Mann hat ein Gerstenkorn."
Fragen	• Seit wann ist denn Ihr Auge so rot? – Seit heute früh. • Haben Sie so etwas häufiger? – Nein, nur wenn ich Zug kriege. • Und war das jetzt auch so? – Ja, bin gestern bei offenem Fenster Auto gefahren. • Dann kennen Sie sich mit der Anwendung also schon aus? – Ja, ab und an brauche ich die immer mal und die helfen dann auch gut.	• Seit wann hat er das denn? – Ich glaube, seit gestern. • Und wo sitzt das Gerstenkorn? – Am linken Auge. • Hat er schon irgendwas dagegen gemacht? – Wir haben das Auge gestern mit Kamillentee gespült, aber heute ist es noch schlimmer. • Aber sonst hat er keine Beschwerden? Sehstörungen oder eine Verletzung oder so? – Nein.
Entscheiden	Die Erklärung klingt plausibel. Eine kurzfristige Anwendung eines gefäßverengenden Augenarzneimittels wie Berberil® erscheint unproblematisch.	Der Kamillentee, der oft nicht frei von kleinen Teilchen ist, war sicherlich nicht ideal zum Spülen. Man könnte Augentrost oder ein Augenspülbad zur Reizlinderung geben und auf jeden Fall eine desinfizierende Salbe für das Gerstenkorn.
Informieren	Zur Anwendung brauche ich Ihnen dann ja eigentlich gar nichts mehr zu sagen. Wenn es übermorgen nicht besser ist, lassen Sie es mal beim Augenarzt abklären. Und falls Sie jetzt häufiger mit offenem Fenster fahren, können Sie auch Ihre Augen mit befeuchtenden Augentropfen vor Reizungen schützen.	Ich gebe Ihnen diese Salbe gegen das Gerstenkorn mit. Sie wird mindestens 3 x täglich auf das Gerstenkorn sowie in den Bindehautsack aufgetragen. Wenn es in den nächsten Tagen besser wird, soll er die Salbe so lange anwenden, bis das Gerstenkorn verschwunden ist. Ansonsten soll er zum Arzt gehen.

Tabelle 3.8: Beispiele für strukturierte Beratungsgespräche Augenerkrankungen

3.4.3.3 Durchfall

Häufige Beschwerden

Erhöhte Stuhlfrequenz (mehr als drei ungeformte Stühle pro Tag), Krämpfe, Magenschmerzen, Blähungen, Blässe, Kreislaufbeschwerden, Übelkeit, Erbrechen, teilweise Fieber, Konzentrationsschwierigkeiten, Schwindel, Kopfschmerz, Schwächegefühl, Herzrasen, Muskelkrämpfe.

Grenzen der Selbstmedikation

Blutig-schleimige Durchfälle; Fettstuhl; hohes Fieber und/ oder starke Schmerzen, wiederholtes Erbrechen, langanhaltende Durchfälle (länger als 3-4 Tage ohne Besserung, Durchfall bei Säuglingen oder Senioren, Gefahr der Dehydratation (bei Säuglingen ab 5-10 % Flüssigkeitsverlust), Verwirrtheit und Bewusstlosigkeit bei fortschreitender Dehydratation, Verdacht auf Vergiftung (zeitlicher Zusammenhang mit Nahrungsaufnahme?), Magen-Darm-„Grippe" mit hohem Fieber, Verdacht auf Lebensmittelunverträglichkeit (Gluten, Lactose, Fructose usw.).

Arzneistoffe

- Motilitätshemmer wie Loperamid (Cave: Fieber, Infektionen)
- Enkephalinasehemmer wie Racecadotril
- Flüssigkeits- und Elektrolytersatz
- Probiotika wie Saccharomyces boulardii bzw. cerevisiae oder Lactobacillus GG
- Adsorbentien wie medizinische Kohle
- Desinfektionsmittel bzw. Antibiotika wie Ethacridin
- Gerbstoffe wie Tanninalbuminat
- Uzarawurzel-Extrakt

Zusatztipps

Ausreichende und rechtzeitige Zufuhr von Flüssigkeit und Elektrolyten zur Stabilisierung des Kreislaufs und Verhinderung einer Dehydratation mit isotonen Elektrolyt-Lösungen, Quellstoffe wie Pektin (z.B. aus Äpfeln) oder Flohsamen zum Binden von Flüssigkeit, lauwarm getrunkene Tees mit beruhigenden, entkrampfenden Inhaltsstoffen (Pfefferminze, Kamille, Anis, Fenchel, Kümmel, Scharfgarbe), Bakterien und Bakterienstoffwechselprodukte wie Escherichia coli, Enterococcus faecalis zum Wiederaufbau der bei einer Infektion gestörten natürlichen Darmflora; fettarme, leicht verdauliche Nahrung. Gerbstoffhaltige Nahrungsmittel wie Heidelbeeren oder schwarzer Tee. "Stopfende" Lebensmittel wie Reis, Banane, geriebene Äpfel, Zwieback, Wärmekissen, Wärmflasche zur Entspannung und Entkrampfung, pflanzliche oder synthetische (Simeticon) Carminativa und/ oder Butylscopolamin kurzzeitig bei Krämpfen und Blähungen.

Achtung: Die Wirkung diverser Arzneimittel und auch oraler Kontrazeptiva („Pille") kann bei Durchfall (beschleunigte Magen-Darm-Passage, verringerte Resorption) beeinträchtigt sein!

	Frau mittleren Alters: „Ich hätte gerne einmal Imodium®."	Junge Mutter: „Meine Tochter hat eine Magen-Darm-Grippe."
Fragen	• Seit wann haben Sie denn den Durchfall? – Ist für meinen Mann. Seit gestern. • Wie schlimm ist es? Welche Beschwerden hat er? – Seit gestern ist er quasi nur auf der Toilette. Ich glaube, er hat auch ein wenig Fieber und ist ganz schlapp. • Haben Sie ihm schon Arzneimittel gegeben? – Nein, nur Kamillentee. • Nimmt er noch andere Arzneimittel regelmäßig ein? – Nur was gegen Bluthochdruck.	• Was hat sie denn für Beschwerden und seit wann? – Na ja, Durchfall, Übelkeit und so. Der Kindergarten hat eben angerufen. • Sind noch mehr Kinder erkrankt? – Ja, einige. Und Erzieher natürlich auch. • Hat sie Fieber? – Keine Ahnung. Ich hole sie gleich ab. • Und wie alt ist sie? – Vier.
Entscheiden	Eine Selbstbehandlung erscheint noch vertretbar, wenn sich die Beschwerden in den nächsten zwei Tagen bessern. Angesichts des leichten Fiebers ist die Frage, ob ein Motilitätshemmer geeignet ist.	Es scheint sich um eine Magen-Darm-Infektion zu handeln, sofern es keine Lebensmittelvergiftung ist. Eine Selbstmedikation ist insofern vertretbar, so lange der Allgemeinzustand stabil ist.
Informieren	Ich empfehle Ihnen dieses Mittel mit dem Wirkstoff „Racecadotril", weil es die Ausscheidung von Schadstoffen nicht verhindert. Ihr Mann nimmt davon 3 x täglich eine Kapsel, zwei Stück sofort. Zusätzlich geben Sie ihm diese Elektrolytlösung für den Kreislauf und den Kamillentee kann er auch weiter trinken. Wenn es bis übermorgen nicht deutlich besser ist oder das Fieber noch stark ansteigt, schicken Sie ihn bitte zum Arzt.	Ich gebe Ihnen diesen Saft und so eine Elektrolytlösung mit. Beides geben Sie ihr drei Mal täglich und lassen Sie sie viel trinken, vielleicht einen Pfefferminztee, wenn sie den mag. Sollte hohes Fieber dazukommen oder die Übelkeit stark zunehmen, gehen Sie bitte mit ihr zum Arzt. Ansonsten sollte es in den nächsten 2-3 Tagen deutlich besser werden.

Tabelle 3.9: Beispiele für strukturierte Beratungsgespräche Durchfall

BAK Leitlinie Beratung Durchfall

- https://abda.de/fileadmin/user_upload/assets/Praktische_Hilfen/Leitlinien/Selbstmedikation/AWB_SM_Durchfall.pdf

3.4.3.4 Erkältung – Schnupfen, Husten, Halsschmerzen

Häufige Beschwerden

Schnupfen: Niesattacken, geschwollene Schleimhäute, erschwerte Nasenatmung, Borkenbildung, Absonderung von wässrigem oder zähflüssigem, eitrigem (verfärbtem) Sekret, wunde Nase, Druckgefühl im Kopfbereich, Tränenfluss, verstopfte Nase, trockener Mund wegen erschwerter Nasenatmung, Riechstörungen.

Husten: Trockener Reizhusten, Kratzen und Kitzeln im Hals, Hustenkrämpfe, Schleimbildung, Druck auf der Brust, Schmerzen in der Zwerchfellgegend.

Halsschmerzen: Halskratzen, Halsschmerzen, (starke) Schluckbeschwerden, gerötete entzündete Schleimhaut, Belege auf Schleimhaut und Rachenmandeln, Mundgeruch, geschwollene Lympknoten am Hals, Heiserkeit, Fieber.

Grenzen der Selbstmedikation

Tagelanges bzw. sehr hohes Fieber, starkes Krankheitsgefühlt (Verdacht auf Influenza), Atemnot, Atemgeräusche (Rasseln, Giemen), blutiger Auswurf, starke Kopfschmerzen, Druckgefühl im Stirn- bzw. Gesichtsbereich, starke Kreislaufbeschwerden, keine Besserung nach ein bis zwei Wochen (oder sogar Verschlechterung), länger andauernde Heiserkeit. Senioren, Schwangere, Stillende, Säuglinge (bei starken Beschwerden oder schlechtem Allgemeinzustand oder Fieber über 39,5 °C), ständig wiederkehrende Beschwerden (Schnupfen, Husten, Halsschmerzen), schmerzhafter Husten oder schmerzhaftes Atmen, Husten über mehr als 3-4 Wochen ohne deutliche Besserung, Husten zwischen 2-4 Uhr morgens, Belastungshusten, Husten bei Lagewechsel (Verdacht auf Herzkrankheit).

Arzneistoffe

- Schnupfen:
  - Lokale α-Sympathomimetika wie Tramazolin, Oxymetazolin oder Xylometazolin.zur kurzzeitigen Anwendung für maximal 7 Tage, da sie sonst zu Gewöhnung aufgrund eines Rebound-Effekts führen
  - Orale α-Sympathomimetika wie Phenylephrin oder Pseudoephedrin zur kurzfristigen Anwendung, da sie ein hohes Abhängigkeitspotenzial haben

- Antihistaminika der ersten Generation wie Chlorpheniramin oder Doxylamin bei allergisch bedingtem bzw. Fließschnupfen. Cave: Sedierende Nebenwirkung!
- Lokal wirksame Corticoide wie Mometason, Fluticason, Beclomethason bei (allergisch bedingtem) Fließschnupfen. (Bei chronischem Schnupfen sind sie auch sinnvoll, aber verschreibungspflichtig.)
- Pflanzenextrakte und -derivate wie Cineol oder Myrtol zum Sekretlösen

• Husten:
  - Hustenlöser wie Acetylcystein, Ambroxol, Bromhexin, Guaifenesin
  - Hustenreizstiller wie Dextrometorphan und Pentoxyverin (cave: z.T. zentrale Wirksamkeit, Missbrauchspotenzial) oder Dropopizin und Benproperin
  - Pflanzenextrakte bzw. -derivate zum Lösen, Beruhigen, Entkrampfen und Reizlindern wie Cineol, Myrtol, Thymian, Efeu, Primelwurzel, Pelargonium, Eibisch, Isländisch Moos, Malve, Süßholz, Spitzwegerich

• Halsschmerzen:
  - Hauptsächlich desinfizierende Stoffe wie Hexetidin, Benzalkoniumchlorid, Cetylpyridiniumchlorid, Cetrimoniumbromid, Chlorquinaldol, Dichlorbenzylalkohol, Iod, Amylmetacresol, 2,4-Dichlorbenzylalkohol, Benzydaminhydrochlorid und Chlorhexidin
  - Lokal wirksame Antibiotika wie Tyrothricin und Bacitracin
  - Entzündungshemmende Stoffe wie Flurbiprofen
  - Lokalanästhetika wie Ambroxol, Lidocain, Benzocain
  - Schmerz- und fiebersenkende sowie entzündungshemmende Mittel wie Paracetamol, Acetylsalicylsäure, Ibuprofen

Zusatztipps

Grippeimpfung bei leichter Erkältung bzw. nach deren Abklingen, Nasendusche, Abwehrkräfte stärken (u.a. auch mit Vitamin C, Zink, Selen), viel trinken, um Schleimhäute zu „schmieren“, Erkältungsbad (wenn kein hohes Fieber vorhanden ist), Einreibungen bzw. Inhalationen (cave: kein Menthol und Campher bei Kindern unter zwei Jahren!), Panthenol in Nasensprays oder Lutschtabletten für die Regeneration der Schleimhäute, befeuchtende Nasensprays oder Lutschtabletten für die Nasen- und Rachenschleimhäute.

BAK Leitlinien Beratung Erkältungskrankheiten

- https://www.abda.de/fileadmin/user_upload/assets/Praktische_Hilfen/Leitlinien/Selbstmedikation/AWB_SM_Halsschmerzen.pdf
- https://www.abda.de/fileadmin/user_upload/assets/Praktische_Hilfen/Leitlinien/Selbstmedikation/AWB_SM_Schnupfen.pdf

- https://www.abda.de/fileadmin/user_upload/assets/Praktische_Hilfen/Leitlinien/Selbstmedikation/AWB_SM_Husten.pdf

	Bronchospasmolytisch	Antiphlogistisch	Antimikrobiell	Mukolytisch	Reizlindernd
Efeu	X	X	X	X	
Malve					X
Thymian	X		X	X	
Primel	X			X	
Süßholz	X	X			
Isländisch Moos		X	(X)		X
Spitzwegerich		X	X		X

Tabelle 3.10: Wichtige Wirkungmechanismen einiger Heilpflanzen gegen Husten (nach Seifart, www.pharmazeutische-zeitung.de/index.php?id=31409)

	Junger Mann: „Ich hätte gerne einmal Grippostad®."	Mann mittleren Alters: „Ich brauche was gegen Grippe."
Fragen	• Sind Sie gerade erkältet? – Ja, ich merke, dass es grad losgeht und will vorbeugen. • Wo geht es denn los? Im Hals, in der Nase? – Ja, so ein Kratzen im Hals und ich fühle mich schon ziemlich abgeschlagen. • Können Sie sich denn jetzt ein bisschen Ruhe gönnen oder müssen Sie auf den Beinen bleiben? – Na ja, 1-2 Tage könnte ich notfalls zu Hause bleiben. • Nehmen Sie noch andere Medikamente regelmäßig ein? – Nein.	• Oh je, was haben Sie denn alles für Beschwerden? – Alles: Husten, Schnupfen, Fieber. Ich fühle mich total elend. • Waren Sie denn schon beim Arzt? – Beim Arzt? Heute ist Freitag Nachmittag, wo soll ich denn da hin? • Haben Sie jemand, der sich zu Hause um Sie kümmern kann? – Ja, meine Frau. Die kommt gleich von der Arbeit. • Dann haben Sie die Beschwerden erst seit heute und sind ansonsten kern gesund? – Ja.
Entscheiden	Patient wirkt ansonsten gesund. Eine Selbstmedikation ist möglich. Das Mittel ist für die beginnenden Beschwerden (noch) nicht unbedingt geeignet.	Da der Patient ansonsten gesund und im „besten" Alter ist, könnte es sich um einen grippalen Infekt handeln, der zunächst gut in der Selbstmedikation zu behandeln ist.
Informieren	Grippostad® ist gegen Fieber, Kopf- und Gliederschmerzen und Niesattacken besonders gut wirksam. Die haben Sie ja noch gar nicht. Für den Beginn der Erkältung jetzt empfehle ich Ihnen ... Wollen Sie Grippostad® vorsorglich mitnehmen, falls die Beschwerden zunehmen oder wollen Sie erst einmal abwarten und die Arzneimittel anwenden, die ich Ihnen empfehle?	Ich gebe Ihnen gegen Ihre schlimmsten Beschwerden diese Arzneimittel mit, die Sie bitte wie folgt einnehmen: ... Außerdem können Sie Ihre Abwehrkräfte noch mit ... unterstützen. Und wenn es bis morgen nicht besser, sondern noch schlimmer geworden ist, müssen Sie bitte den kassenärztlichen Notdienst anrufen, falls es tatsächlich die echte Grippe sein sollte. Hier ist die Nummer.

Tabelle 3.11: Beispiele für strukturierte Beratungsgespräche „Grippe"

3.4.3.5 Fußpilz

Häufige Beschwerden

Aufgequollene Haut, Bläschen, Brennen, (unangenehme) Geruchsentwicklung, Juckreiz, Nässen, Risse, Rötung, Schmerzen, Schuppenbildung, Verdickung bzw. Verhornung der Haut, weißliche Verfärbung der Haut.

Grenzen der Selbstmedikation

Diabetes mellitus, Fieber, generalisierter oder sich ausbreitender Pilzbefall (Nägel, Schleimhäute?), HIV-Infektion, Immunsuppressiva-Therapie, Zytostatika, Säuglinge, Kleinkinder, Schwangere, starke Schmerzen, venöse Insuffizienz, Verdacht auf bakterielle oder virale (Super-)Infektion, Verdacht auf behandlungsbedürftige Hauterkrankung wie Ekzem, Ichthyosis, Psoriasis, keine Besserung nach ein- bis zweiwöchiger Selbstbehandlung

Arzneistoffe

- Allylamine wie Naftifin und Terbinafin
- Azole wie Bifonazol, Clotrimazol, Econazol, Fenticonazol, Ketoconazol, Miconazol, Oxiconazol, Sertaconazol, Tioconazol
- Morpholine wie Amorolfin
- Hydroxpyridone wie Ciclopirox
- Sonstige Antimykotika wie Nystatin und Tolnaftat

BAK Leitlinien Beratung Fußpilz

- https://abda.de/fileadmin/user_upload/assets/Praktische_Hilfen/Leitlinien/Selbstmedikation/AWB_SM_Fusspilz.pdf

Zusatztipps

Strümpfe täglich wechseln, Baumwollstrümpfe bevorzugen (Kochwäsche), Füße täglich waschen und speziell Zehenzwischenräume stets gut abtrocknen, ggf. trocken föhnen, Fußbäder zur Desinfektion mit Teebaumöl, Salbei, Kaliumpermanganat (blassrosa, ca., 1:20.000), keine langen, warmen Bäder, bei denen die Haut aufquillt, milde, rückfettende Hautreinigungsmittel verwenden, um den Säureschutzmantel der Haut nicht anzugreifen, bequeme, nicht zu enge, möglichst luftige Schuhe tragen, in denen der Fuß nicht schwitzt, (eigene) Badelatschen tragen bzw. Schuhe, Handtücher, Badelatschen, Hausschuhe und Socken nicht mit anderen teilen, Socken, Bettwäsche, Handtücher, Badezimmerteppich bei mindestens 60 °C waschen oder bei niedrigeren Waschtemperaturen Hygienespüler zufügen, Arbeits-

und Sportschuhe gut auslüften lassen, ggf. mit antimykotisch wirksamem Puder (oder Spray) behandeln.

	Mann mittleren Alters: „Ich hätte gerne einmal Canesten® extra."	Junge Frau: „Ich brauche was gegen Fußpilz."
Fragen	• Gegen welche Beschwerden benötigen Sie das? – Hab da so Bläschen am Fuß. • Zwischen den Zehen? – Ja. • Sind mehrere Zehenzwischenräume betroffen? – Nein, nur an einer Stelle. • Haben Sie sonst noch Beschwerden? Juckreiz? Ist der Nagel verformt? – Nein, ich glaube nicht. • Kennen Sie die Salbe schon? – Nein, habe ich im Fernsehen gesehen.	• Was haben Sie denn für Beschwerden? – Ich gar keine, ist für meinen Sohn, der hat so stinkende Füße. • Wie alt ist denn Ihr Sohn? – Na ja, Teenager, also 16. • Hat er sonst noch über Beschwerden geklagt? – Nein, den scheint der Gestank ja nicht zu stören!
Entscheiden	Die Beschwerden sind vergleichsweise harmlos und eng begrenzt. Eine Selbstbehandlung erscheint vertretbar.	Fußgeruch kann ein Zeichen für eine Pilzinfektion sein. Ein Behandlungsversuch erscheint unproblematisch und kann zumindest keine Schäden anrichten.
Informieren	Die Salbe ist tatsächlich gut gegen Fußpilz geeignet. Wenden Sie sie einmal täglich für mindestens 2-3 Wochen an, auch wenn die Beschwerden schneller besser werden. Wenn es schlimmer wird, oder schnell wiederkehrt, melden Sie sich bitte wieder bei uns.	Ich gebe Ihnen ein desinfizierendes Fußbad und ein Spray mit, mit dem er die Füße und auch seine Lieblingsschuhe einsprühen kann. Wenn er das regelmäßig einmal täglich für die nächsten vier Wochen macht, sollte der Geruch, wenn er durch einen Pilz verursacht wurde, verschwunden sein.

Tabelle 3.12: Beispiele für strukturierte Beratungsgespräche Fußpilz

3.4.3.6 Kopfschmerzen

Häufige Beschwerden

Kopfschmerzen, einseitig oder beidseitig, dumpfe oder stechende Kopfschmerzen, pochende Schmerzen, Übelkeit, Erbrechen, Sehstörungen, Lärm-, Licht-, Geruchsempfindlichkeit.

Grenzen der Selbstmedikation

Plötzlich auftretender, heftiger Kopfschmerz ohne erkennbare Ursache, Nackensteifigkeit, Kopfschmerzen nach einem Schädeltrauma, Verdacht eines Arzneimittelmissbrauchs, Kopfschmerzen an mehr als zehn Tagen im Monat, Kopfschmerzen, die mit weiteren Symptomen wie Lähmungen, Gefühls-, Seh-, Gleichgewichtsstörungen, Augentränen oder starkem Schwindel einhergehen, Kopfschmerzen, die mit psychischen Veränderungen wie Störungen des Kurzzeitgedächtnisses oder Störungen der Orientierung zu Zeit, Ort und Person einhergehen, Kopfschmerzen, die erstmals im Alter von über 40 Jahren auftreten, Kopfschmerzen, die in ihrer Intensität, Dauer und/oder Lokalisation unüblich sind, Kopfschmerzen, die erstmals während oder nach körperlicher Anstrengung auftreten und/oder sehr stark sind und in den Nacken ausstrahlen, Kopfschmerzen, die von hohem Fieber begleitet sind, Kopfschmerzen, die trotz Behandlung an Häufigkeit, Stärke und Dauer zunehmen, Kopfschmerzen, die zusammen mit einem epileptischen Anfall und Bewusstlosigkeit auftreten, Kopfschmerzen, die nicht mehr auf die bisher wirksamen Medikamente ansprechen.

Arzneistoffe

- Unspezifische COX-Hemmer (oder NSAR) wie Acetylsalicylsäure, Diclofenac, Ibuprofen(lysinat), Naproxen
- COX-2-Hemmer wie (zumindestens teilweise) Paracetamol
- Serotonin-5-HT1B/1D-Rezeptoragonisten wie Naratriptan, Almotriptan und Sumatriptan bei echter Migräne

Zusatztipps

Menthol bzw. Pfefferminzöl

BAK Leitlinien Beratung Kopfschmerzen

- https://www.abda.de/fileadmin/user_upload/assets/Praktische_Hilfen/Leitlinien/Selbstmedikation/AWB_SM_Kopfschmerzen.pdf

	Junger Mann: „Ich hätte gerne einmal Dolortriptan® gegen Migräne."	Frau mittleren Alters: „Ich brauche etwas gegen Kopfschmerzen."
Fragen	• Wie lange leiden Sie schon unter Migräne? – Ist nicht für mich, ist für meine Frau. • Und Ihre Frau? Hat sie öfter damit zu tun? – Na ja, einmal im Monat oder so. Sie wissen ja schon... • Sie meinen bei Regelschmerzen? Dolortriptan ist ja eine richtige Migränetablette. Hat Ihre Frau denn Migräne oder „nur" normale Kopfschmerzen? – Ne, die hat wohl richtig Migräne, so übel wie der ist. Die liegt nur rum. Na ihrer Mutter geht es wohl genauso. Aber wenn sie die Dinger nimmt, ist es wieder besser. • Dann kennt sie sich also schon damit aus? – Na klar, würde ich die sonst haben wollen?	• Wie lange haben Sie die Kopfschmerzen denn schon? – Jetzt gar nicht, ich brauche nur was auf Vorrat. • Was nehmen Sie da normalerweise? – Ibutrofen oder so. • Ibuprofen? Ja, das ist ein gutes Schmerzmittel. Wie oft brauchen Sie es denn im Monat? – Kann ich nicht sagen, so oft nehme ich es nicht. Nur manchmal nach der Arbeit oder bei Zahnschmerzen. Die letzte Packung hat drei Jahre gereicht.
Entscheiden	Es gibt Anzeichen dafür, dass das Mittel bekannt ist und wirkt, was für das Vorliegen einer Migräne spricht. Eine Selbstmedikation ist dann vertretbar. Der Mann wirkt zwar nicht sehr freundlich, aber es gibt keine Anzeichen, seinen Angaben zu misstrauen.	Es gibt keine Anzeichen für eine häufige Schmerzmittelanwendung, so dass eine Selbstmedikation zu vertreten ist. Bei der sporadischen Einnahme sind auch keine Wechselwirkungen relevant.
Informieren	Dann ist Ihre Frau ja mit der Anwendung schon vertraut, denn diese Tabletten helfen wirklich nur bei echter Migräne, nicht bei starken Kopfschmerzen. Wenn doch noch etwas sein sollte: Wir sind ja noch bis 20 Uhr für Sie und Ihre Frau da!	Ja, wenn das so selten ist, sind Sie mit diesen Ibuprofen-Tabletten bestens bedient.

Tabelle 3.13: Beispiele für strukturierte Beratungsgespräche Kopfschmerzen

3.4.3.7 Magen- und Verdauungsbeschwerden

Häufige Beschwerden

Appetitlosigkeit, Blähungen, Völlegefühl, Magendrücken, Mundgeruch, Schmerzen hinter dem Brustbein (ca. 2 Stunden nach einer Mahlzeit) oder Schmerzen im Oberbauch, die sich nach dem Essen bessern, Sodbrennen, saures Aufstoßen, Speiseröhrenentzündung mit Schluckbeschwerden, chronischer Entzündung, morgendlicher Heiserkeit, abendlichem Reizhusten, ggf. Zahnschäden durch ständigen Säurerückfluss, Übelkeit.

Grenzen der Selbstmedikation

Sehr starke und schnell auftretende bzw. lang anhaltende Beschwerden, ständiger Schmerz, auch nüchtern, nachts, postprandial, in Rücken oder Arm ausstrahlender Schmerz (Herzinfarkt?), starke Schluckbeschwerden, Refluxsymptomatik, andauernde Inappetenz, häufiges Erbrechen, deutlicher Gewichtsverlust (> 3 kg), Blässe, Müdigkeit, Zeichen von Eisenmangel und Blutverlust: Ulkusverdacht mit Blut im oder auf dem Stuhl, Teerstuhl, Erbrechen von Blut, Durchfall, Übelkeit, hohes Fieber, psychische Faktoren, Depression, Stress, Schwangerschaft, Stillzeit, Senioren, Kleinkinder, Verdacht auf arzneimittelbedingte Magenschmerzen, Analgetikaabusus, Verdacht auf andere Erkrankungen (Diabetes, Gallenwegserkrankungen), Beschwerden, die sich während der Selbstbehandlung verschlechtern bzw. nicht nach spätestens 14 Tagen ausgeheilt sind.

Arzneistoffe

- Antazida mit anorganischen Salzen, Komplexbildung mit vielen anderen (Arznei-)Stoffen, meist gute Pufferkapazität
- Calciumcarbonat, Magnesiumcarbonat, Natriumhydrogencarbonat (Soda, Natron), teilweise Aufstoßen durch CO_2-Bildung
- Aluminium- und Magnesiumsalze. Cave: Aluminium nicht mit Säuren einnehmen!
- H_2-Antihistaminika wie Famotidin und Ranitidin (sofern lieferbar)
- Protonenpumpenhemmstoffe (PPI) wie Omeprazol und Pantoprazol (30-60 Minuten vor dem Essen einnehmen)
- Parasympatholytika wie Butylscopolaminiumbromid

Zusatztipps

Pflanzliche Amara (Bitterstoffe) aus gelber Enzianwurzel, Löwenzahnwurzel und -kraut, Schafgarbenkraut, bitteres Schleifenblumenkraut, Tausendgüldenkraut, Wermutkraut zur Verdauungsanregung, pflanzliche Spasmolytika aus Fenchelfrüchten, Melissenblättern, Pfefferminzblättern, pflanzliche Karminativa aus Anisfrüchten, Fenchelfrüchten, Kamillenblüten, Kümmelfrüchten, Melissenblättern, reizlindernde Schleimstoffe, Heilerde, die meist anorganische Antazida und Schleimstoffe enthält, zu fette, zu süße, zu scharfe und allgemein als „reizend" empfundene Speisen vermeiden, lieber mehrere kleinere Mahlzeiten essen, die den Magen nicht so stark füllen, nicht kurz vor dem Schlafengehen

3

	Ältere Frau: „Ich hätte gerne einmal Kaiser® Natron."	Frau mittleren Alters: „Ich brauche was für den Magen."
Fragen	• Wofür brauchen Sie das denn? – Für den Magen, also gegen Sodbrennen. • Wie stark ist das Sodbrennen und wann tritt es auf? – Ach nur manchmal, wenn ich viel gegessen habe oder mal ein Stück Kuchen zum Kaffee hatte.	• Was haben Sie denn für Beschwerden? – Ach, so ein leichtes Drücken, etwas Übelkeit, als wenn der Magen ganz voll ist, dabei habe ich die letzten Tage kaum was gegessen. • Dann haben Sie die Beschwerden schon eine Weile? – Na ja, so seit 2-3 Tagen. • Hatten Sie ähnliche Beschwerden schon einmal? – Nein.
Entscheiden	Die Beschwerden scheinen nicht zu häufig aufzutreten und haben einen Grund: zu reichhaltiges Essen. Kaiser® Natron ist ein altbewährtes Mittel ohne Pufferkapazität. Außerdem droht die Gefahr eines acid-rebounds.	Es handelt sich um erstmalige Beschwerden, deren Ursache abgeklärt werden sollte, wenn die Beschwerden nicht binnen weniger Tage wieder verschwinden.
Informieren	Kaiser® Natron ist zwar ein altes Hausmittel, das aber heute nicht mehr empfohlen wird, weil es schlecht zu dosieren ist und leicht zu einer vermehrten Säureneubildung führen kann. Wenn Sie so selten mit Sodbrennen zu tun haben, empfehle ich Ihnen diese Kautabletten, die schnell und zuverlässig wirken.	Ich gebe Ihnen diese verdauungsfördernden Tropfen mit, die Sie bitte drei Mal täglich etwa eine halbe Stunde vor dem Essen mit einem Glas Wasser oder lauwarmem Tee einnehmen. Wenn es in den nächsten Tagen nicht besser wird, lassen Sie bitte die Ursache vom Arzt abklären.

Tabelle 3.14: Beispiele für strukturierte Beratungsgespräche Magenbeschwerden

essen, beim Schlafen Oberkörper höher lagern, damit Magensaft nicht ausfließen kann, auf der linken statt auf der rechten Seite schlafen (so dass Magensäure nicht so leicht durch den Mageneingang in die Speiseröhre fließt), keine zu großen Mengen kalter (=reizender) Getränke trinken (Eiswürfel meiden!), Genussgifte wie Nikotin, Coffein und Alkohol meiden bzw. nicht in größeren Mengen konsumieren, Übergewicht reduzieren, Rollkur mit warmem Kamillentee oder -extrakt.

BAK Leitlinien Beratung Magenbeschwerden

- https://www.abda.de/fileadmin/user_upload/assets/Praktische_Hilfen/Leitlinien/Selbstmedikation/AWB_SM_Magenbeschwerden.pdf

3.4.3.8 Muskel- und Gelenkbeschwerden

Häufige Beschwerden

Muskelkater, Muskelkrämpfe, Zerrung, Muskelfaserriss, Hexenschuss, Schmerzen im Bereich der Hals- oder Lendenwirbelsäule, teilweise bis in ein Bein ausstrahlend und mit Taubheitsgefühlen verbunden, schmerzhafte Muskelverspannungen, Bewegungssperre oder -beeinträchtigung, Schmerzen im Bereich des betroffenen Muskels oder Gelenks, Bewegungseinschränkung oder -unfähigkeit, Anlaufschwierigkeiten, Morgensteifigkeit, Rötung, Schwellung, Erwärmung, Gewebeverletzung, Bluterguss.

Grenzen der Selbstmedikation

Verdacht auf Rhabdomyolyse mit Muskelschmerz, Muskelschwäche, dunklem Urin, Nierenversagen, sehr starke und plötzlich auftretende Beschwerden, bereits sehr lang anhaltende Beschwerden unbekannter Ursache, Verdacht auf Beteiligung innerer Organe (z.B. Nierenbecken- oder Bauchspeicheldrüsenentzündung, Magengeschwür), neurologische Ausfallserscheinungen wie Lähmungserscheinungen oder Schwierigkeiten beim Wasserlassen bzw. unkontrolliertem Stuhlabgang, sehr starke und schnell auftretende Beschwerden, starke Schmerzen, Bewegungsunfähigkeit (Verdacht auf Knochenbruch, Muskelfaser- oder Bänderriss), Verdacht auf Muskelerkrankung, Myopathie mit Muskelschmerz, Muskeldystrophie, Verletzung innerer Organe (starke Schmerzen, Blutungen), Kopfverletzungen, Schwindel, Ohnmacht, Verdacht auf Gewalteinwirkung.

Arzneistoffe

- Chemische oder pflanzliche Wärme durch Capsaicin (CPS), Dihydrocapsaicin (DHC), Pseudocapsaicin (Nonivamid), Nicoboxil, Benzyl- und Methylnicotinat, Kampfer, Cayennepfeffer-Extrakt
- Topische Antiphlogistika wie Diclofenac, Ibuprofen, Ketoprofen und Piroxicam, weniger Flufenaminsäure und Salicylate

	Ältere Frau: „Ich hätte gerne einmal Voltaren®."	Ältere Frau: „Ich brauche was gegen Hexenschuss."
Fragen	• Welches Voltaren® hätten Sie denn gerne und gegen welche Beschwerden? – Häh? Na das aus der Werbung. • Das ist die einfache Creme gegen leichte Muskel- und Gelenkbeschwerden. Es gibt auch noch eine stärkere Sorte oder Tabletten. Wie stark sind denn Ihre Beschwerden? – Na ja, schon ziemlich schlimm. Morgens komme ich gar nicht in die Gänge. • Ist es so schlimm, dass Sie deshalb schon beim Arzt waren? – Ach, der kann ja auch nichts tun. • Was haben Sie schon alles probiert? – Alles. • Nur Voltaren® noch nicht? – Genau.	• Wann ist Ihnen denn das passiert? – Mir nicht, mein Mann liegt zu Hause, er hat gestern beim Heimwerken wohl etwas übertrieben. • Hat er außer den starken Rückenschmerzen noch andere Beschwerden? – Nein, das reicht ja wohl. • Ja, das kann ich Ihnen glauben. Was hat er seit gestern dagegen unternommen? – Nichts weiter, aber so richtig schlafen konnte er auch nicht.
Entscheiden	Die Kundin ist nicht so auskunftsfreudig. Sie scheint stärkere, chronische Beschwerden des Bewegungsapparats zu haben, gegen die auch der Arzt nichts machen kann. Unwahrscheinlich, dass Voltaren® dagegen hilft. Allerdings ist es einen Versuch dennoch wert.	Eine Selbstmedikation scheint vertretbar, da es einen konkreten Grund für die Beschwerden gibt, die keine zusätzlichen schweren Auswirkungen zu haben scheinen.
Informieren	Angesichts der Stärke Ihrer Beschwerden würde ich Ihnen auch das stärkere Voltaren® empfehlen, dass Sie für die nächsten 14 Tage morgens und abends auf das betroffene Gelenk auftragen und einmassieren. Wenn es keine Verbesserung bringt, sollten Sie noch einmal mit Ihrem Arzt über Ihre Beschwerden sprechen.	Dann gebe ich Ihnen einerseits diese Wärmesalbe mit, die Sie bitte bis zu dreimal täglich mit diesen Einmalhandschuhen auftragen und ein paar Schmerztabletten, die er ebenfalls bis zu drei Mal täglich einnehmen kann. Dann wird der Hexenschuss in den nächsten 2-3 Tagen besser, sonst soll Ihr Mann bitte einen Arzttermin vereinbaren.

Tabelle 3.15: Beispiele für strukturierte Beratungsgespräche Rückenschmerzen

- Orale nichtsteroidale Antiphlogistika wie Diclofenac, Ibuprofen, Naproxen, weniger Paracetamol oder Acetylsalicylsäure
- Antithrombotika wie Heparin zur äußeren Anwendung
- Pflanzenextrakte aus Arnika, Beinwell und Rosskastanie

Zusatztipps

PECH-Behandlung: Pause – Eis – Compression – Hochlagern

Kühlen bei Schwellung und Rötung, mit Cold-Hot-Packs, (Einmal-)Gel-Coldpacks, Eissprays, Kühlsalben.

Wärme (bei Verkrampfungen und chronischen Beschwerden) mit Moor, Fango (Tiefenwärme), Heizkissen, Wärmflasche, Wärmekissen (Dinkel, Kirschkern), Wärmegürtel bzw. -pflaster Franzbranntwein, „Pferdesalbe" (meist mit Kampfer, Menthol, Arnika, Rosmarin, Salicylaten)

Vitamin E, Chondroprotektiva wie Glucosaminsulfat, MSM, Chondroitinsulfat. Hyaluronsäue, S-Adenosylmethionin, Magnesium, Ergo- und Physiotherapie bei Verspannung und Fehlhaltungen, Hochdosierte B-Vitamine zur Regeneration gereizter Nerven, Kompression durch (selbsthaftende) Idealbinden und Bandagen, Tapeverbände, entzündungshemmende Enzyme wie Bromelain, Papain, Trypsin, Chymotrypsin, Pankreatin in hoher Dosierung.

3.4.3.9 Notfallkontrazeptiva – Pille danach

Der Entlassung der Notfallkontrazeptiva aus der Verschreibungspflicht ging eine jahrelange Diskussion um Nutzen und Risiken einer Freigabe voraus, die vor allem von der Sorge um eine möglicherweise unnötige oder sogar regelhafte Einnahme der Notfallkontrazeptiva als Ersatz einer Langzeitverhütung geprägt war. Die positiven Erfahrungen auch aus anderen europäischen Ländern, der Rückgang der Abtreibungsrate durch einen vereinfachten Zugang zu Notfallkontrazeptiva sowie der niedrigschwellige Zugang und die schnelle Verfügbarkeit durch das flächendeckende deutsche Apothekennetz wogen die Bedenken jedoch auf.

Insgesamt gilt für die rezeptfrei erhältlichen Notfallkontrazeptiva, dass es sich um „ganz normale" OTC-Arzneimittel handelt, deren Anwendung wie bei allen anderen Selbstmedikationsarzneimitteln im jeweiligen Einzelfall hinterfragt werden muss. Dabei gilt es, bei dem doch sehr emotionalen und sensiblen Thema mit Fingerspitzengefühl vorzugehen und die Frau keinem Kreuzverhör über intimste Details zu unterziehen. Der Apotheker sollte sich stets vor Augen halten, dass es um die Verhinderung einer ungewollten Schwangerschaft geht und nicht um die Verhinderung der Abgabe eines Notfallkontrazeptivums. Beide derzeit frei verkäuflichen Arzneistoffe sind keine „Abtreibungspillen", sondern sogenannte „Nidationsverhinderer", für die es auch hinsichtlich des Alters keine Anwendungsbeschränkungen gibt.

Gerade in Situationen wie sexuellem Missbrauch, Vergewaltigung oder bei Teenagern ist die Verhinderung einer Schwangerschaft (auf Wunsch der betroffenen Frau bzw. des betroffenen Mädchens) Sinn der Anwendung eines Notfallkontrazeptivums, wenn auch dann weitere Hinweise auf Rat und Hilfe durch Gynäkologen und ggf. auch Strafverfolgungsbehörden angebracht sind.

Für die Abgabe gibt es keine Altersuntergrenze. Bei einem Alter unter 14 Jahren raten Juristen, das Medikament nur bei Anwesenheit von Erziehungsberechtigten abzugeben, oder einen Arztbesuch anzuraten. Zwischen 14 und 16 Jahren sollte man sich von Einsichts- und Urteilsfähigkeit der Kundin überzeugen und situativ entscheiden.

Es ist im Einzelfall zu entscheiden, ob zusätzlich zur Abgabe des Arzneimittels wegen Eilbedürftigkeit ein Arztbesuch angeraten werden sollte.

Grenzen der Selbstmedikation

Wiederholter Gebrauch der Pille danach statt regulärer Verhütung, ungeschützter Geschlechtsverkehr ist mehr als 120 Stunden her, gesichert vorliegende Schwangerschaft, anhaltendes Erbrechen.

Arzneistoffe

- Levonorgestrel (wirksam bis 3 Tage nach ungeschütztem Geschlechtsverkehr)
- Ulipristalacetat (wirksam bis 5 Tage nach ungeschütztem Geschlechtsverkehr)

Zusatztipps

Wenn noch keine Schwangerschaft vorliegt, verschiebt sich der Eisprung um bis zu 7 Tage, so dass auch die nächste Regelblutung später einsetzen kann. Ggf. dann einen Schwangerschaftstest durchführen.

Bei Erbrechen binnen drei Stunden nach Einnahme ist die Wirkung nicht gegeben, so dass ggf. eine zweite Tablette einzunehmen ist.

Etwaige Verhütungsmittel wie gewohnt weiter einnehmen und bis zum Ende des Zyklus entweder auf Geschlechtsverkehr verzichten oder zusätzlich Barrieremethoden anwenden.

BAK Leitlinien Beratung Notfallkontrazeption

- https://abda.de/fileadmin/user_upload/assets/Praktische_Hilfen/Leitlinien/Selbstmedikation/BAK_Handlungsempfehlungen-Checkliste-NFK_20180228_Anpassung_20201214.pdf

	Junges Mädchen: „Ich hätte gerne einmal EllaOne®."	Junge Frau: „Ich brauche die Pille danach."
Fragen	• Wann hat denn der ungeschützte Geschlechtsverkehr stattgefunden? – Keine Ahnung, ich soll das für meine Freundin mitbringen.	• Wann hat denn der ungeschützte Geschlechtsverkehr stattgefunden? – Vorhin, also vor etwa einer Stunde. • Und was ist passiert bzw. wie verhüten Sie normalerweise? – Ich glaube, das Kondom ist verrutscht. Das ist uns noch nie passiert! • Ja, das kann schon mal vorkommen. Wann hat denn Ihre letzte Regelblutung angefangen? – Vor ein paar Tagen, ist so etwa eine Woche her. • Dann besteht tatsächlich eine wenn auch sehr geringe Wahrscheinlichkeit, dass ein Eisprung schon stattgefunden haben könnte. Da macht die Pille danach tatsächlich Sinn. Nehmen Sie noch andere Medikamente ein? – Nein.
Entscheiden	Anhand der Angaben des jungen Mädchens (Freundin?) ist nicht klar, wer das Notfallkontrazeptivum benötigt und warum. Dies ist kein Fall für die Selbstmedikation, denn die Pille danach sollte nicht als Vorrat bzw. Ersatz für eine Regelverhütung dienen.	Hier erscheint eine Selbstmedikation zur Verhinderung einer Schwangerschaft sinnvoll. Es besteht eine geringe Wahrscheinlichkeit eines möglichen Eisprungs. Der ungeschützte Geschlechtsverkehr ist erst vor kurzem erfolgt. Beide Wirkstoffe sind geeignet.
Informieren	Dann brauche ich bitte ein paar Informationen von Ihrer Freundin, denn die EllaOne ist zwar im Allgemeinen gut verträglich, aber dennoch ein Arzneimittel für Ausnahmesituationen, das in den Hormonhaushalt eingreift. Kann Ihre Freundin denn selber zu uns kommen oder können wir sie jetzt anrufen? – Ne, die ist jetzt in der Schule. Dann richten Sie ihr doch bitte aus, dass wir das Medikament nicht ohne weitere Informationen abgeben und Sie sehr gerne nach der Schule bei uns vorbeischauen kann. Ich gebe Ihnen schon mal diesen Informationsflyer mit und hier ist eine Visitenkarte mit unseren Öffnungszeiten.	Nehmen Sie diese Tablette so bald wie möglich ein, vielleicht essen Sie noch ein bisschen was, dann wird sie besser vertragen. Sollten Sie dennoch binnen drei Stunden erbrechen müssen, benötigen Sie eine weitere Tablette. Ansonsten verhüten Sie wie gewohnt weiter und erschrecken Sie nicht, wenn sich die nächste Regelblutung etwas verschiebt. Nur wenn sie mehr als eine Woche Verspätung hat, machen Sie einen Schwangerschaftstest oder gehen zum Arzt. Haben Sie noch Fragen?

Tabelle 3.16: Beispiele für strukturierte Beratungsgespräche Notfallkontrazeption

3.4.3.10 Schlaf und Beruhigung

Häufige Beschwerden

Einschlafstörungen (trotz Müdigkeit mindestens eine halbe Stunde wach im Bett liegen), Durchschlafstörungen (verlängerte Leichtschlafphasen mit häufigem nächtlichem Erwachen und Wachzeiten von mehr als einer halben Stunde), Schlafwandeln, Zähneknirschen, Albträume, Einnässen, Schnarchen, Schlafapnoe, Konzentrations- und Leistungsschwäche, Gedächtnislücken, Kopfschmerzen, Gereiztheit, Nervosität.

Grenzen der Selbstmedikation

Krankheitsgefühl, chronische Schlafstörungen, Atemaussetzer, unerklärliche Tagesmüdigkeit.

Arzneistoffe

- Pflanzliche Sedativa wie Baldrian, Hopfen, Johanniskraut, Lavendel, Melisse, Passionsblume
- H_1-Antihistaminika wie Doxylamin und Diphenhydramin (cave: Gewöhnung, Abhängigkeit, Hangover, Wechselwirkungen, Kontraindikationen, Missbrauchspotenzial)

Zusatztipps

Schlafhygiene, Rituale, Entspannung

BAK Patientenhinweise Schlafstörungen

- https://www.abda.de/fileadmin/user_upload/assets/Praktische_Hilfen/Leitlinien/Selbstmedikation/Patienteninformation_Schlafstoerungen_2018.pdf

	Ältere Frau: „Ich hätte gerne einmal Hoggar®."	Frau mittleren Alters: „Ich brauche etwas zum Einschlafen."
Fragen	• Das ist ja ein Schlafmittel. Brauchen Sie es zum Einschlafen oder Durchschlafen? – Eigentlich beides. Mein Mann schnarcht so schrecklich, ich liege jede Nacht wach! • Haben Sie schon Erfahrungen mit Hoggar®? – Nein, aber meine Nachbarin nimmt das auch immer. • Schlafmittel wie Hoggar® sind nicht für den Dauergebrauch gedacht. Ihr Mann schnarcht ja aber wahrscheinlich jede Nacht, oder? – Ja, seit Wochen geht das so! • Dann müssen Sie auf Dauer eine andere Lösung finden, denn Schlafmittel sollte man nur wenige Nächte hintereinander einnehmen. Haben Sie es schon einmal mit Ohrstöpseln probiert? – Ach, damit kann man ja nicht schlafen.	• Seit wann können Sie denn schlecht einschlafen und wie lange liegen Sie dann wach? – Ach, das ist erst in den letzten Tagen so. Ich habe etwas Stress im Job und grübele abends dann immer. • Wird der Stress noch eine Weile anhalten oder ist ein Ende in Sicht? – Na ja, noch so 1-2 Wochen. Eine Kollegin ist plötzlich erkrankt und wir müssen alle doppelt so viel ran!
Entscheiden	Das Problem ist nicht für die Selbstmedikation geeignet, da es sich um ein dauerhaftes Problem handelt.	Das Problem ist erkennbar und höchstwahrscheinlich nur kurzzeitig vorhanden und damit für die Selbstmedikation geeignet.
Informieren	Ich gebe Ihnen eine kleine Packung des Arzneimittels mit, damit Sie die nächsten Nächte erst mal zur Ruhe kommen. Probieren Sie es vielleicht sogar erst einmal mit einer halben Tablette, kurz bevor Sie schlafen wollen. Und dann gebe ich Ihnen noch dieses Sortiment an Ohrstöpseln mit. Ich denke, da ist bestimmt eine Sorte dabei, mit der Sie auch gut schlafen können. Und wenn nicht, können wir uns auch Ihren Mann einmal vornehmen! Oft kann man nämlich auch gegen das Schnarchen etwas unternehmen.	Wenn Sie große Einschlafprobleme haben, empfehle ich Ihnen für die nächsten Tage ein chemisches Schlafmittel, Bei Einschlafstörungen nehmen Sie es am besten etwa eine halbe Stunde, bevor Sie schlafen wollen. Wenn Sie die Beschwerden doch noch nicht als so stark einschätzen, kann Ihnen auch dieses pflanzliche Beruhigungsmittel helfen, dass Sie zwei Mal täglich und zum Abend in doppelter Dosis einnehmen.

Tabelle 3.17: Beispiele für strukturierte Beratungsgespräche Schlafstörungen

3.4.3.11 Verstopfung

Häufige Beschwerden

Pressen, harter Stuhlgang, Gefühl der unvollständigen Entleerung, Gefühl der anorektalen Obstruktion, manuelle Unterstützung, um eine Defäkation zu ermöglichen, weniger als drei Stuhlgänge pro Woche, Blähungen, Krämpfe, Druckschmerz, Völlegefühl.

Grenzen der Selbstmedikation

Bei einer Verstopfung, die längere Zeit andauert, bei plötzlichem Auftreten weiterer Beschwerden wie Übelkeit, Erbrechen oder Fieber, bei Verstopfung mit starken Schmerzen (nicht nur bei der Entleerung), bei Blut im Stuhl, dessen Herkunft nicht bekannt ist, bei häufigem Wechsel von Verstopfung und Durchfall, bei Verdacht auf Kotstau und/oder Darmverschluss (Ileus) mit spontaner Urinentleerung durch Druck auf die Blase, schweren Verwirrtheitszuständen, heftigen Schmerzen, angeschwollenem Bauch, Erbrechen von Kot, Schock, Lebensgefahr durch Darmlähmung und Darmdurchbruch.

Arzneistoffe

- Osmolaxantien wie Ballaststoffe, Macrogole (Polyethylenglycol 3350 bzw. 4000), salinische Abführmittel (Glaubersalz (Na_2SO_4), Bittersalz ($MgSO_4$), Cave: Elektrolytverschiebungen!), Zuckerstoffe wie Lactose (Milchzucker), Lactulose, Mannit, Sorbit
- Antiabsortiva oder Hydragoga wie Anthrachinone (Emodin z.B. in Sennesblättern, Faulbaumrinde, Aloe)
- Bisacodyl, Natriumpicosulfat
- Gleitmittel wie Docusat-Natrium (Rektalgel), Glycerol, Paraffin (obsolet wegen Lipidpneumonie)

Zusatztipps

Ausreichend bewegen, ausreichend trinken, ausreichend Ballaststoffe, Toilettentraining.

Nach dem Aufstehen etwas trinken: Kaffee, Wasser, Fruchtsaft (Pflaumensaft), morgendliche Bauchmassage, Pflaumen, Feigen und anderes Obst (frisch oder getrocknet) zur Anregung der Darmtätigkeit, Sauerkraut (als Gemüse oder Saft), Probiotika wie Escherichia coli Nissle 1917 und Lactobacillus Casei Shirota, bei Entleerungsstörungen des Enddarms auch CO_2-freisetzende Zäpfchen, Glycerinzäpfchen, Klysmen oder Klistiere, Einläufe mit Irrigator.

BAK Leitlinien Beratung Verstopfung

- https://www.abda.de/fileadmin/user_upload/assets/Praktische_Hilfen/Leitlinien/Selbstmedikation/AWB_SM_Verstopfung.pdf

	Frau mittleren Alters: „Ich hätte gerne eine große Packung Dulcolax®."	**Jüngere Frau: „Ich brauche ein Abführmittel."**
Fragen	• Das klingt ja nach chronischen Beschwerden. Wie oft brauchen Sie denn ein Abführmittel? – Ich gar nicht, das ist für meine Schwiegermutter. • Und wissen Sie, wie oft Ihre Schwiegermutter das braucht? – Regelmäßig. Aber ich glaube, nicht jeden Tag.	• Ist es für Sie oder sollen Sie es mitbringen? – Für mich, ich gehe in den Urlaub. • Ja, da kann auch die Verdauung durcheinander geraten. Wie lange fahren Sie denn in den Urlaub? – Drei Wochen.
Entscheiden	Hier ist die Selbstbehandlung grenzwertig. Bei bestimmungsgemäßem Gebrauch und normalem Stuhlvolumen ist bei einer chronischen Verstopfung auch eine Daueranwendung möglich. Bei falscher Anwendung ist ein Missbrauch oder zumindest Fehlgebrauch denkbar.	Hier erscheint eine Selbstmedikation möglich. Die Ursache ist klar und zeitlich begrenzt. Möglicherweise wird das Abführmittel auch gar nicht gebraucht.
Informieren	Ich gebe Ihnen die mittlere Packung mit, mit der reicht Ihre Schwiegermutter auch schon gut drei Monate, wenn Sie die Dragees nicht häufiger als alle 3-4 Tage einnimmt. Wichtig ist, dass sie keinen Durchfall bekommt, sondern einen normal geformten Stuhl hat. Und Sie kann uns auch gerne mal eine Medikamentenliste zukommen lassen, manchmal ist die Verstopfung auch Nebenwirkung von dauerhaft anzuwendenden Arzneimitteln.	Dann reicht sicher die kleine Packung. Wenn Sie mehrere Tage nicht auf die Toilette gehen konnten und schon ein Druckgefühl verspüren, dann nehmen Sie 1-2 Dragees ein. Wenn die Darmentleerung stattgefunden hat, braucht der Darm meist wieder 3-4 Tage, bis er wieder gefüllt ist. Erst wenn es dann wieder Schwierigkeiten gibt, nehmen Sie die nächsten Dragees ein.

Tabelle 3.18: Beispiele für strukturierte Beratungsgespräche Verstopfung

- Arbeitsbogen 6 „Arzneimittelberatung – Selbstmedikation"

3.5 Arzneimittel-Substitution

- Bisher keine Lernziele gemäß BAK-Empfehlung angegeben
- Thematisch passend: Kenntnisse über Entwicklung und Zulassung von Arzneimitteln

Wenn Ärzte früher ein Arzneimittel verordneten, war die Verordnung eineindeutig: Der Apotheker musste (und durfte nur) genau das verordnete Arzneimittel abgeben, das es meist auch nur von dem Hersteller gab, der das Präparat erstmalig eingeführt hatte.

1973 wurde mit der Einführung der ersten Generika der Grundstein für die Möglichkeit der Auswahl zwischen mehreren wirkstoffidentischen Arzneimitteln gelegt. Generika sind Arzneimittel, die nach Ablauf des Patentes eines Originalarzneimittels mit identischem Wirkstoff(gehalt) auf den Markt gebracht werden können und deren Preise meist weit unter denjenigen für das Originalprodukt liegen, da vor allem die umfangreichen und damit zeit- und kostenintensiven klinischen Studien zur Zulassung eines neuen Arzneistoffes entfallen.

Für die Zulassung eines Generikums müssen die Generikahersteller im Gegensatz zum Originalhersteller („Originator") die zur Zulassung notwendigen Unterlagen nicht vollumfänglich selbst aufstellen, sondern dürfen bei der so genannten „bezugnehmenden Zulassung" auf die Unterlagen des Originators zurückgreifen. So müssen sie selbst lediglich Unterlagen zur Qualität und therapeutischen Äquivalenz mit dem Originalpräparat einreichen, die dann gegeben ist, wenn bei niedermolekularen Wirkstoffen der statistische Vertrauensbereich der Bioverfügbarkeit des Generikums zwischen 80 und 125 Prozent der Bioverfügbarkeit des Originalpräparates liegt.

Nach Einführung der Generika wurde die Bildung sogenannter „Festbeträge" möglich, die 1988 eingeführt wurden und mit der Festlegung eines maximalen Erstattungspreises seitens der gesetzlichen Krankenversicherungen für bestimmte Arzneistoff- oder Festbetragsgruppen arbeiten. Die Festbetragsgruppen werden dabei vom sogenannten „Gemeinsamen Bundesausschuss" (G-BA) nach bestimmten Kriterien festgelegt und beziehen sich inzwischen nicht mehr nur auf identische Wirkstoffe, sondern auch auf vergleichbare Wirkstoffe und Darreichungsformen.

Nach Zuordnung der Arzneistoffe und Darreichungsformen zu einer Festbetragsgruppe setzt der Spitzenverband der gesetzlichen Krankenkassen auf der Grundlage von tagesdosisbasierten Vergleichsgrößen sowie den Arzneimittelpreisen innerhalb der Festbetragsgruppe den entsprechenden Erstattungspreis fest, bis zu dem die Krankenkassen die Kosten übernehmen. Setzt ein pharmazeutischer Hersteller seinen Arzneimittelpreis über dem Festbetrag an (was ihm unbenommen ist), müssen die Patienten die Differenz zuzahlen, wenn der Arzt nicht dem Austausch auf ein Arzneimittel unterhalb des Festbetrags zustimmt.

In Einzelfällen führt das dazu, dass Patienten Festbetragsarzneimittel verordnet bekommen, für die es keine wirkstoffidentischen, sondern nur wirkstoffähnliche Arzneimittel und diese zum Teil auch noch in unterschiedlichen Darreichungsformen gibt und ein Austausch compliance-gefährdend sein kann.

Bildung von Festbetragsgruppen

- https://www.g-ba.de/themen/arzneimittel/arzneimittel-richtlinie-anlagen/festbetragsgruppenbildung/

Zusätzlich zu den Festbeträgen ist als weiteres Kostendämpfungsinstrument im Jahr 2003 der Abschluss von **Rabattverträgen** nach § 130c SGB V zwischen pharmazeutischen Unternehmern und Krankenkassen erlaubt worden, die es den gesetzlichen Krankenkassen ermöglichen, die Versorgung ihrer Versicherten für bestimmte Wirkstoffe regelmäßig öffentlich auszuschreiben. Mithilfe der Rabattverträge sparen die Krankenkassen mehr als 3,6 Milliarden Euro jährlich (Wert 2015) ein.

Rabattverträge

- www.sozialgesetzbuch-sgb.de/sgbv/130c.html

Stufe 1	Arzneimittel mit denselben Wirkstoffen
Stufe 2	Arzneimittel mit pharmakologisch-therapeutisch vergleichbaren Wirkstoffen, insbesondere mit chemisch verwandten Stoffen
Stufe 3	Arzneimittel mit therapeutisch vergleichbarer Wirkung, insbesondere Arzneimittelkombinationen*

*In der Gruppe bzw. Stufe III werden vorrangig neue Arzneimittel eingruppiert, für die der G-BA keinen ausreichenden Zusatznutzen gegenüber bereits auf dem Markt befindlichen Arzneimitteln attestiert hat.

Abb. 3.6: Festbetragsgruppen

All diese Kostendämpfungsmaßnahmen greifen nur dann, wenn Anreize geschaffen werden, damit das verordnete Arzneimittel tatsächlich möglichst häufig gegen ein günstiges Festbetragsarzneimittel oder – bei bestehenden Rabattverträgen – gegen das des aktuellen Krankenkassenpartners ausgetauscht wird. Während der Anreiz im Festbetragssystem die fehlende Zuzahlung des Patienten ist (wenn der Preis des verordneten Arzneimittels 30 % unter dem Festbetragspreis liegt), ist der „Anreiz" bei den Rabattverträgen die Retaxationsmöglichkeit der Krankenkassen den Apotheken gegenüber.

Bei Abgabe eines „falschen" Arzneimittels, also eines anderen als desjenigen, für das die jeweilige Krankenkasse einen Rabattvertrag besitzt, kann die Kasse die Zahlung an die Apotheke in Einzelfällen sogar vollständig verweigern („Nullretaxation"), wenn die Apotheke keine plausible Begründung für den Austausch liefern konnte, auch wenn der Patient mit einem wirksamen Arzneimittel pharmazeutisch korrekt, zeitgerecht und nach dem Willen des Arztes versorgt wurde.

Auch heute, mehr als zehn Jahre nach Einführung der Rabattverträge, sorgen Rabattarzneimittel für stete Mehrarbeit in den Apotheken, die nicht nur ständig ihr Warenlager umkrempeln und an die gerade aktuellen Vertragsfirmen aller Krankenkassen anpassen müssen, sondern vor allem den Patienten regelmäßig und immer wieder aufs Neue erläutern müssen, dass und warum ihr bisher gewohntes Arzneimittel die nächste Zeit wieder anders aussieht, anders heißt oder auch anders anzuwenden ist, denn auch die Darreichungsform kann bei einem Rabattpartner anders sein als bei dem ursprünglich verordneten Arzneimittel, so dass dann schon einmal ein Nasenspray gegen Nasentropfen oder eine Schmelztablette gegen Filmtabletten ausgetauscht werden müssen.

Allerdings kann der Arzt durch das Ankreuzen des „Aut-idem-Feldes" auf dem Rezeptblatt einen Austausch im Rahmen seiner therapeutischen Freiheit unterbinden (wobei er ebenfalls zur wirtschaftlichen Verordnungsweise verpflichtet ist und sich gegebenenfalls vor der Krankenkasse rechtfertigen muss). In allen anderen Fällen ist der Apotheker verpflichtet, ein Arzneimittel des bzw. der aktuellen Rabattvertragspartner der Krankenkasse für den jeweiligen Wirkstoff abzugeben, egal, welche Firma der Arzt ursprünglich verordnet hat. Sollten mehrere Rabattvertragsfirmen bei der jeweiligen Krankenkasse existieren, ist es egal, welche der Apotheker davon auswählt, da der angezeigte Abgabepreis nichts darüber aussagt, wie viel Rabatt der pharmazeutische Unternehmer der Krankenkasse tatsächlich zurückzahlt.

Regelungen zur Austauschbarkeit von Arzneimitteln

- https://www.g-ba.de/themen/arzneimittel/arzneimittel-richtlinie-anlagen/aut-idem/

Praxistipp: Das Plus X-Modul der ABDA-Datenbank[2]

Um beim Austausch von Arzneimitteln die Bedürfnisse des Patienten umfassend zu berücksichtigen, sind zusätzliche Informationen über das verordnete Präparat und seine möglichen Alternativen unabdingbar. Diese finden sich im Plus X-Modul der ABDA-Datenbank[2]. Das Plus X-Modul liefert unter anderem Daten zur dosisgleichen Teilbarkeit, zur erleichterten Einnahme und zur Sondengängigkeit. Zudem sind Abbildungen fester oraler Arzneiformen hinterlegt. So lassen sich beispielsweise Arzneimittel von Rabattvertragspartnern heraussuchen, die bestimmte Eigenschaften wie Farbe, Größe, Form oder Teilbarkeit aufweisen. Ergibt die Recherche in Plus X, dass nur das verordnete bzw. ein nicht rabattiertes Präparat den Besonderheiten des Patienten gerecht wird, kann dies die Begründung für pharmazeutische Bedenken sein.

Dass derartige Maßnahmen wie der häufige Arzneimittelwechsel durch die Rabattverträge alles andere als adhärenzfördernd sind, versteht sich von selbst. Alle Mitarbeiter in den Apotheken leisten hier also tagtäglich pharmazeutische Überzeugungsarbeit, deren Wert nur in den wenigsten Fällen er-, geschweige denn anerkannt wird. Da, wo die Überzeugungsarbeit gegenüber den Kunden erfolglos bleibt oder ein Austausch im individuellen Fall aus pharmazeutischen oder anderen Gründen nicht möglich oder sogar schädlich wäre, kann der Apotheker sogenannte „pharmazeutische Bedenken" geltend machen und damit einen Austausch verhindern. Beispiele dafür wären, wenn Patienten mit rheumatoider Arthritis die Tabletten nicht aus einer bestimmten Packung entnehmen können, Patienten mit Schluckbeschwerden unzumutbar große Tabletten erhielten oder eine wirkstoffgleiche Teilung der Rabattvertragstablette seitens des Herstellers nicht vorgesehen ist. Weitere Kriterien für eine „gute Substitutionspraxis" finden sich auch in der Leitlinie der Deutschen Pharmazeutischen Gesellschaft.

Leitlinie Gute Substitutionspraxis der Deutschen Pharmazeutischen Gesellschaft:

- www.dphg.de/fileadmin/content/pdfs/dphg_leitlinie_gute_substitutionspraxis.pdf

In der Apotheke wird bei Nichtbelieferung mit dem eigentlichen Rabattarzneimittel die Sonder-PZN (=Sonder-Kennzeichen) 02567024 auf dem Rezept aufgedruckt und mit ei-

Faktor	Bereich	Grund
2	Nichtverfügbarkeit	Rabattvertragsarzneimittel nicht lieferbar
3	Nichtverfügbarkeit	Vier preisgünstigste Arzneimittel nicht lieferbar oder preisgünstige Reimporte nicht lieferbar
4	Nichtverfügbarkeit	Rabattvertragsarzneimittel und vier preisgünstigste Arzneimittel nicht lieferbar oder preisgünstige Reimporte nicht lieferbar
5	Akutversorgung und Notdienst	Rabattvertragsarzneimittel nicht vorrätig
6	Akutversorgung und Notdienst	Rabattvertragsarzneimittel und die vier preisgünstigsten Arzneimittel nicht vorrätig oder Rabattvertragsarzneimittel und preisgünstige Reimporte nicht vorrätig
7	Wunscharzneimittel	Wunscharzneimittel, d.h. der Patient bezahlt, wenn keiner der anderen genannten Gründe zutrifft, das verordnete Arzneimittel komplett selbst wie ein Privatpatient und kann das quittierte Kassenrezept bei seiner Krankenkasse zur Teilerstattung einreichen. Die Krankenkasse ist berechtigt, einen Betrag für die Bearbeitung und den wirtschaftlichen Nachteil zu berechnen, der zunächst unbekannt ist, so dass das „Wunscharzneimittel" für den Patienten ein unkalkulierbares finanzielles Risiko darstellt.
8	Pharmazeutische Bedenken	Pharmazeutische Bedenken z.B. aufgrund schlechter Compliance oder Adhärenz, Allergien, Geschmack, Geruch, Teilbarkeit, Polypharmazie (Patient wäre durch Austausch zu vieler Arzneimittel verwirrt) usw. gegen Rabattvertragsarzneimittel
9	Pharmazeutische Bedenken	Pharmazeutische Bedenken gegen Rabattvertragsarzneimittel und die vier preisgünstigsten Arzneimittel oder gegen Rabattvertragsarzneimittel und preisgünstige Reimporte

Tabelle 3.19: Faktoren und Begründungen zum Austausch von Rabattarzneimitteln

nem der folgenden Faktoren versehen, der eine bestimmte Begründung für das Nichtbefolgen der Rabattverträge kodiert. Der Faktor „1" steht dabei für die Abgabe eines Rabattarzneimittels der entsprechenden Krankenkasse (siehe Tabelle 3.19).

Übersicht über Sonderkennzeichen und ihre Anwendung

- https://www.deutschesapothekenportal.de/rezept-retax/dap-retax-arbeitshilfen/rabattvertraege-und-aut-idem-substitution/sonderkennzeichen-nach-technischer-anlage-1/
- https://www.deutschesapothekenportal.de/rezept-retax/dap-retax-arbeitshilfen0/rabattvertraege-und-aut-idem-substitution/sonderkennzeichen-richtig-anwenden/

Wird von dieser Sonder-PZN Gebrauch gemacht, darf der Apotheker allerdings nicht gegen jedes beliebige Arzneimittel austauschen, sondern nur gegen eines der vier preisgünstigsten Arzneimittel bzw. bei entsprechender Begründung (z.B. Lieferengpass der vier preisgünstigsten Arzneimittel) und nach dokumentierter Arztrücksprache Preisstufe für Preisstufe auch gegen ein teureres. Zusätzlich ist dabei jedoch auch der Preisanker zu beachten, den der Arzt mit der Verordnung setzt, denn es darf kein Arzneimittel abgegeben werden, dass teurer als das verordnete ist (sofern der Arzt nicht nach Information durch den Apotheker zustimmt, auch ein teureres abgeben zu können).

Besondere Regelungen mit einem deutlich erweiterten Handlungsspielraum der Apotheken finden sich in der SARS-CoV-2-Arzneimittelversorgungsverordnung, die zu Beginn der Corona-Pandemie erlassen wurde, um unnötige Kontakte zwischen Apotheken, Patienten und Ärzten zu vermeiden. Diese bis jetzt noch zeitlich befristeten Regelungen sollen im Rahmen künftiger Gesetzgebungsverfahren verstetigt werden und ermöglichen den Apotheken umfangreichere Austauschmöglichkeiten ohne Arztrücksprache bzw. ohne erneute Arztunterschrift. Zudem erlauben sie in bestimmten Fällen sogar den Austausch von nicht lieferbaren Präparaten der Substitutionsausschlussliste oder bei aut-idem-Verordnungen. Auf den Seiten der ABDA finden sich so genannte Äquivalenzdosistabellen, in denen passende und indikationsbezogene Dosierungen beim Austausch von Wirkstoffen nachgeschlagen werden können.

- SARS-CoV-2-AMVV https://www.gesetze-im-internet.de/sarscov2amvv/BJNR611200020.html
- Äquivalenzdosistabellen https://www.abda.de/fuer-apotheker/arzneimittelkommission/hinweise-und-materialien-fuer-apotheken/pharmakovigilanz-1/

Praxistipp: Von Preisankern, Rabatten und Reimporten

Reimporte und Original gelten inzwischen als identisch (trotz unterschiedlicher PZN) und damit auch als untereinander austauschbar, selbst wenn der Arzt einen Reimport oder ein Original mit PZN und Aut-idem-Kreuz, also Austauschverbot, verordnet hat. Sollte für das Original oder einen Reimport ein Rabattvertrag abgeschlossen worden sein, ist der Apotheker verpflichtet, das Arzneimittel dieses pharmazeutischen Unternehmers abzugeben.

In allen anderen Fällen gilt die PZN des verordneten Arzneimittels als Preisanker. Ein Austausch darf nur gegen einen billigeren Reimport erfolgen, ansonsten riskiert die Apotheke eine Retaxation. In einigen Arzneimittellieferverträgen hat der Apotheker die Möglichkeit, nach Rücksprache mit dem Arzt in besonderen Fällen auch einen teureren Reimport oder das Original abzugeben. Wünscht der Arzt unbedingt die Abgabe eines ganz bestimmten Reimporteurs, muss er das durch Setzen des Aut-idem-Kreuzes und Angabe einer Begründung wie „aus medizinischen Gründen notwendig" deutlich machen.

Das System der pharmazeutischen Bedenken bzw. der Anwendung der Sonder-PZN verschafft den Apothekern mehr verantwortungsvollen Handlungsspielraum und bedeutet eine deutliche Stärkung des Apothekers als selbstständigem Heilberufler. Dennoch wird vergleichsweise selten davon Gebrauch gemacht, was wohl auch der jahrelangen rigorosen Nullretaxationspraxis der Krankenkassen selbst bei kleinsten Formfehlern geschuldet ist.

Dies mag auch mit ein Grund dafür sein, dass gerade in den Bereichen, wo die Apotheker besondere pharmazeutische Verantwortung übernommen haben, nämlich bei Arzneimitteln mit geringer therapeutischer Breite oder stark wirksamen oder sehr niedrig dosierten Arzneistoffen, das Austauschgebot gegen Rabattarzneimittel durch den Gesetzgeber aufgehoben worden ist. Dieser hat den G-BA mit der Erstellung (und Fortführung) der so genannten „*Substitutionsausschlussliste*" beauftragt, in der Arzneistoffe aufgeführt sind, die unter keinen Umständen, also auch nicht im Notdienst oder bei Lieferengpässen, vom Apotheker ausgetauscht werden dürfen.

Eine Verordnung von Arzneimitteln mit einem Wirkstoff aus der Substitutionsausschlussliste muss eindeutig sein hinsichtlich Wirkstoff, Stärke, Darreichungsform, Dosierung, Menge und Hersteller bzw. pharmazeutischem Unternehmer. Anderenfalls gilt sie als unbestimmt und muss durch die fehlenden Angaben ergänzt werden, so dass reine Wirkstoffverordnungen bei Substitutionsausschlusslisten-Wirkstoffen nicht möglich sind.

Substitutionsausschlussliste

- https://www.deutschesapothekenportal.de/rezept-retax/substitutionsausschlussliste/

Einen gänzlich anderen Bereich berührt die so genannte *Substitutions- oder Drogenersatztherapie*, bei der Opiatabhängige mit einem Drogenersatzstoff „behandelt" werden. Dabei wird die Droge durch ein Arzneimittel, meist Methadon, ersetzt („substituiert"), das sich aufgrund der langen Halbwertzeit und der oralen Verfügbarkeit als besonders gut geeignet herausgestellt hat. Das Ziel der Drogenersatztherapie ist, in absehbarer Zeit eine Abstinenz herbeiführen zu können und den Drogenkonsum bzw. -entzug durch einen Arzt in Art und Menge zu kontrollieren.

Verfahren der Opiatsubstitution

- https://abda.de/fileadmin/user_upload/assets/Praktische_Hilfen/Leitlinien/Opiatsubstitution/LL_Herstellung_Abgabe_Substitutionsmittel.pdf
- https://abda.de/fileadmin/user_upload/assets/Praktische_Hilfen/Leitlinien/Opiatsubstitution/LL_Herstellung_Abgabe_Substitutionsmittel_Kommentar.pdf
- https://www.bundesaerztekammer.de/fileadmin/user_upload/downloads/pdf-Ordner/RL/Substitution.pdf
- https://ptaforum.pharmazeutische-zeitung.de/rund-um-das-take-home-rezept-130179/
- https://www.deutschesapothekenportal.de/rezept-retax/btm/substitutionstherapie/

1. Ein Arzt hat „L-Thyroxin 25 N3" verordnet. L-Thyroxin steht auf der Substitutionsausschlussliste. Dürfen Sie die Verordnung so beliefern?
2. Ein Patient hat eine Verordnung über ein Schmerzmittel mit Dosierpumpe. Der Rabattvertragspartner der Krankenkasse bietet das Schmerzmittel nur als Tropfflasche an. Welche Möglichkeit haben Sie, den Patienten dennoch mit einer Dosierpumpe zu versorgen?
3. Ein Patient möchte das gewohnte Arzneimittel bekommen, weil er aus Prinzip nur das einnehmen will, was der Arzt verordnet hat. Der Arzt weigert sich, ein Aut-idem-Kreuz zu setzen, weil es für ihn keine zwingende Notwendigkeit für dieses Präparat gibt. Wie verhalten Sie sich?
4. Ein Patient bekommt ein Arzneimittel verordnet, das inzwischen eine Festbetragszuzahlung von mehr als 35 Euro hat. Der Patient kann sich diese Zuzahlung nicht leisten. Wie können Sie ihm helfen, wenn das Arzneimittel lieferbar ist?

- Arbeitsbogen 11 „Arzneimittelberatung – ärztliche Verordnung"

3.6 Besondere Patientengruppen in der Apotheke

Jeder Patient oder Kunde ist einzigartig und seine Betreuung in der Apotheke ist daher stets individuell und besonders. Dennoch gibt es Patientengruppen, bei deren Beratung einige Besonderheiten zu berücksichtigen sind, die jeder PhiP kennen sollte. Wer darüber hinaus noch sein Wissen vertiefen oder sich spezialisieren will, für den stehen nicht nur für diese Patientengruppen diverse zusätzliche (zertifizierte) Fortbildungen oder sogar eigene Weiterbildungsbereiche der Apothekerkammern zur Verfügung.

3.6.1 Kinder

Wenn von Kindern als besonderer Patientengruppe die Rede ist, tut sich als Erstes die Frage auf: Wann ist ein Kind ein Kind? Genaue Definitionen, zumindest arzneimittelrechtlich, gibt es dazu gar nicht, aber laut einem Vorschlag der europäischen Arzneimittelagentur EMA lässt sich mit folgender Einteilung der Altersklassen ganz gut arbeiten, wenn die Arzneimittel nicht ohnehin nach Körpergewicht oder -oberfläche dosiert werden (Tabelle 3.21).

Altersklasse	ICH-Richtlinie (EMA)
Neugeborenes	0 – 27 Tage
Säugling/Kleinkind	1 – 24 Monate
Vorschulkind	2 – 5 Jahre
Schulkind/Kind	6 – 11 Jahre
Jugendlicher	12 – 16/18 Jahre

Tabelle 3.20: Altersklassen Kinder und Jugendliche (nach EMA)

Die Dosierung vieler Medikamente ist jedoch nicht einfach nur vom Alter abhängig, sondern vom Körpervolumen, der Körperoberfläche, der Clearance, dem Verteilungsvolumen sowie dem Körperfettanteil. All diese Parameter verändern sich nicht linear im Laufe des Lebens, sondern ungleichmäßig, so dass für Kinder nicht einfach die Dosierung eines Erwachsenen umgerechnet werden kann.

Gerade die inneren Organe wie Leber und Niere, die für die Verstoffwechselung von Arzneistoffen zuständig sind, sind bei Säuglingen und Kleinkindern zunächst unausgereift, so dass hier die Elimination verlangsamt und die Dosierung im Verhältnis zum Körpergewicht verringert werden muss. Jedoch bereits im Kindesalter erhöht sich die Stoffwechselleistung, so dass die Dosis bezogen auf das Körpergewicht meist höher ist als bei Erwachsenen. Ein besseres Maß für eine Dosisabschätzung ist daher oft die Körperoberfläche, mit der sich die Näherungswerte in Tabelle 3.21 ergeben.

Dosierung nach Körperoberfläche	
Alter	**Teil der üblichen Erwachsenendosis**
1 Monat	1/8
1 Jahr	1/4
7 Jahre	1/2
12 Jahre	3/4

Tabelle 3.21: Verhältnis Kinder-Erwachsenen-Dosierung unter Berücksichtigung der Körperoberfläche

Andere Organe und Systeme müssen ebenfalls erst wachsen und reifen. So ist der Darm deutlich träger als bei Erwachsenen, da er erst mit der „richtigen" Darmflora besiedelt werden muss und auch Magen und Galle produzieren bei kleinen Kindern weniger Verdauungssäfte. Mit der Besiedlung durch eine natürliche Darmflora hängt auch die Reifung des Immunsystems zusammen, so dass Kinder sehr viel empfindlicher auf Umweltgifte, Arzneimittel und Krankheitserreger reagieren, wovon auch die diversen großen und kleinen Erkrankungen nicht nur im Laufe der Kindergartenzeit zeugen.

Ab einem Alter von etwa zwei Jahren beschleunigen sich der Stoffwechsel und damit auch die Ausscheidung von

Fremdstoffen. Etwas langsamer erst schließt sich die Blut-Hirn-Schranke, so dass Arzneistoffe wie Loperamid bei Kindern kontraindiziert sind, da sie anders als bei Erwachsenen zentral wirken. Ähnlich verhält es sich mit der Hautbarriere, die bei Neugeborenen noch gar nicht vorhanden ist und sich erst langsam aufbaut. Bis zur vollständigen Ausbildung meist mit 6-7 Jahren können Dermatika daher bei Kindern sehr viel häufiger auch zu systemischen Nebenwirkungen führen als bei Erwachsenen, da der Lipidschutzmantel durchlässiger und der Wasseranteil im Stratum corneum und damit die Penetration erhöht ist.

Einige Arzneistoffe weisen für Kinder besondere Gefahren auf:

- Acetylsalicylsäure: sehr selten Reye-Syndrom (schwere Leber- und Gehirnschäden),
- Alkohol: gefährlich ab ca. 3 g Einzeldosis,
- Antihistaminika: sedierend, atemdepressiv,
- Antitussiva: sedierend, anticholinerg,
- Codein: Atemdepression, daher erst ab 12 Jahren zugelassen,
- Coffein: 3 mg/kg/KG ungefährlich (1 Tasse Kakao enthält ca. 4 mg),
- Corticoide: Überdosierung auch bei dickem, großflächigem Auftragen auf die Haut möglich und/oder langer Anwendungsdauer,
- Loperamid: überwindet die Blut-Hirn-Schranke, erst ab 12 Jahren zugelassen,
- Menthol, Campher: atemdepressiv, erst ab ca. 2 Jahren im Nasenbereich anwenden.

Auch Fett- und Wasseranteil des Körpers verändern sich mit zunehmendem Alter, so dass die Dosierung vieler Arzneistoffe stetig angepasst werden muss. Die überwiegende Zahl wasserlöslicher Arzneistoffe wie Penicilline oder Aminoglykoside muss beispielsweise bezogen auf das Körpergewicht bei Neugeborenen höher dosiert werden als bei Erwachsenen, da der Wasseranteil bei Neugeborenen höher ist.

Zusatzinformationen über Kinderarzneimittel

- www.zak-kinderarzneimittel.de/index.php (Zugang mit docCheck-password)
- www.arzneimittel4kids.de/
- www.unimedizin-mainz.de/fileadmin/kliniken/ps/Dokumente/Klinische_Pharmazie/verteilungsvol.pdf

Arzneimittel für Kinder müssen sicher und gut verträglich sein. Allerdings sind viele Arzneimittel gar nicht für Kinder zugelassen, da natürlich an entsprechende Studien sehr hohe Anforderungen gestellt werden. Der Arzt entscheidet dann anhand seiner klinischen Expertise ggf. über einen „Off-label-use", also eine Anwendung ohne Zulassung bei der vorliegenden Indikation und Altersklasse.

Idealerweise haben Arzneimittel für Kinder möglichst keine Neben- und Wechselwirkungen, enthalten wenig Hilfsstoffe (Allergisierungsgefahr!), weisen einen kindgerechten Geschmack und Geruch auf und werden in einer geeigneten Darreichungsform mit passender Applikationshilfe und kindersicheren Verschlüssen auf den Markt gebracht. Wo das nicht möglich ist oder aufgrund nicht ausreichender Gewinnerwartung seitens der pharmazeutischen Industrie eine entsprechende Entwicklung nicht vorangetrieben wird, ist und bleibt die individuelle Arzneimittelherstellung in der Apotheke oft die einzige Möglichkeit für eine kindgerechte Therapie.

Anwendungstipps für Kinderarzneimittel

- Flüssigkeiten richtig dosieren, z.B. mit Dosierspritze, Pipette, nicht mit dem Tee- oder Esslöffel.
- Bei unangenehm riechenden oder schmeckenden Arzneimitteln eventuell Nase des Kindes zuhalten. Nur notfalls in das Essen mischen (Dosierung schwierig, ggf. Wechselwirkungen mit Lebensmitteln).
- Säugling bei der Arzneimittelgabe am Strampeln hindern, z.B. in Decke einwickeln.
- Bei Tropfen (auch in Homöopathika) auf Alkoholgehalt achten.
- Zäpfchen mit dem stumpfen Ende voran einführen (rutschen dann nicht so leicht raus).
- Nicht mit einer Augentropfflasche die Haut, Schleimhäute oder Augen berühren (Bakterien, Wiederansteckungsgefahr).
- Augentropfen in den Augenwinkel tropfen, wenn das Kind die Augen nicht offenhalten kann (will). Beim Wiederöffnen verteilt sich dann genügend Arzneimittel ins Auge.
- Ohrentropfen am besten in der Hand, der Hosentasche oder in warmem Wasser anwärmen. Kopf zur Seite legen, Ohrentropfen einträufeln, auf der Seite liegen bleiben, Ohren nicht mit Watte verschließen (saugt sonst Arzneimittel auf).

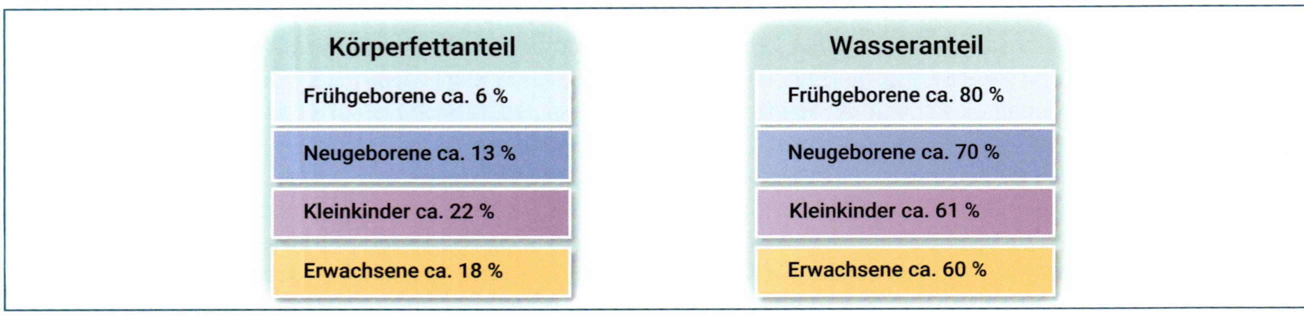

Abb. 3.7: Fett- und Wasseranteile des menschlichen Körpers (Zahlen: MSD manual, Pharmakokinetik bei Kindern)

Wann sollten die Eltern mit dem kranken Kind zum Arzt gehen?

Wenn ...

- ein Säugling erkrankt ist und auch wirklich krank wirkt bzw. keine „einfache“ Ursache erkennbar ist. (Also nicht wegen einer um 0,1 °C erhöhten Körpertemperatur oder einem leichten Schnupfen oder einem durchbrechenden Zahn oder einer im Darm verirrten Luftblase.)
- das Kind ernstzunehmende, starke Beschwerden hat, Schmerzen, die nicht gleich wieder verschwinden oder stärkere Beschwerden, die zum ersten Mal auftreten und daher nicht richtig eingeordnet werden können.
- keine Besserung innerhalb 1-2 Tagen oder sogar eine Verschlechterung auftritt.
- das Kind über mehrere Tage Fieber über 39,5 °C hat.
- das Fieber nach Medikamenteneinnahme auftritt und/oder ein Hautausschlag dazukommt.
- Krampfanfälle oder sogar Bewusstlosigkeit auftreten.
- starke Blutungen vorhanden sind (z.B. nach Verletzungen).

Eine weitere besondere Situation stellt die *Abgabe von Arzneimitteln an Kinder* dar. Rechtlich verbindliche Regeln dafür gibt es nicht. Der Apotheker verantwortet ggf. gemeinsam mit den Eltern die Übergabe. Natürlich kann man dafür im Apotheken-QMS eine Regelung hinterlegen, die eine Abgabe für Kinder unter x Jahren generell untersagt. Damit wird man jedoch der individuellen Situation oft nicht gerecht und weist einen Teil der Entscheidung und Verantwortung zurück. Es erscheint sinnvoller, im individuellen Fall evtl. auch nach Rücksprache mit Kollegen zu entscheiden, wie hoch das Risiko bei der Abgabe des entsprechenden Arzneimittels an das Kind erscheint und dann situativ zu entscheiden, ob man das Arzneimittel dem Kind anvertrauen kann. Eine Rückversicherung z.B. durch einen Anruf bei den Eltern, ist sicherlich in vielen Fällen sinnvoll und hilft bei der Entscheidung. Auch auf der ABDA-Homepage finden sich Hinweisblätter und Informationen dazu.

Merkblatt zur Abgabe von Arzneimitteln an Kinder

- www.abda.de/fileadmin/user_upload/assets/Praktische_Hilfen/Leitlinien/Selbstmedikation/AM_Abgabe_Kinder.docx

3.6.2 Schwangere und Stillende

Arzneimittel in Schwangerschaft und Stillzeit? Lieber nicht. Aber natürlich sind auch Schwangere und Stillende nicht gefeit vor Krankheiten und nicht immer ist es möglich und hilfreich, alles „auszusitzen“. Der Apotheker als Arzneimittelfachmann muss daher Patientin und Arzt Auskunft über evtl. verantwortbare Therapien unter Zuhilfenahme valider klinischer Daten geben können.

Die Schwangerschaft unterteilt man grob in drei Abschnitte, die als erstes bis drittes Trimenon bezeichnet werden. Während das erste Trimenon vor allem von der Anlage der Organe gekennzeichnet ist, stehen im zweiten und dritten die Reifung des Embryos und die Geburtsvorbereitung im Vordergrund. Im ersten Trimenon ist damit vor allem die Gefahr von Organschäden oder sogar eines Abortes gegeben, während im zweiten und dritten eher geringfügigere Folgeschäden oder eine Frühgeburt drohen.

Bestandteil der Zulassung von Arzneimitteln ist eine toxikologische Untersuchung an Tieren, die Hinweise auf mögliche Auswirkungen während der Schwangerschaft liefert. Die damit gewonnenen Erkenntnisse gehören zu den nach § 11 AMG verpflichtenden Angaben im Beipackzettel, wobei die dort verwendeten Formulierungen aus haftungsrechtlichen Gründen bestenfalls sehr vorsichtig, meist aber eher zurückhaltend oder ablehnend gehalten und für die Praxis meist wenig hilfreich sind.

Konkretere Informationen bekommt man in öffentlich zugänglichen Datenbanken wie embryotox.de, die Informationen darüber geben, welche Arzneistoffe unter ärztlicher Aufsicht angewendet werden können. Die Plazentagängigkeit der meisten Arzneistoffe kann man aus Nachschlagewerken wie der ABDA-Datenbank[2] oder der Roten Liste ersehen.

Problematisch wird es, wenn der Apotheker unter Berücksichtigung dieser Daten kommentarlos ein Arzneimittel verkauft, in dessen Beipackzettel ein Warnhinweis in der Art steht wie „Dieses Arzneimittel darf aufgrund fehlender Untersuchungen nicht ohne ärztliche Anordnung in der Schwangerschaft angewendet werden." Embryotox-Daten eignen sich daher eher zur Beratung des Arztes. In wieweit sie zur Grundlage der apothekerlichen Empfehlung in der Selbstmedikation verwendet werden können oder sollten, muss jeder Pharmazeut für sich persönlich und sicher auch in Abhängigkeit des Einzelfalls entscheiden.

Aufgrund der durchaus relevanten Placeboeffekte kann auch überlegt werden, leichtere Beschwerden mit (alkoholfreien) homöopathischen oder anthroposophischen Präparaten anzugehen, anstatt die ratsuchende Patientin achselzuckend wegzuschicken oder wegen jeder kleineren Befindlichkeitsstörung zum Arzt zu schicken, was für den Ruf des Apothekers als Arzneimittelfachmann wenig förderlich sein dürfte.

Arzneimittel und Schwangerschaft

- Datenbank Embryotox: www.embryotox.de

Etwas einfacher wird es mit der Selbstmedikation meist in der Stillzeit, da hier vor allem nur die Anwendung der Arzneistoffe problematisch ist, die ausreichend lipophil sind, um in die Muttermilch überzugehen.

3.6.3 Geriatrische Patienten

„Altern ist nichts für Weicheier", sagt ein Spruch, in dem viel Wahres steckt, denn mit zunehmendem Alter verändern bzw. verschlechtern sich diverse Körperfunktionen, oft genug sogar irreversibel. Organe sind schlechter durchblutet und in ihrer Funktionsweise eingeschränkt, wenn nicht sogar krankheitsbedingt verändert. Man spricht daher auch von einem „geriatrischen Syndrom", das in seiner Gesamtheit zu einer erhöhten Gebrechlichkeit (engl. frailty) führt.

Bei den veränderten Organfunktionen führt die Abnahme der hepatischen Clearance zu einer verstärkten Wirkung von Arzneistoffen mit First-Pass-Effekt wie z.B. Diazepam, Diclofenac, Propranolol oder Metoprolol. Ähnlich verhält es sich bei Arzneistoffen, die renal eliminiert werden, denn auch die glomeruläre Filtrationsrate sowie die renale Clearance nehmen um bis zu 35 % ab, so dass wasserlösliche Stoffe wie Digoxin, Enalapril, Penicilline oder Ranitidin kumulieren können. Dadurch steigt die Gefahr toxischer Nebenwirkungen, zumal, wenn die Dosierungsintervalle sehr klein sind und nicht angepasst werden. Konkrete Informationen zur Dosisanpassung bei Niereninsuffizienz finden sich beispielsweise bei www.dosing.de, einem frei zugänglichen Informationsangebot des Universitätsklinikums Heidelberg.

Arzneimittel, die dosisabhängig die Sturzgefahr erhöhen können
Antidepressiva
Antiepileptika
Baclofen
Benzodiazepine
Codein
Diuretika
Herzglykoside
Neuroleptika
Nifedipin
Opioide
Sedierende Antihistaminika (Selbstmedikation!)

Tabelle 3.22: Arzneimittel, die im Alter die Sturzgefahr erhöhen können

Ein besonderes Risiko im Alter stellt die erhöhte Sturzgefahr durch Gangunsicherheiten (Immobilität) dar, da Stürze zu langer Bettlägerigkeit (Oberschenkelhalsbruch!), Thrombosen und entsprechenden Folgeerkrankungen führen können. Gerade auch der veränderte Metabolismus von sedierend oder muskelrelaxierend wirkenden Arzneimitteln kann deren Wirkstärke mit zunehmendem Alter verändern und die Sturzgefahr zusätzlich erhöhen, so dass sowohl die Einnahmenotwendigkeit selbst als auch die Dosis regelmäßig hinterfragt und ggf. angepasst werden sollten.

Neben Arzneistoffen, die durch eine verstärkte Sedierung bzw. eine muskelentspannende Wirkung das Sturzrisiko erhöhen können, sind es vor allem auch Arzneistoffe mit peripheren oder zentralen anticholinergen Wirkungen oder Nebenwirkungen, die häufig in Kombination eingenommen werden, wodurch sich die „anticholinerge Last" und damit die Gefahr entsprechender anticholinerger Symptome weiter erhöht (siehe Tabelle 3.23).

Zu den gerade auch im Alter häufiger angewendeten Arzneistoffgruppen mit anticholinergen Hauptwirkungen gehören z.B. Antiemetika und Antivertiginosa wie Dimenhydrinat oder Promethazin, Parkinsonmedikamente wie Biperiden, Trihexyphenidyl oder Metixen, gastrointestinale Spasmolytika wie Butylscopolamin, urologische Spasmolytika wie Oxybutynin, inhalative Bronchodilatatoren wie Ipratropium, Mydriatika wie Atropin, Scopolamin, Homatropin und Tropicamid.

Arzneistoffgruppen wie Antiarrhythmika (Chinidin, Procainamid), H_1-Antihistaminika (Diphenhydramin oder auch Cetirizin), Muskelrelaxanzien, H_2-Antihistaminika (Cimetidin, Ranitidin), trizyklische Antidepressiva (Chlorpromazin, Thioridazin, Clozapin, Olanzapin), Benzodiazepine (Diazepam,

Temazepam) oder starke Analgetika (Fentanyl, Methadon, Morphin, Tramadol) können zu anticholinergen Nebenwirkungen führen, die in Kombination mit anderen Arzneimitteln die anticholinerge Last deutlich erhöhen können.

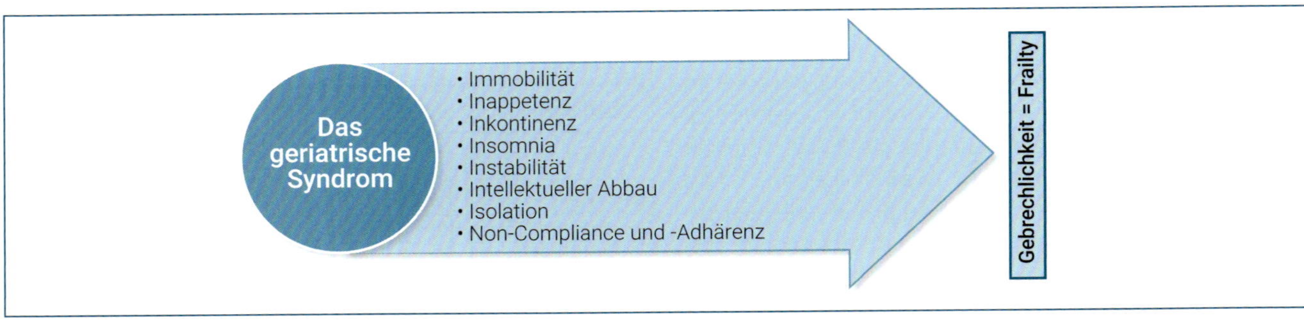

Abb. 3.8: Das Geriatrische Syndrom

Periphere Beschwerden	Zentrale Beschwerden
• Akkomodationsstörungen (verschwommenes Sehen vor allem in der Nähe) • Durst • Fieber • Glaukomanfall • Harnverhalt (Blasenatonie) • Herzrhythmusstörungen (supraventrikuläre Extrasystolen, selten AV-Überleitungsstörungen) • Hypertonie • Mundtrockenheit • Mydriasis (Pupillenerweiterung) • Obstipation (Magen-Darm-Atonie) • Schluckstörungen • Tachykardie • Trockene Schleimhäute (Mund, Hals, Rachen, Bronchien)	• Aggressivität • Agitiertheit • Angst • Bewegungsstörungen (Myoklonien, Dysarthrie) • Desorientiertheit • Halluzinationen (visuell und auditiv) • Krampfanfälle • Schwindel • Somnolenz (Schläfrigkeit) bis hin zum Koma • Unruhe • Verwirrtheit
Sowohl zur Diagnostik als auch Therapie des anticholinergen Syndroms wird das Antidot Physostigmin eingesetzt.	

Tabelle 3.23: Symptome des anticholinergen Syndroms

Auch die Verdauung läuft im Alter meist auf Sparflamme, der Darm wird träge, die Magensäurebildung reduziert sich, wenn nicht ohnehin Säureblocker eingenommen werden müssen. Dies kann zu einer schlechteren Nährstoffaufnahme z.B. von Vitamin B_{12} sowie einer reduzierten Enzymaktivität führen, wenn es sich bei den fehlenden Nährstoffen beispielsweise um Cofaktoren handelt.

Praxistipp: Alltagshilfen (nicht nur) für geriatrische Patienten

Viele Hilfsmittel, die Patienten dabei unterstützen, den Alltag möglichst lange selbstständig zu meistern und auch Arzneimittel selbstständig und sicher anwenden zu können, können auch in der Apotheke angeboten werden. Da viele Patienten oder Betreuungspersonen diese Hilfsmittel gar nicht kennen, sind sie für entsprechende Hinweise aus der Apotheke sehr dankbar. Zunehmend finden auch digitale Lösungen als Alltagshilfen Einzug in die Pflege (siehe auch www.lebenpflege-digital.de).

- Applikationshilfen wie Eincremebänder, Schnabeltassen, Tubenquetscher, Augentropfenapplikationshilfen
- Gehhilfen wie Rollatoren, Rollmobile, Gehräder
- Gele zur Erleichterung der Tabletteneinnahme bei Schluckstörungen
- Dosierhilfen für Flüssigkeiten wie Einnehmebecher, -löffel, -gläser, Dosierspritzen
- Tablettenteiler und -mörser
- Tages- oder Wochendosiersysteme

Die meist verringerte Muskelmasse, der auf bis zu 45 Prozent erhöhte Körperfettanteil und ein teilweise auf 20 Prozent reduzierter Körperwasseranteil durch geringere Trinkmengen und/oder eine Diuretika-Therapie verändern zudem das Verteilungsvolumen. Dadurch wird auch die Arzneimittelaufnahme und -ausscheidung beeinflusst, so dass selbst eine einst gut vertragene Arzneimitteltherapie mit zunehmendem Alter immer wieder angepasst werden muss.

Informationen und Patientenratgeber des Beta-Institutes

- http://www.beta-institut.de/ratgeber.html
- www.betanet.de/betanet

Praxistipp: Arzneimitteltherapiesicherheit bei geriatrischen Patienten

Gerade bei der Betreuung geriatrischer Patienten sind u.a. folgende Fragen zu stellen und zu beantworten:

- Ist der Patient mental und physisch in der Lage, die Arzneimittel richtig einzunehmen bzw. anzuwenden?
- Ist die Dosierung bekannt und kann die verordnete Arznei richtig dosiert werden?
- Werden die Einnahmeabstände eingehalten?
- Gibt es Geruchs- oder Geschmacksprobleme? Allergien oder Unverträglichkeiten (Farbstoffe, Konservierungsmittel, Lactose, besondere (religiöse) Lebensumstände, Gelatine, vegane Ernährung usw.)?
- Wurde bei der Dosisfindung auf die Nierenfunktion geachtet?
- Wie hoch ist die „anticholinerge Last" der Gesamtmedikation?
- Besteht besondere Sturzgefahr (Wohnung, Umgebung)?

Generell profitieren geriatrische Patienten mit Polymedikation daher besonders stark von einer regelmäßigen Dosis-Wirkungs-Überprüfung, die idealerweise als Medikationsmanagement im heilberuflichen Team erfolgen sollte. Ist ein Patient jedoch gut eingestellt, sollte jede Änderung der Medikation, auch in Aussehen, Farbe oder Form der Tabletten, sorgfältig überlegt werden, denn Veränderungen werden mit zunehmendem Alter nicht mehr als Chance oder Herausforderung angesehen, sondern verursachen Angst und Unsicherheit.

Bereits seit Jahren wird versucht, diesen vielen Veränderungen im Alter Rechnung zu tragen und untersucht, welche Arzneistoffe mit zunehmendem Alter problematisch in der Anwendung werden können und daher sehr zurückhaltend oder gar nicht mehr eingesetzt werden sollten. Eine der umfangreichsten Aufstellungen in dieser Hinsicht ist die PRISCUS-Liste. Arzneistoffe, die auf dieser Liste stehen, sind zwar nicht „verboten", aber ihre Anwendung bei geriatrischen Patienten führt leichter bzw. häufiger zu unerwünschten Arzneimittelwirkungen als bei anderen Medikamenten.

PRISCUS-Liste
Amiodaron
Antihistaminika (systemisch)
Benzodiazepine
Butylscopolamin
Fluoxetin
Laxantien (außer bei opioid-induzierter Obstipation)
Methyldopa
NSAR über einen Zeitraum > 14 Tage
Oxybutinin
Trizyklische Antidepressiva

Tabelle 3.24: Arzneistoffe der PRISCUS-Liste (Beispiele)

So werden zunehmend auch Warnhinweise hinsichtlich Anwendungsbeschränkungen im Alter in die Beipackzettel und Fachinformationen aufgenommen, die der Apotheker kennen sollte (z.B. Sumatriptan nicht für Patienten über 65 Jahre geeignet).

Patientengruppen-spezifische Informationen in der ABDA-Datenbank[2]

Die ABDA-Datenbank[2] bietet umfassende Unterstützung im Umgang mit besonderen Patientengruppen:

- CAVE-Modul: Arzneimittel-Risikoprüfungen, die z. B. das Alter, eine Schwangerschaft, chronische Erkrankungen oder Allergien berücksichtigen. Zudem können Patientenmerkmale bei der Suche nach geeigneten Präparaten einfließen.
- Plus X-Modul: Informationen z. B. zu Teilbarkeit, besonderer Verabreichung (mörsern, suspendieren etc.) und Sondengängigkeit, vor allem relevant für pädiatrische und geriatrische Patienten
- Modul Wirkstoffdossiers: Differenzierte Beratungsmasken wie z. B. Pädiatrie „PÄDI" und Reproduktion „GRAVI" liefern speziell für diese Patienten zusammengestellte Daten
- Fertigarzneimittelmodul: Standard-Hinweissätze für Schwangerschaft und Stillzeit

Hinweise zur Arzneimitteltherapie im Alter

- www.priscus.net/
- www.medikamente-im-alter.de
- www.pharmazeutische-zeitung.de/?id=38470
- www.pharmazeutische-zeitung.de/?id=49072
- https://www.gelbe-liste.de/arzneimitteltherapiesicherheit/priscus-liste

3.6.4 Pharmazeutische Betreuung chronisch Kranker

Viele ältere Patienten leiden an mehreren, meist chronischen Erkrankungen und sind einem erheblichen Leidensdruck ausgesetzt. Diese Patientengruppe schätzt Konstanz sehr und wird durch Veränderungen schnell verunsichert, was sich natürlich bei einem häufigen Wechsel der Arzneimittel mit stets neuem Packungsdesign und anders aussehenden Tabletten negativ bemerkbar macht. Der Apotheker sollte hier, wenn möglich, pharmazeutische Bedenken aufgrund der Polypharmazie geltend machen, um die Adhärenz zu fördern oder mit dem Arzt das Gespräch suchen, um eine konstante Medikation zu erzielen.

Gerade Stammkunden profitieren dabei von Kundenkarten und aktuellen Medikationsplänen, um alle wichtigen Einnahmehinweise zu Hause schwarz auf weiß nachlesen zu können. Sie sind auch die „idealen" Kandidaten für ein Medikationsmanagement, bei dem außer Neben- und Wechselwirkungen auch auf die Nährstoffversorgung geachtet werden sollte, denn gerade die langfristige Einnahme bestimmter Arzneimittel kann zu einem Nährstoffmangel führen, der sich nur schwer oder gar nicht durch eine normale Ernährung ausgleichen lässt.

Die ABDA bzw. BAK hält diverse Checklisten und SOPs zur Beratung und Betreuung z.B. für Asthma- und Diabetespatienten bereit.

- Arzneimittel und Mikronährstoffe
  www.deutsche-apotheker-zeitung.de/daz-az/2005/daz-14-2005/uid-13751
- Nahrungsergänzungsmittel:
  Wem sie wirklich nützen
  www.pharmazeutische-zeitung.de/?id=34058

Praxistipp: Informationsmerkblatt für eine sichere Arzneimitteltherapie für Patienten

Innerhalb des Aktionsplans AMTS hat das Bundesgesundheitsministerium auch unter Mitarbeit der Apothekerschaft ein Informationsmerkblatt für Patienten herausgegeben, das als Kopiervorlage verwendet werden kann und dessen wichtigste Inhalte folgende sind:

- Führen Sie bitte eine (aktuelle) Liste aller Arzneimittel, die Sie derzeit einnehmen bzw. anwenden (Medikationsplan).
- Legen Sie bitte die Liste bei jedem Arztbesuch vor oder wenn Sie in eine Klinik aufgenommen werden.
- Führen Sie bitte die Liste Ihrer Arzneimittel auch mit, wenn Sie in der Apotheke Ihr Rezept einlösen oder ein Arzneimittel ohne Rezept kaufen.
- Bitte beachten Sie alle gegebenen Hinweise zur Einnahme bzw. Anwendung Ihrer Arzneimittel: richtige Dosierung und Häufigkeit, Therapiezeitraum, Einnahmezeitpunkt.
- Bitte achten Sie darauf, ob neue Beschwerden auftreten. Jedes Arzneimittel kann Nebenwirkungen haben. Außerdem können Wechselwirkungen mit anderen Arzneimitteln oder bestimmten Lebensmitteln auftreten. Wenn bei der Therapie mit einem Arzneimittel neue Beschwerden auftreten, informieren Sie bitte Ihren Arzt oder Apotheker. (AMK-Meldung)
- Beachten Sie bitte neue akute Erkrankungen bei bereits bestehender Dauertherapie, die ein Anpassen oder Unterbrechen der gewohnten Therapie einzelner Arzneimittel erforderlich machen können.
- Bitte beachten Sie auch: Arzt und Apotheker sind in vielen Fällen gesetzlich verpflichtet, Ihnen bei gleichem Wirkstoff ein preisgünstiges Arzneimittel zu verordnen bzw. abzugeben. (Aut-idem-Kreuz?)
- Bitte vergewissern Sie sich, dass Sie alle Informationen richtig verstanden haben. Machen Sie sich wenn nötig Notizen und haben Sie keine Bedenken, noch einmal bei Ihrem Arzt oder Apotheker nachzufragen.

Aktionsplan Arzneimitteltherapiesicherheit

- www.ap-amts.de

Stellen oder Blistern

Gerade chronisch Kranke, die von Angehörigen oder Pflegediensten betreut werden, können von der „Vorportionierung" der Arzneimittel, also dem Stellen oder Blistern profitieren. Dabei versteht man unter „Stellen" die manuelle Vorsortierung in Tages-, Wochen- oder Monatsdispenser und unter „Blistern" das maschinelle Portionieren meist in entsprechenden Schläuchen oder anderen Plastikfolien.

Ähnlich wie beim Teilen oder Mörsern von Tabletten (siehe dort) können nicht alle Arzneimittel verblistert oder gestellt werden. Arzneimittel werden dazu normalerweise zunächst aus der Originalpackung entnommen, so dass vor allem bei licht-, temperatur- und feuchtigkeitsempfindlichen Arzneistoffen Vorsicht geboten ist und ggf. Hinweise auf eine begrenzte Haltbarkeit und notwendige Lagerbedingungen zu geben sind.

Dabei ist eine gute Dokumentation wichtig, da die Tabletten ja nur noch nach Form und Farbe zu erkennen sind. Sollte die Apotheke Stellen oder Blistern wollen, sind diverse Anforderungen teilweise auch hinsichtlich der Raumausstattung und der Dokumentation und Verankerung im QMS seitens des § 34 ApBetrO zu erfüllen.

- § 34 ApoBetrO
- Leitlinien der BAK zum Thema
- www.abda.de/fileadmin/assets/Praktische_Hilfen/Leitlinien/Neuverpackung/LL_Neuverpackung.pdf
- www.abda.de/fileadmin/assets/Praktische_Hilfen/Leitlinien/Neuverpackung/LL_Neuverpackung_Kommentar.pdf

3.6.5 Betreuung onkologischer Patienten: Orale Zytostatika und Palliativpharmazie

Die Betreuung onkologischer Patienten stellt die Apotheke vor besondere Herausforderungen, ist doch der Leidensdruck und die emotionale Belastung der Betroffenen und auch der Angehörigen immens. Dennoch kann pharmazeutisches Personal gerade in so einer Ausnahmesituation mit Fachwissen sinnvolle und sachliche Hilfestellungen geben, Sorgen mindern und natürlich auch die meist unvermeidlichen Nebenwirkungen einer Krebstherapie lindern.

Praxistipp: Arzneimittel bei Schluckbeschwerden

Schluckbeschwerden können aus verschiedenen Gründen auftreten. Zur Sicherung der Arzneimitteltherapie sind hier die Tipps und Kenntnisse des Apothekers gefordert, um die Einnahme zu erleichtern oder um ggf. zu prüfen, ob der Arzneistoff auch in einer anderen Darreichungsform angewendet werden kann.

- Tablette zusammen mit indifferentem Gel einnehmen lassen
- Flüssigkeit statt fester oraler Darreichungsform einsetzen
- Direktgranulat, Brause- oder Disperstablette möglich?
- Kautablette oder Sublingualtablette anwenden

Tipps zum Einnehmen fester oraler Arzneiformen

- https://www.klinikum.uni-heidelberg.de/fileadmin/Patienten_Info/Patienenbroschueren/Allgemein/110810MED_BR_ET_klin.pharmak_ID17236.pdf

Wer regelmäßig Krebspatienten betreut, wird sich entsprechend fortbilden und sich mit Wirkungen und Nebenwirkungen von Zytostatika vor allem auf die Haut und Schleimhaut, mit Schmerztherapie und Psychopharmaka oder auch mit Mikronährstoffversorgung intensiver beschäftigen. Es gibt auch spezielle Weiterbildungsangebote zur Palliativpharmazie, die man bei Interesse unbedingt wahrnehmen sollte. Auskunft erteilt die Landesapothekerkammer.

Chemotherapie. Die häufigsten und gefürchtetsten Nebenwirkungen einer Chemotherapie sind Haarausfall, Pilzinfektionen, allgemein erhöhtes Infektionsrisiko, Trockenheit von Haut und Schleimhaut, Juckreiz, Dermatitis, Mundschleimhautentzündungen und Übelkeit, wobei Übelkeit und Infektionen mit einer geeigneten Arzneimitteltherapie inzwischen beherrschbar sind. Der auch psychisch oft sehr belastende Haarausfall lässt sich meist nicht vermeiden, aber das Nachwachsen kräftiger Haare kann mit entsprechenden Nahrungsergänzungsmitteln, die alle wichtigen Nährstoffe enthalten, gefördert werden.

Auch oral verfügbare Wirkstoffe wie die Tyrosinkinase-Hemmstoffe Imatinib, Sorafenib und Sunitinib führen zu diversen Nebenwirkungen vor allem an der Haut.

Körperpflege bei Krebspatienten

- www.krebsinformationsdienst.de/leben/haare-haut-zaehne/hautprobleme.php

Oft wird der Apotheker jedoch auch mit Fragen aus dem paramedizinischen Bereich konfrontiert, denn die Betroffenen oder auch besorgte Familienangehörige wollen nichts unversucht lassen, um ihr Leiden zu besiegen oder zumindest zu lindern. Dann sind Fingerspitzengefühl und Einfühlungsvermögen gefragt, denn man will weder falsche Hoffnungen wecken noch Hoffnungen zerstören. Je nach Situation sollte man als Fachmann jedoch von der einen oder anderen unreflektierten Therapie mit Sicherheit abraten, wenn noch nicht einmal ein positiver Placebo-Effekt zu erwarten ist. Jeder PhiP sollte im Laufe seines Praktikums seine Einstellung zu derartigen Therapieformen selbst finden.

- Der Placebo-Effekt: www.deutsche-apotheker-zeitung.de/news/artikel/2017/04/28/welche-rolle-spielt-der-placebo-effekt-im-apothekenalltag/

Praxistipps: Selbsthilfe bei Krebs

Gerade die emotionale Belastung einer Krebserkrankung sowie der unerwünschten Wirkungen einer Krebstherapie verlangen Betroffenen und Angehörigen sehr viel Kraft ab. Selbsthilfegruppen und Sozialdienste sind dabei wichtige Anlaufstellen und die Betroffenen und Angehörigen sind oft dankbar für Hinweise und Tipps.

Selbsthilfegruppen:
- Seminare DKMS LIFE (dkms-life.de)

Strahlentherapie. Bei der Strahlentherapie werden Krebszellen mit ionisierender Strahlung oder anderer Teilchenstrahlung bestrahlt, die die Erbsubstanz schädigt und so die Vermehrung der Krebszellen (und anderer getroffener Zellen) stoppt. Diese Schäden – auch an umliegendem gesundem Gewebe – sind umso stärker, je stärker die Strahlung ist, je länger und je öfter sie einwirkt.

Die Hauptnebenwirkungen der dabei entstehenden Radiodermatitis sind vergleichbar mit denen eines mehr oder weniger starken Sonnenbrandes und äußern sich in einer verringerten Talgsekretion (Trockenheit), einer gestörten Barrierefunktion und einem Kollagenabbau (Faltenbildung und Alterung).

Kühlen mit viel Feuchtigkeit steht bei der Pflege dann normalerweise im Vordergrund, wobei auch juckreizlindernde oder desinfizierende bzw. gerbstoffhaltige Zusätze sinnvoll sein können. Nicht mehr verwendet werden Babyöl oder -puder sowie andere fettende Salben, die zu einem Hitzestau führen können. Inzwischen bieten einige Anbieter bereits Spezialprodukte für die radiologische Therapie an.

3.6.6 Erklärungsbedürftige Darreichungsformen

Einige Darreichungsformen und Applikationshilfen müssen nicht nur besonderen Patientengruppen, sondern quasi jedem erklärt werden, der sie neu anwendet, damit sie richtig und sicher angewendet werden können. Es ist daher wichtig, dass das pharmazeutische Personal bei der Arzneimittelabgabe nachfragt, ob die Anwendung bekannt ist und Hilfe bzw. Anwendungshinweise dort aktiv anbietet, wo es erfahrungsgemäß Anwendungsschwierigkeiten oder Missverständnisse geben kann.

Arzneimittelapplikation

- Was alles schief gehen kann http://www.nimmsrichtig.de/video/4-die-richtige-applikationstechnik/
- https://www.abda.de/fileadmin/user_upload/assets/Praktische_Hilfen/Leitlinien/Darreichungsformen/VA_Info_Beratung_Darreichungsformen.pdf

3.6.6.1 Augentropfen

Augentropfen werden in verschiedenen Applikationssystemen in den Handel gebracht. Man unterscheidet (meist konservierungsmittelfreie) Einzeldosispipetten bzw. -ophtiolen (EDO) und (häufig konservierungsmittelhaltige) Mehrdosisbehältnisse in mehr oder weniger klassischen Augentropfflaschen.

Bei den Mehrdosisbehältnissen sind jeweils die Aufbrauchfristen nach Anbruch zu beachten. Werden mehrere Augentropfen appliziert, sind zwischen den einzelnen Arzneimitteln mindestens 15 Minuten Abstand einzuhalten, um eine Dosierungenauigkeit durch „Überfließen" zu vermeiden. Für kleine Augentropfflaschen gibt es auch Applikationshilfen, die das Positionieren und Drücken erleichtern und garantieren, dass das Auge bzw. die Umgebung nicht mit der Tropfflasche berührt wird (Bakterienbefall!).

3.6.6.2 Dosieraerosole

Dosieraerosole sind treibgashaltig und somit selbstauslösend, also auch bei Atemnot anwendbar. Die Sprays müssen vor Gebrauch gut geschüttelt und dann gleichzeitig mit dem Einatmen eingesprüht werden. Der Mund ist nach der Inhalation geschlossen zu halten und stattdessen durch die Nase auszuatmen. Bei corticoidhaltigen Dosieraerosolen sollte nach der Anwendung anschließend ein Glas Wasser getrunken werden, um evtl. Wirkstoffreste am Rachen zu entfernen und so der Entstehung von Mundpilz (Mundsoor) und Heiserkeit vorzubeugen.

Bei Problemen mit der Atem-Sprühstoß-Koordination stehen Inhalierhilfen zur Verfügung (siehe dort).

Da Dosieraerosole in der Regel nicht über Zählwerke verfügen, sollte der Patient (unter Mithilfe der Apotheke) die Reichweite des Dosieraerosols bei der vom Arzt festgelegten Dosierung kennen und berücksichtigen. Die verbleibende Füllmenge kann auch mit einem einfachen Test in einer mit Wasser gefüllten Schüssel überprüft werden (siehe Abbildung). Allerdings sind nicht alle Dosieraerosol-Düsen wasserdicht, so dass es ggf. zum Verstopfen des Dosieraerosols durch eindringendes Wasser kommen kann.

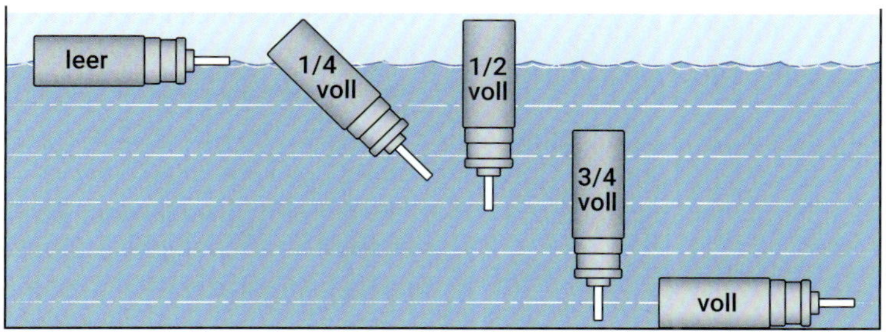

Abb. 3.9: Überprüfen des Füllstandes von Dosieraerosol-Patronen

Inhalierhilfen oder Spacer

Die korrekte Anwendung von Dosieraerosolen, die eine Atem-Sprühstoß-Koordination erfordern, bereitet vielen Patienten und erst recht Kleinkindern Probleme. Abhilfe schaffen Inhalierhilfen, in die die gewünschte Dosis unabhängig vom Einatmen gesprüht und dann zeitunabhängig eingeatmet wird. Für das jeweilige Mundstück gibt es unterschiedliche Atemmasken als Mund- oder Mund-Nase-Masken. Des Weiteren unterscheiden sich die Inhalierhilfen durch die Form des Ansatzes für das Dosieraerosol, der rund, oval oder leicht eckig sein kann, so dass nicht jede Inhalierhilfe zu jedem Dosieraerosol passt. Es gibt jedoch auch Universalgeräte, bei denen nur der metallene Aerosolbehälter in die Inhalierhilfe gesteckt wird oder Varianten, bei denen ein flexibler Kunststoffansatz an verschiedene Formen angepasst werden kann.

Inhalierhilfen sind Hilfsmittel und – sofern sie eine Hilfsmittelpositionsnummer haben – als solche zu Lasten der gesetzlichen Krankenkasse erstattungsfähig. Die Apotheke darf diese Rezepte jedoch nur beliefern, wenn sie für die Abgabe dieser Hilfsmittelklasse auch präqualifiziert ist. Einige Krankenkassen fordern vor der Abgabe das Stellen eines Genehmigungsantrages.

3.6.6.3 Pulverinhalatoren

Pulverinhalatoren sind Inhalationsgeräte ohne Treib- oder Druckgas, die den Wirkstoff atemzuggesteuert aus Pulverreservoirs freisetzen, die vorher durch den Inhalator angestochen werden. Für die Wirkstoffaufnahme muss der Patient tief und kräftig Einatmen können, daher eignen sich derartige Darreichungsformen nicht für eine Notfallbehandlung und nicht für stark geschwächte Patienten.

Handhabung verschiedener Inhalatoren

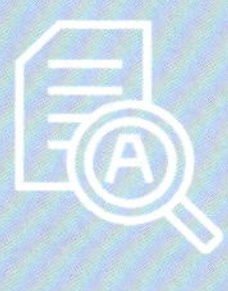

- https://www.atemwegsliga.de/richtig-inhalieren.html
- www.pharmazeutische-zeitung.de/index.php?id=26725

3.6.6.4 Flüssige Darreichungsformen

Flüssige Darreichungsformen sind individuell zu dosieren und meist einfacher zu applizieren, wenn sie eine geeignete Dosierhilfe enthalten. Sowohl die Handhabung als auch die Dosiergenauigkeit sind bei einem Präparatewechsel zu beachten oder Dosierungen ggf. umzurechnen bzw. von den pharmazeutischen Bedenken Gebrauch zu machen, um einen Austausch zu verhindern.

- Saft: Wie hoch ist der Zuckergehalt bzw. enthält der Saft Zuckeraustauschstoffe?
- Suspension: Vor Gebrauch umschütteln und oft nach Anbruch kühl lagern.
- Tinktur: Begrenzte Haltbarkeit vor allem nach dem Öffnen.
- Tropfen, Lösung: Alkoholgehalt und Applikationstechnik.

Dosierhilfen für Flüssigkeiten

Früher ging man davon aus, dass ein Teelöffel 5 und ein Esslöffel 15 Milliliter umfasst. Als genauere Dosierhilfen stehen heutzutage Messlöffel, Messbecher oder Dosierspritzen zur Verfügung. Wo das nicht der Fall ist bzw. wo die beigelegte Dosierhilfe nicht richtig angewendet werden kann, sind Einmalspritzen gute Alternativen.

3.6.6.5 Tabletten oder Kapseln

Tabletten bzw. Kapseln sind die „klassischen" oralen Darreichungsformen, die zusätzlich Funktions- oder Schmucküberzüge aufweisen können, die einen unangenehmen Geschmack oder Geruch überdecken oder den Wirkeintritt bzw. die Wirkdauer modifizieren sollen. Wichtig für einige Patientengruppen sind zudem Kenntnisse über die zugesetzten Hilfsstoffe, die aufgrund von Allergien, Unverträglichkeiten oder besonderer Lebensführung nicht eingenommen werden (Gelatine, Farbstoffe, Konservierungsmittel, Lactose usw.).

Neben den klassischen Tabletten zum Schlucken gibt es einige „exotischere" Formen, deren Anwendung erläutert werden sollte:

- Brause- oder Disperstabletten beispielsweise sind zum Auflösen gedacht. Brausetabletten müssen aufgelöst werden, bei Disperstabletten sind die Angaben des Herstellers zu beachten.
- Hafttabletten dienen der Behandlung lokaler Affekte im Mund und werden mit einer besonders präparierten Seite an die Mundschleimhaut „geklebt". Wird das nicht genau erklärt, kann es passieren, dass der Patient die Tabletten schluckt, was sie natürlich für die Indikation wirkungslos macht und im ungünstigsten Fall auch noch zum Anhaften an der Speiseröhre führen kann.
- Kautabletten sollen tatsächlich gründlich gekaut werden, wobei gerade vielen älteren Menschen die Sorge genommen werden muss, dass sie für ein künstliches Gebiss zu hart sind.
- Lutschtabletten müssen, wie der Name sagt, gelutscht werden und sind daher sehr groß und hart, da sie meist gegen Halsschmerzen eingesetzt werden. Wird deren Anwendung nicht genau erklärt (z.B. bei Patienten mit schlechten Deutschkenntnissen), kann es bei dem Versuch, diese Tabletten zu schlucken, zu bedrohlichen Beschwerden bzw. sogar Erstickungsanfällen kommen.
- Sublingal- oder Buccaltabletten werden unter der Zunge oder in der Backentasche platziert, wo sie sich langsam auflösen. Sie sind bei Schluckbeschwerden eine gute Alternative. Werden sie stattdessen gleich geschluckt, können sie an der Speiseröhre kleben bleiben und Reizungen verursachen.
- Eine spezielle Form von Tabletten, die natürlich nicht geschluckt werden dürfen, sind die Vaginaltabletten, was den betroffenen Frauen erläutert werden muss. („Diese Vaginaltabletten gegen ... werden nicht geschluckt, sondern wie ein Tampon in die Scheide eingeführt.")

Tabletten teilen

Oft sollen aufgrund bestimmter Dosierungsvorgaben oder aus wirtschaftlichen Gründen Tabletten geteilt werden, was allerdings teilweise gar nicht oder nur schlecht möglich ist und dann zu einer ungenauen Dosierung führt. Generell ist nachzufragen, inwieweit die Patienten mit dem Teilen zurechtkommen und ob Hilfsmittel zum Teilen benötigt werden oder stattdessen auf ein passend dosiertes Präparat gewechselt werden muss.

Nicht alle Tabletten (und natürlich erst recht keine Kapseln!) dürfen geteilt oder (auch zur Gabe durch Ernährungssonden) zermörsert werden, insbesondere dann nicht, wenn sie einen Funktionsüberzug aufweisen. Tabletten, die geteilt werden sollen, müssen auf jeden Fall eine homogene Wirkstoffverteilung aufweisen. Informationen über die Teilbarkeit finden sich im Beipackzettel, in der Fachinformation, im Plus X-Modul der ABDA-Datenbank[2] oder auch in der Gelben Liste identa.

Für den Apotheker ist es daher wichtig zu wissen, wie die Tablette angewendet werden soll. Wenn Tabletten geteilt werden sollen, müssen sie gleichmäßig teilbar sein, was z.B. durch eine Bruchkerbe erleichtert wird. Allerdings kann diese Kerbe auch eine reine Schmuckkerbe sein (vgl „Spalt® Tabletten"). Wenn sich Tabletten nicht „von alleine" teilen lassen, sind Tablettenteiler eine gute Lösung.

Tabletten, die einen magensaftresistenten Überzug als Schutz für pH-Wert-empfindliche Arzneistoffe haben, dürfen weder geteilt noch gemörsert werden. Manche retardierten Arzneimittel mit spezieller Galenik (z.B. MUPS = multiple unit pellet system) dürfen zwar geteilt, aber nicht gemörsert werden, da es sonst zu einer viel zu schnellen Freisetzung des Wirkstoffes kommt („dose dumping"). Gerade beim Thema „Teilbarkeit" lassen sich die im Studium erworbenen Galenikkenntnisse sehr gut für die Beratung in der Praxis anwenden.

Das Teilen von Tabletten

- https://www.pharmazeutische-zeitung.de/index.php?id=35463

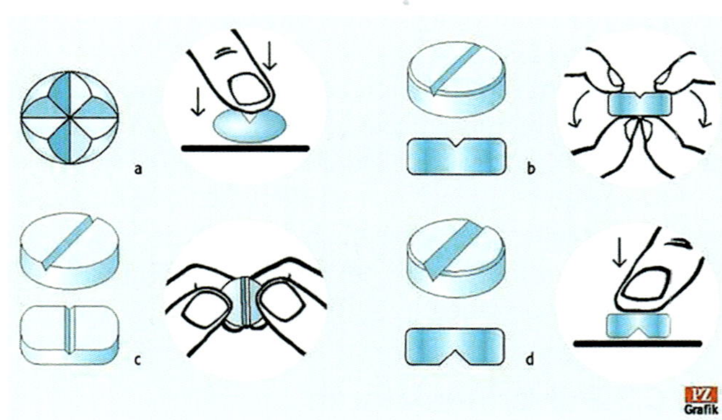

Abb. 3.10: Tabletten korrekt teilen.
Gewölbte Tabletten mit großen Bruchkerben lassen sich teilen, indem man sie mit der Kerbe nach oben auf eine harte Fläche drückt (a). Nicht zu dicke Tabletten (b und c) lassen sich häufig unter Zuhilfenahme von Daumen und Zeigefinder beider Hände brechen. Eine große Bruchkerbe und ein flacher Boden: Diese Tabletten lassen sich häufig mit der Bruckherbe nach unten gegen einen harten Untergrund teilen (d). Eine Methode fehlt in der Aufstellung aus gutem Grund: Teilt man Tabletten mit einem Küchenmesser, ist nur selten mit einer ausreichenden Dorsiergenauigkeit zu rechnen.

3.6.6.6 Transdermale Therapeutische Systeme (TTS)

Transdermale Therapeutische Systeme (TTS, „Wirkstoffpflaster") dienen dazu, konstante Wirkspiegel bei einer Langzeittherapie zu erreichen bzw. zu erhalten und eine einfache Applikation zu ermöglichen. Sie sind auch bei Schluckbeschwerden und ansonsten schlechter Compliance gut geeignet, Arzneimittel zu applizieren. Aufgrund der Hautbarriere, die es zu überwinden gilt, sind jedoch nicht alle – oder eher: nur wenige – Arzneistoffe für eine transdermale Applikation geeignet. Zum Einsatz kommen TTS vor allem bei Hormonen und starken Schmerzmitteln.

TTS müssen kühl, aber nicht unbedingt im Kühlschrank gelagert werden. Bei Hitze, also auch bei starker Sonneneinstrahlung, ist eine Überdosierung aufgrund einer erhöhten Wirkstofffreisetzung möglich! Daran ist auch beim Besuch einer Sauna, im Solarium oder beim Auflegen einer Wärmflasche zu denken. Baden und Duschen mit TTS ist prinzipiell möglich, wenn nichts anderes angegeben ist. Allerdings sollte das nicht zu heiß und zu lange erfolgen. Probleme kann man vermeiden, wenn das Baden an Tagen mit Pflasterwechsel erfolgt.

Die Haut an der regelmäßig zu wechselnden Klebestelle muss trocken, fettfrei, unverletzt und unbehaart sein, um eine gleichmäßige und korrekte Dosierung und eine gute Haftung zu ermöglichen.

Bei den TTS unterscheidet man *Matrixpflaster*, bei denen der Wirkstoff in eine Art Gerüst (Matrix) eingebettet ist und *Reservoirpflaster*, bei denen der Wirkstoff in einem Reservoir gelöst und von einer Membran umgeben ist. Reservoirpflaster dürfen auf keinen Fall zerschnitten werden, da sonst der Wirkstoff sehr schnell austritt („dose-dumping"). Bei Matrixpflastern sind die Angaben des Herstellers zu beachten.

Bei allen TTS erfolgt die Dosierung des Wirkstoffs über die Beladungsmenge und Pflastergröße, so dass gerade auch beim Wechsel von Pflastersorten auf die Gleichheit dieser Parameter geachtet werden muss.

TTS dürfen wie andere Arzneimittel nicht in die Hände von Kindern gelangen. Auch verbrauchte TTS enthalten meist noch erhebliche Wirkstoffreste und sollten daher fachgerecht mit zusammengeklebten Pflasterflächen entsorgt werden.

3.6.6.7 Trockensäfte

Manche Arzneistoffe sind trocken besser haltbar, so dass sie als sogenannte „Trockensäfte" angeboten werden. Die Herstellung der gebrauchsfertigen Lösung erfolgt dann erst kurz vor der Anwendung (Achtung bei der Abgabe von Doppelpackungen, die nacheinander angewendet werden müssen!). Als Lösungsmittel wird dabei „normales" kaltes Trinkwasser aus der Leitung verwendet. Da es verschiedene Formen der Herstellung gibt (Füllmarken- und Messbechermethode), ist es sinnvoll, dem Kunden die Anfertigung des Trockensaftes anzubieten (Gebrauchsanweisung lesen!), um die richtige Dosierung (gerade auch für die Anwendung bei Kleinkindern) sicherzustellen.

Wegen der begrenzten Haltbarkeit nach der Zubereitung sollte das Datum der Zubereitung vermerkt werden. Die meisten (antibiotikahaltigen) Trockensäfte müssen nach der Zubereitung kühl gelagert und (bei Suspensionssäften) vor Anbruch geschüttelt werden, um die richtige Dosierung zu ermöglichen. Die entsprechenden Lagerungshinweise sind zu beachten bzw. auch an den Patienten/Kunden weiterzugeben.

Die Dosierung erfolgt oft nach Körpergewicht. Ist das bekannt oder kann das in der Apotheke gemessen werden? Dann lässt sich auch gleich die entsprechende Dosierung sowie die Anwendung der beiliegenden Dosierhilfe erklären oder eine besser geeignete mitgeben, denn Messlöffel lassen sich oft schlecht „füllen" oder ablesen und bergen bei der Applikation auch die Gefahr des Tropfens und damit der Dosierungenauigkeit. Bessere Alternativen sind Dosierspritzen oder Einmalspritzen.

3.6.6.8 Tropfsysteme

Es gibt zwei Arten von Tropfeinsätzen, die unterschiedlich zu handhaben sind: den *Zentral- oder Senkrechttropfer* sowie den *Randtropfer*.

Beim Zentraltropfer sitzen in der Mitte des Einsatzes eine Tropfröhre sowie eine zweite Röhre zur Belüftung am Rand. Zentraltropfer müssen senkrecht gehalten werden und haben oft Antropfschwierigkeiten, dürfen aber bei der Applikation nicht geschüttelt werden, weil sich dann die Tropfengröße und damit die Dosierung verändert.

Beim Randtropfer befindet sich die Tropföffnung ebenfalls in der Mitte, am Rand befindet sich eine Kerbe. Zur Anwendung muss der Randtropfer schräg gehalten werden. Auch er darf nicht geschüttelt oder geklopft werden, um die Tropfengröße und damit die Dosierung nicht zu verändern (Bei senkrechter Haltung würden die Tropfen aufgrund der Schwerkraft größer).

3

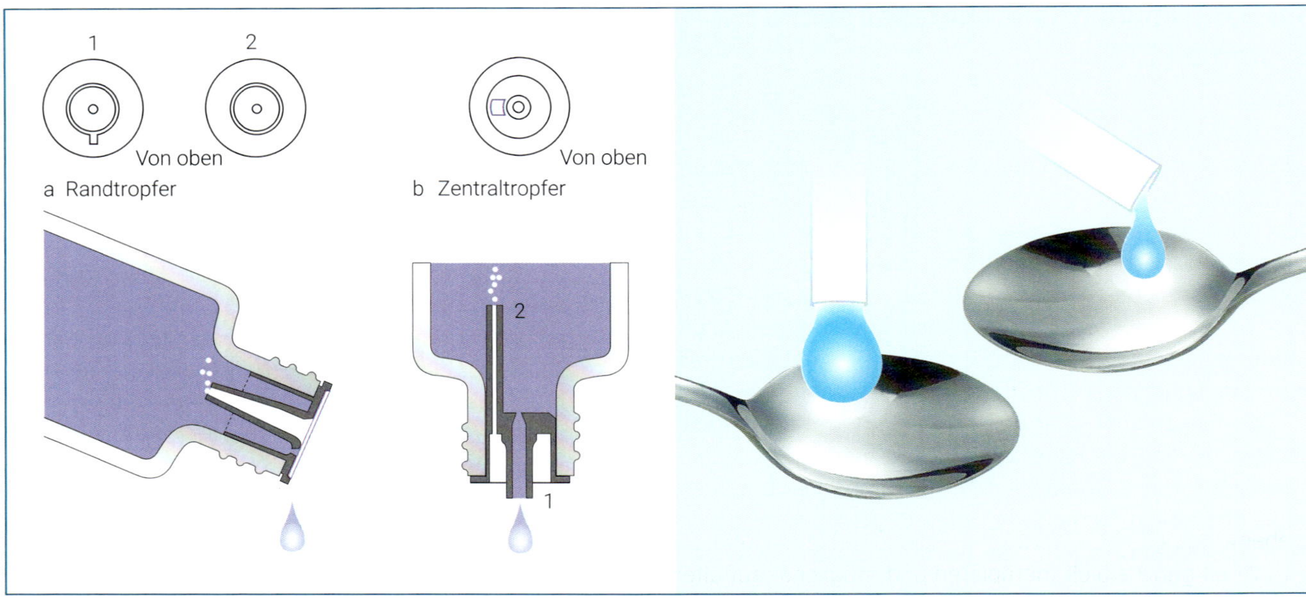

Abb. 3.11: Zentraltropfer und Randtropfer

- Tipps zum Tropfen http://ptaforum.pharmazeutische-zeitung.de/index.php?id=4713

Allgemeine Informationen zur Anwendung von Arzneimitteln

- https://www.hexal.de/patienten/ratgeber/arzneimittel-richtig-anwenden
- Haefeli, WE, Quinzler, R.: Arzneimittel richtig anwenden. Thieme-Verlag

3.6.6.9 Zäpfchen

Zäpfchen sind Arzneiformen zur rektalen Anwendung, die trocken und kühl (unter 20-25 °C) gelagert werden müssen. Ist es (im Sommer) wärmer in der Wohnung, sind die Zäpfchen im Kühlschrank zu lagern, wenn das nicht ohnehin als Lagerungshinweis angegeben ist. Einmal geschmolzene Zäpfchen dürfen auch nach einer Kühlung nicht wieder verwendet werden, da der Wirkstoff auskristallisieren oder sich ungleichmäßig verteilen kann.

Zäpfchen müssen tief genug (bis hinter den Schließmuskel) eingeführt werden, wobei auch aus hygienischen Gründen die Verwendung von Einmalhandschuhen oder Fingerlingen sinnvoll ist. „Flutschen" Zäpfchen nach der Applikation immer wieder heraus, können sie auch mit dem stumpfen Ende voran eingeführt werden, um damit den Schließmuskel zu „überlisten".

Eine Ausnahme hinsichtlich der Applikation stellen Vaginalzäpfchen oder Ovula bzw. Vaginalkugeln oder Vaginalglobuli dar, die natürlich zur vaginalen und nicht zur rektalen Anwendung gedacht sind, was man vielen Frauen jedoch durchaus erklären sollte.

1. Der Körperfettanteil bei Neugeborenen ist deutlich niedriger als bei Erwachsenen. Was bedeutet das für fettlösliche Arzneimittel (oder auch Vitamine)?
2. Warum sind Tee- oder Esslöffel nicht für eine genaue Dosierung geeignet?
3. Antihistaminika können (nicht nur) bei älteren Menschen die Sturzgefahr erhöhen. Welche Arzneimittelgruppen gerade aus der Selbstmedikation kommen dabei in Frage?
4. Sind Pulverinhalatoren geeignete Darreichungsformen bei einer Asthma-Therapie?
5. Inwieweit halten Sie die Angaben zum Zuckergehalt bei Säften für wichtig? Muss oder sollte zwischen Zucker und Zuckeraustauschstoffen unterschieden werden? Wenn ja, warum?
6. Eine Tablette mit Kerbe soll nach Anweisung des Arztes geteilt werden. In der Packungsbeilage findet sich der Hinweis, dass die Tabletten nicht wirkstoffgleich teilbar sind. Was bedeutet das bzw. wie ist zu verfahren?

- Arbeitsbogen 24 „Darreichungsformen – Auswahl und Beratung"

3.7 Besondere Therapierichtungen

Besondere Therapierichtungen zeichnen sich dadurch aus, dass für sie allesamt kein Wirkungsnachweis nach naturwissenschaftlichen Kriterien erbracht werden kann, so dass die Wirksamkeit wahrscheinlich auf dem Placebo-Effekt beruht. Dennoch erfüllen alle besonderen – oder alternativen – Therapierichtungen den Wunsch vieler Kunden nach milden, nebenwirkungsfreien Mitteln, die den Menschen und die Krankheit ganzheitlich therapieren und möglichst auf alten Traditionen und Überlieferungen beruhen.

Die Denkansätze der besonderen Therapierichtungen stammen meist aus Zeiten, in denen die Kenntnisse über Ursache und Wirkung vieler Erkrankungen bestenfalls als „rudimentär" bezeichnet werden können und eine naturwissenschaftliche Denkweise noch nicht entwickelt war. Oft beruhen sie auch nur auf Postulaten einzelner, selbstberufener Heiler und deren individuellen Genesungserfahrungen. Manche der alten Denkansätze korrespondieren allerdings auch heute noch gut mit Ahnungen oder Vorstellungen vieler Menschen über Wirkungsweisen von Medikamenten und begegnen ihren Ängsten vor „böser Chemie" und „gefährlichen Nebenwirkungen".

Vielen Kunden, die nach alternativen Heilmitteln fragen, ist der Unterschied zwischen (rationaler) Phytotherapie und besonderen Therapierichtungen, insbesondere der Homöopathie oder auch der Biochemie nach Schüssler, nicht klar. Sie wären häufig auch sehr zufrieden mit der Anwendung pflanzlicher Arzneimittel mit nachgewiesenen Wirkungen, so dass der Apotheker die Erfahrungen des Kunden mit der jeweiligen Therapierichtung erfragen sollte.

Letztlich müssen auch PhiPs als Naturwissenschaftler überlegen, wie sie mit dem Wunsch der Kunden nach evidenzfreier Behandlung umgehen wollen, welche Fragen und Informationen vor der Abgabe alternativer Heilmittel zu stellen sind und wo die Grenzen bei der Abgabe derartiger Heilmittel liegen.

3.7.1 Homöopathie

Erfinder/Begründer: Samuel Hahnemann (1755-1843), deutscher Arzt
Zeit: ab 1796
Idee: Die Homöopathie wird auch als „Ähnlichkeitslehre" bezeichnet, da sie dem Grundsatz „Ähnliches möge durch Ähnliches geheilt werden" (similia similibus curentur) folgt. Ein homöopathisches Arzneimittel soll so ausgewählt werden, dass seine Inhaltsstoffe – an gesunden Menschen angewendet – ähnliche Beschwerden hervorrufen, wie die, gegen die das Mittel eingesetzt werden soll.

Dazu nehmen gesunde Probanden („homöopathische Prüfer") ein Mittel ein und notieren anschließend alle Reaktionen, die sie an sich feststellen, so dass homöopathische Arzneimittel also durch Testung an gesunden Menschen „entdeckt" werden, wobei auch noch der jeweilige Gemütszustand in die Mittelfindung mit einfließt. Ist das passende Mittel gefunden, führt es bei kranken Menschen zunächst zu einer Verstärkung der Beschwerden („Erstverschlimmerung"), bevor es seine Heilwirkung durch Anregung der Selbstheilungskräfte des Körpers entfalten kann. Hahnemann und seine Nachfolger haben die Beobachtungen über die Wirkungen bestimmter Mittel in sogenannten „Repetitorien" als Arzneimittelbilder niedergelegt.

In der klassischen Homöopathie wird stets nur ein Mittel auf einmal verabreicht, um seine Eignung zu testen und eine Wirkung eindeutig zuordnen zu können. Von diesem Grundsatz weichen allerdings die Anhänger der Komplexhomöopathie ab, die eher nach dem Motto „Viel hilft viel" verfahren und viele verschiedene Mittel kombinieren.

Bei der Herstellung von Homöopathika werden die Urtinkturen der gelösten Grundsubstanzen potenziert (verdünnt), indem sie wiederholt meist im Verhältnis 1:10 (D-Potenzen) oder 1:100 (C-Potenzen) mit Wasser oder 40%igem Ethanol verschüttelt bzw. mit Milchzucker verrieben werden. Dieses Verfahren war ursprünglich der Giftigkeit vieler Stoffe bei der Wirkungsfindung geschuldet. So bleiben beispielsweise homöopathisch verarbeitete verschreibungspflichtige Stoffe auch bis zur Potenz D4 verschreibungspflichtig (§ 5 AMVV).

Erst später nahm Hahnemann an, dass bei dem Ritual der Potenzierung, die er auch „Dynamisierung" nannte, eine im Inneren des Heilmittels verborgene geistige Kraft wirksam werde. Der genaue Vorgang der Potenzierung, die Anzahl der Schläge beim Verschütteln und die zu verwendende Me-

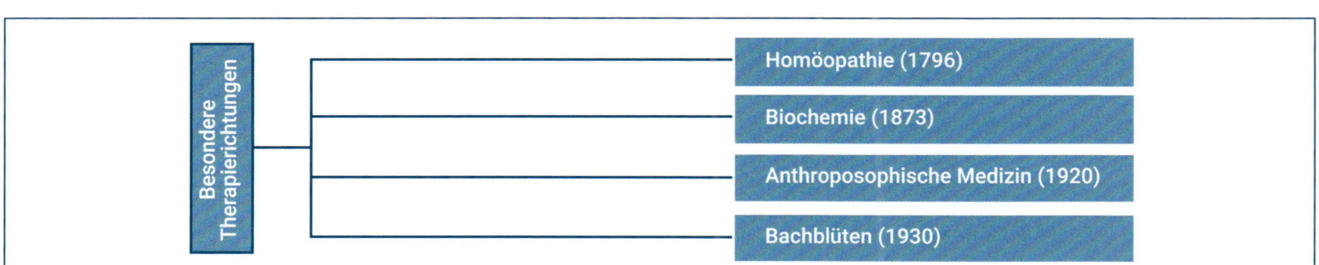

Abb. 3.12: Besondere Therapierichtungen und ihre Einführungsdaten

thode erfolgt daher nach streng festgelegten Regeln, die im homöopathischen Arzneibuch beschrieben werden.

Anwendung: Die Einnahmehäufigkeit spielt in der Regel eine geringere Rolle als die Auswahl des passenden Heilmittels. Dennoch gilt: Bei akuten Zuständen wird das Mittel häufiger (stündlich) angewendet, bei chronischen Zuständen seltener. Die Anwendungsdauer richtet sich nach den Beschwerden und wird (nach einer möglichen Erstverschlimmerung) so lange fortgeführt, bis die gewünschte Besserung eingetreten ist. Bei einer deutlichen Verschlechterung des Zustandes ist in jedem Fall ein Arzt aufzusuchen.

Ohne Angabe der Potenz hat sich D12 als unproblematisch erwiesen. Bei akuten Beschwerden wird das Mittel anfangs stündlich (sechs- bis zehnmal täglich) eingenommen, ab dem zweiten Tag wird die Dosis reduziert. Bei chronischen Beschwerden genügt eine ein- bis dreimal tägliche Einnahme. Säuglinge im ersten Lebensjahr erhalten meist ein Drittel der Erwachsenendosis, Kleinkinder bis zum 6. Lebensjahr die Hälfte und Kinder zwischen dem 6. und 12. Lebensjahr zwei Drittel der Erwachsenendosis.

Homöopathische Mittel sollen möglichst lange im Mund bleiben und daher unter die Zunge geträufelt bzw. unter der Zunge aufgelöst werden. Homöopathische Hochpotenzen (ab D 30 bzw. C 30) sollen wirksamer sein als Mittel- und Niedrigpotenzen und sollten stets individuell vom Homöopathen verordnet und meist nur einmal täglich eingenommen werden.

- § 10 AMG § 5 AmVV
- Grundlagen der Homöopathie aus Herstellersicht
  www.dhu.de/
- Kritische Bewertung der Homöopathie
  www.pharmazeutische-zeitung.de/?id=48419

Aufgrund der geistartigen Kräfte, die den Mitteln innewohnen sollen, sollten homöopathische Mittel nicht auf Metalllöffeln eingenommen werden, die die Wirkung ungünstig beeinflussen können. Auch der gleichzeitige Verzehr von Kaffee und Menthol scheint die Arzneikräfte zu verringern, weshalb Kunden dankbar für derartige Hinweise (und das Angebot mentholfreier, homöopathieverträglicher Zahnpasta) sind.
Potenzierte Mittel gibt es in Form von alkoholischen Lösungen, Tabletten und Globuli, deren Basis meist Milchzucker ist. Erstaunlicherweise vertragen viele Anhänger der Homöopathie Milchzucker oder Alkohol problemlos, wenn sie homöopathisch verarbeitet sind, während „normale" Tabletten oder Lösungen aufgrund einer Intoleranz stets frei von Lactose bzw. Alkohol sein sollen. Für die wenigen Personen mit angeborenem Enzymmangel (Alaktasie) oder Veganer stehen auch homöopathische Arzneimittel auf Basis von Saccharose zur Verfügung. Inzwischen sind auch Externa, also Cremes und Salben, in homöopathischen Verarbeitungen erhältlich.

3.7.2 Biochemische Heilweise mit Schüßler-Salzen

Erfinder/Begründer: Wilhelm Heinrich Schüßler (1821-1898), Arzt aus Oldenburg
Zeit: ca. 1873
Idee: Die „Biochemie" oder „Biochemische Heilweise" geht auf den Oldenburger Arzt Wilhelm Heinrich Schüßler zurück, der die Vorstellung entwickelte, dass Krankheiten durch Funktionsstörungen innerhalb der Zellen entstehen, für die wiederum ein Ungleichgewicht der Mineralstoffe verantwortlich ist. Durch Gabe der fehlenden Mineralsalze sollten sich somit alle Krankheiten heilen lassen.

Er identifizierte in seinen Untersuchungen zwölf Mineralsalze als lebensnotwendig, weil sie in allen Zellen vorkommen. Um herauszufinden, welches Salz dem Körper fehlt, bediente sich Schüßler u.a. der „Antlitzanalyse", denn er wollte bei seinen Untersuchungen festgestellt haben, dass sich das Fehlen eines Mineralstoffes bevorzugt durch Merkmale im Gesicht wie Färbung und Spannkraft der Haut bemerkbar macht.

Als homöopathisch ausgebildeter Arzt kam für ihn nur die Anwendung in homöopathischen Gaben in Frage, durch die die „feinstofflichen" Mineralsalze direkt in das Zellinnere gelangen sollen und dort einen Reiz setzen, der die Zellkraft stärkt und die Aufnahmefähigkeit des Körpers für Nährstoffe verbessert. Das Schüßler-Salz soll den bestehenden Mineralstoffmangel im Körper also nicht selbst ausgleichen, sondern den Anstoß für eine bessere Verwertung zugeführter Mineralstoffe geben. Die Mängel außerhalb der Zellen müssen durch eine nährstoff- und basenreiche Ernährung aufgefüllt werden, da ein gewisses Gleichgewicht zwischen Zellinnerem und Extrazellularraum notwendig sei.

Auch wenn Dosierung und Herstellung der Schüßler-Salze homöopathischen Kriterien genügen, hat auch Schüßler selbst immer wieder betont, dass es sich bei seiner „Biochemischen Heilweise" nicht um ein homöopathisches, sondern um ein eigenständiges Therapieprinzip handelt, da es weder auf dem homöopathischen Ähnlichkeitsprinzip aufbaut noch Arzneimittelprüfungen an Gesunden vorsieht.

Dennoch sind die biochemischen Mittel nach Schüßler rein rechtlich als homöopathische Arzneimittel eingestuft, die nach einem vereinfachten Genehmigungsverfahren in den Verkehr gebracht werden. Schüßler selbst identifizierte 12 Funktionsmittel, seine Nachfolger erweiterten diese um 15 Ergänzungsmittel.

	Funktionsmittel		Ergänzungsmittel
1	Calcium fluoratum D12 (Calciumfluorid)	13	Kalium arsenicosum D6 (Kaliumarsenit)
2	Calcium phosphoricum D6 (Calciumphosphat)	14	Kalium bromatum D6 (Kaliumbromid)
3	Ferrum phosphoricum D12 (Eisenphosphat)	15	Kalium jodatum D6 (Kaliumiodid)
4	Kalium chloratum D6 (Kaliumchlorid)	16	Lithium chloratum D6 (Lithiumchlorid)
5	Kalium phosphoricum D6 (Kaliumphosphat)	17	Manganum sulfuricum D6 (Mangansulfat)
6	Kalium sulfuricum D6 (Kaliumsulfat)	18	Calcium sulfuratum D6 (Calciumsulfid)
7	Magnesium phosphoricum D6 (Magnesiumhydrogenphosphat)	19	Cuprum arsenicosum D6 (Kupferarsenit)
8	Natrium chloratum D6 (Natriumchlorid – Kochsalz)	20	Kalium-Aluminium sulfuricum D6 (Alaun)
9	Natrium phosphoricum D6 (Natriumphosphat)	21	Zincum chloratum D6 (Zinkchlorid)
10	Natrium sulfuricum D6 (Natriumsulfat)	22	Calcium carbonicum D6 (Calciumcarbonat)
11	Silicea D12 (Kieselsäure)	23	Natrium bicarbonicum D6 (Natriumhydrogencarbonat)
12	Calcium sulfuricum D6 (Calciumsulfat), später wieder gestrichen	24	Arsenum jodatum D6 (Arsentriiodid)
		25	Aurum chloratum natronatum D6 (Gold/Natriumchlorid)
		26	Selenium D6 (Selen)
		27	Kalium bichromicum D12 (Kaliumdichromat)

Tabelle 3.25: Liste aller Schüßler-Salze mit Funktions- und Ergänzungsmitteln

Anwendung: Schüßler-Salze werden normalerweise als Tabletten angewendet, die man am besten eine halbe Stunde vor dem Essen langsam im Mund zergehen lässt. Üblich ist beispielsweise die Einnahme von drei- bis sechsmal täglich einer bis zwei Tabletten. Mehrere Salze können auch miteinander kombiniert werden. In diesem Fall nimmt man von jedem Salz dreimal täglich eine Tablette. Da die Tabletten vorrangig aus Milchzucker bestehen, stehen die Schüßler-Salze für Patienten mit Laktoseintoleranz auch in Form alkoholischer Tropfen oder Globuli als Kügelchen aus Rohrzucker zur Verfügung. Von den Globuli oder Tropfen nimmt man je fünf für jede Tablette, die sonst eingenommen worden wäre. 50 Tabletten entsprechen 1 Broteinheit.

Für jedes Salz gibt es eine sogenannte Regelpotenz. Die Salze Nr. 1, 3 und 11 werden in der Regel als D12 eingenommen, alle übrigen Salze als D6, wo selbst 1000 Tabletten noch weniger als ein Milligramm des anorganischen Mineralstoffes enthalten, so dass ein Nährstoffmangel durch Schüßler-Salze wirklich nicht auszugleichen ist.

- Entwicklung und Hintergründe der „Biochemie" http://www.pharmazeutische-zeitung.de/index.php?id=4367
- Indikationen und Anwendung www.schuessler-salze-portal.de/

3.7.3 Anthroposophische Medizin

Erfinder/Begründer: Rudolf Joseph Lorenz Steiner (1861-1925), österreichischer Philosoph
Zeit: ab ca. 1920
Idee: Die Anthroposophische Medizin nach Rudolf Steiner ist eine ganzheitliche komplementärmedizinische Therapierichtung, die auf einem geistig-mystischen Ideensystem beruht, das der antiken und mittelalterlichen Naturphilosophie ähnelt. So definierte Steiner Erkrankungen unter anderem als Disharmonien der Wesensglieder, bei denen die Überwindung der Krankheit zu einem neuen Gleichgewicht führt. Als Heilmittel spielen dabei Stoffe mineralischen, pflanzlichen, tierischen und menschlichen Ursprungs eine Rolle, die oral, parenteral (subkutan, intramuskulär oder intravasal) oder äußerlich angewendet werden. Eine besonders wichtige Rolle wird den sieben Metallen Blei, Zinn, Gold, Kupfer, Quecksilber, Silber und Eisen zugesprochen, die auch bestimmten Planeten und Organen zugeordnet werden (z.B. Merkur-Quecksilber-Lunge).

Häufig werden die anthroposophischen Heilmittel als homöopathische Komplexmittel in D-Potenzen angewendet. Daneben existieren jedoch auch Heilmittel mit definierten Wirkstoffmengen wie sie zum Beispiel mit der Misteltherapie bei Krebs zum Einsatz kommen, die ebenfalls auf Vorstellungen Rudolf Steiners beruht. So ist die anthroposophische Medizin ein komplexes Gemenge aus ideologischen Vorstellungen, die Homöopathie, Phytopharmazie oder auch Heileurhythmie, Farbtherapie und rhythmische Massagen umfasst.

In Deutschland existieren vor allem zwei Anbieter anthroposophischer Heilmittel, WALA und Weleda. Beide stellen auch Kosmetika her. In der Weleda-Heilmittelliste sind die von Steiner persönlich empfohlenen Arzneimittel markiert. Ähnlich wie bei den Homöopathika ist für anthroposophische Heilmittel kein Wirksamkeitsnachweis notwendig, da die Anthroposophie zu den besonderen Therapierichtungen gehört, deren Heilmittel einer vereinfachten Zulassung unterliegen.

Anwendung: Individuell.

Informationen der Hersteller

- https://www.walaarzneimittel.de/de/arzneimittel.html
- www.weleda.de/arzneimittel
- Kritische Bewertung der Anthroposophie aus medizinischer Sicht https://www.aerzteblatt.de/pdf.asp?id=112832

3.7.4 Bach-Blütentherapie

Erfinder/Begründer: Edward Bach (1886-1936), britischer Arzt aus Birmingham
Zeit: ca. 1930
Idee: Laut Bachs Vorstellung beruht jede körperliche Krankheit auf einer seelischen Gleichgewichtsstörung, die durch einen Konflikt zwischen der unsterblichen Seele und der Persönlichkeit entsteht. Eine Heilung kann daher nur durch eine Harmonisierung auf der geistig-seelischen Ebene erfolgen. Bach beschrieb anfangs 19 Gemütszustände, die er später auf „38 disharmonische Seelenzustände der menschlichen Natur" erweiterte. Alle Pflanzenteile sowie das Felsquellwasser wurden den sieben Gemütszuständen Niedergeschlagenheit, Angst, fehlendes Interesse an der Gegenwart, Einsamkeit, übertriebene Sorge um Andere, Überempfindlichkeit und Unsicherheit zugeordnet. Die Pflanzen werden oft auch als die „sieben Helfer", die „zwölf Heiler", und die „zweiten Neunzehn" bezeichnet.

Zur Herstellung der Essenzen werden die Blüten oder Pflanzenteile an bestimmten Standorten gesammelt und nach rituellen Methoden verarbeitet. Bei der „Sonnenmethode" werden die Blüten für einige Stunden in Wasser gelegt und in der Sonne „getrocknet". Bei der „Kochmethode" werden die Pflanzenteile (meist Hölzer) eine halbe Stunde lang gekocht. Dabei sollen die Pflanzen ihre Schwingungen als heilende Energie an das Wasser abgeben. Diese Essenz wird anschließend mit einem gleich großen Anteil Alkohol zur Konservierung versetzt. Um die eigentlichen Blütenessenzen zu erhalten, wird diese Urtinktur 1:240 verdünnt, so dass praktisch kein Alkohol mehr enthalten ist.

Eine Mischung aus fünf Pflanzenessenzen (Cherry Plum, Clematis, Impatiens, Rock Rose, Star of Bethlehem) ist als „Rescue Remedy" oder „Notfalltropfen" für alle möglichen Arten an psychologischen Notfallsituationen bekannt geworden. Bach-Blütenessenzen sind inzwischen rein rechtlich als Lebensmittel eingestuft (wässrige Blütenauszüge), denen keine arzneiliche Wirkung zugeschrieben werden kann und darf.

Anwendung: Bachblüten werden je nach Gemütszustand als Mischung angewendet, wobei meist sechs, selten zehn Essenzen kombiniert werden. Zur Einnahme gibt es die Wasserglas- oder die Einnahmeglasmethode, wenn die Essenzen nicht direkt aus der Verkaufsflasche („stock bottle") eingenommen werden.

Bei der „Wasserglasmethode" werden von jeder Bachblütenessenz zwei Tropfen in ein Glas Wasser gegeben, dessen Inhalt dann über den Tag verteilt in kleinen Schlucken getrunken wird.

Bei der „Einnahmeglasmethode" füllt man je zwei Tropfen der gewünschten Essenzen in ein Pipettenglas (z.B. aus der Apotheke) und füllt dieses mit Wasser ohne Kohlensäure auf. Möchte man die Essenz haltbarer machen, kann man einen Teelöffel Brandy (oder anderen hochprozentigen Alkohol) dazugeben. Aus dem Einnahmeglas werden bei Bedarf je vier Tropfen bis zu vier Mal täglich direkt auf die Zunge gegeben.

Nr.	Bezeichnung	Pflanze	Gemütszustand
1	Agrimony	Gemeiner Odermennig	Überempfindlichkeit
2	Aspen	Espe / Zitterpappel	Angst
3	Beech	Rotbuche	Übertriebene Sorge um Andere
4	Centaury	Tausendgüldenkraut	Überempfindlichkeit
5	Cerato	Bleiwurz	Unsicherheit
6	Cherry Plum	Kirschpflaume	Angst
7	Chestnut Bud	Rosskastanienknospe	Fehlendes Interesse an der Gegenwart
8	Chicory	Wegwarte	Übertriebene Sorge um Andere
9	Clematis	Gewöhnliche Waldrebe	Fehlendes Interesse an der Gegenwart
10	Crab Apple	Holzapfel	Niedergeschlagenheit
11	Elm	Englische Ulme	Niedergeschlagenheit
12	Gentian	Herbstenzian	Unsicherheit
13	Gorse	Stechginster	Unsicherheit
14	Heather	Schottisches Heidekraut	Einsamkeit
15	Holly	Europäische Stechpalme	Überempfindlichkeit
16	Honeysuckle	Geißblatt	Fehlendes Interesse an der Gegenwart
17	Hornbeam	Hainbuche	Unsicherheit
18	Impatiens	Springkraut	Einsamkeit
19	Larch	Europäische Lärche	Niedergeschlagenheit
20	Mimulus	Gefleckte Gauklerblume	Angst
21	Mustard	Ackersenf	Fehlendes Interesse an der Gegenwart
22	Oak	Eiche	Niedergeschlagenheit
23	Olive	Ölbaum	Fehlendes Interesse an der Gegenwart
24	Pine	Schottische Kiefer	Niedergeschlagenheit
25	Red Chestnut	Rote Kastanie	Angst
26	Rock Rose	Gelbes Sonnenröschen	Angst
27	Rock Water	Fels-Quellwasser	übertriebene Sorge um Andere
28	Scleranthus	einjähriger Knäuel	Unsicherheit
29	Star of Bethlehem	Doldiger Milchstern	Niedergeschlagenheit
30	Sweet Chestnut	Esskastanie / Edelkastanie	Niedergeschlagenheit
31	Vervain	Eisenkraut	Übertriebene Sorge um Andere
32	Vine	Weinrebe	Übertriebene Sorge um Andere
33	Walnut	Walnuss	Überempfindlichkeit
34	Water Violet	Wasserfeder	Einsamkeit
35	White Chestnut	Weißblühende Rosskastanie	Fehlendes Interesse an der Gegenwart
36	Wild Oat	Waldtrespe	Unsicherheit
37	Wild Rose	Hecken-Rose	Fehlendes Interesse an der Gegenwart
38	Willow	Gelbe Weide	Niedergeschlagenheit

Tabelle 3.26: Bachblüten und ihre Einsatzgebiete

Die Anwendungsdauer beträgt meist 1-4 Tage, bei Bedarf aber auch länger, bis eine Harmonisierung des Gemütszustands eingetreten ist.

- Informationen der Anhänger
  www.bach-blueten-portal.de/
- Kritische Bewertung
  https://www.doccheck.com/de/detail/articles/5865-irrsinn-in-voller-bachblute?utm_source

1. Wo sehen Sie Gemeinsamkeiten bzw. Unterschiede zwischen Homöopathie und Impfungen?
2. Welches sind die vier Grundpfeiler der Homöopathie?
3. Wenn ein Liter einer homöopathischen Urtinktur genau ein Mol Teilchen enthält, wie viele Teilchen sind dann (aufgerundet) in einer D24 Potenz dieser Urtinktur enthalten?
4. Gibt es für die Herstellung homöopathischer Arzneimittel verbindliche Rechtsvorschriften?
5. Welche C-Potenz entspricht einer D12-Potenz?
6. Welche Potenz ist nach Vorstellung der Homöopathen stärker? C12 oder D24?
7. Darf Homöopathie auch außerhalb der Apotheke verkauft werden?
8. Darf ein Supermarkt Bachblütenbonbons verkaufen?

3.8 Informationen über Arzneimittel und Medizinprodukte

- Möglichkeiten der Informationsbeschaffung beschreiben
- Mit Anfragen zu Informationen über Arzneimittel und Medizinprodukte umgehen
- Dokumentationsmöglichkeiten und -pflichten beschreiben
- Standardisierte Arzneimittelinformationen, z. B. Fachinformationen, benutzen und bewerten
- Informationen über Arzneimittel und Medizinprodukte einschätzen, z. B. aufgrund des Studiendesigns oder hinsichtlich evidenzbasierter Pharmazie

Die Beschaffung und Bewertung von Informationen über Arzneimittel und Medizinprodukte ist eine sehr wichtige pharmazeutische Aufgabe, die gerade in Zeiten der multimedialen Informationsflut zunehmend an Bedeutung gewinnt. Der Apotheker fungiert in dieser Hinsicht als Lotse im Informationsdschungel und wird oft genug als Ratgeber für eine fundierte Zweitmeinung oder zum Vereinfachen komplexer Zusammenhänge angesprochen. Im Zuge der (hoffentlich) weiter zunehmenden Zusammenarbeit zwischen den Heilberufen gewinnen seine Kenntnisse auch immer mehr in den interdisziplinären Teams im Rahmen des Medikationsmanagements bzw. bei der Umsetzung der klinischen Pharmazie an Bedeutung.

Grundlage einer guten Beratung ist neben hervorragenden Fachkenntnissen vor allem der Zugang zu seriösen Informationen. Man kann nicht alles im Kopf haben, aber man muss wissen, wo es steht und – ganz besonders wichtig in modernen Zeiten – welchen Informationsquellen man vertrauen kann.

3.8.1 Möglichkeiten der Informationsbeschaffung

Die Möglichkeiten der Informationsbeschaffung sind heute so vielfältig wie nie zuvor. Neben den klassischen Printmedien hat hier vor allem das Internet mit seinen unbegrenzten Möglichkeiten und dem einfachen Zugang zu diversen Datenbanken und Archiven schnell einen wichtigen Platz eingenommen. Gerade, wenn es um die Suche nach wissenschaftlichen Informationen geht, ist es wichtig, zuverlässige Datenquellen zu kennen, um die Spreu vom Weizen zu trennen.

Sicherlich bekommt man mit einer einfachen „google"-Suche und einem Wikipedia-Artikel einen guten ersten Überblick über ein Thema oder eine Fragestellung, aber für fundierte, gesundheitsbezogene Auskünfte kann das nicht die einzige Datenquelle sein. Ein weiterer Aspekt bei der Informationsbeschaffung in der Apotheke ist neben der Schnelligkeit und Seriosität auch die barrierefreie Verfügbarkeit. Wo erst umständlich Zugangsdaten ausgetauscht oder Jahresmitgliedschaften (mit entsprechenden Beitragszahlungen) abgeschlossen werden müssen, wird die Nutzung einer solchen Quelle oftmals eher in den Hintergrund rücken.

Für alle Fragen rund um Arzneimittel bzw. Wirkstoffe ist die ABDA-Datenbank[2] die erste Anlaufstelle im Apothekenalltag, die in den meisten Apotheken direkt in die Warenwirtschaftssoftware integriert ist und für die es verschiedene Module und Ausbaustufen gibt.

- Inhalte der ABDA-Datenbank[2]
  https://abdata.de/produkte/

Mit den in Tabelle 3.27 genannten, im Internet erreichbaren, standardisierten Informationsquellen lassen sich zusätzliche seriöse Informationen beschaffen.

Daneben ist es natürlich auch nie „verboten", Kontakte zu Kollegen aufzubauen und die „Schwarmintelligenz" des eigenen Teams oder von fachbezogenen Gruppen in sozialen Netzwerken oder die umfangreichen Literaturtipps der Leitlinienkommentare der BAK zu nutzen.

- BAK-Leitlinienkommentar Arzneimittelinformation
  www.abda.de/fileadmin/assets/Praktische_Hilfen/Leitlinien/Arzneimittelinformation/LL_AM_Info_Kommentar.pdf

Name und ggf. Zugangslink	Inhalt und Eigenschaften
ABDA / BAK • www.abda.de/themen/apotheke/qualitaetssicherung0/	Inhalte vor allem der Bundesapothekerkammer BAK zur Qualitätssicherung und Arbeitsschutz, Leitlinien und Arbeitshilfen für diverse Leistungen der Apotheke
AMK • https://www.abda.de/fuer-apotheker/arzneimittelkommission/amk/zahlen-und-fakten/	Arzneimittelkommission der Deutschen Apotheker. Informationen über Rückrufe, Arzneimittelrisiken, fachbezogene Publikationen
AWMF • www.awmf.org/leitlinien.html	Leitlinien der Fachgesellschaften der Ärzte, u.a. mit Leitlinien inkl. Daten zur Evidenz von Arzneimitteltherapien (Rx und OTC)
DAC/NRF • https://dacnrf.pharmazeutische-zeitung.de/	Umfangreiche Informationen zur Herstellung von Rezeptur- und Defekturarzneimitteln, Datenbank plausibler Rezepturen, individuelle Anfragemöglichkeit und Hilfestellung bei Rezepturproblemen (für Abonnenten)
Deutsche Apotheker Zeitung • www.deutsche-apotheker-zeitung.de/	Online-Portal mit tagesaktuellen Meldungen (frei) sowie online-Version für Abonnenten
DIMDI • https://www.dimdi.de/dynamic/de/arzneimittel/arzneimittel-recherchieren/	Zugang zu und Information über diverse Datenbanken (z.T. kosten- und barrierefrei, z.T. für Fachkreise, z.T. kostenpflichtig) über das Deutsche Institut für Medizinische Dokumentation und Information; auch mit Zugängen zum öffentlichen Teil des Arzneimittelinformationssystems AMIce
DocCheck • www.doccheck.com/de/	Umfangreiche fachbezogene Informationen für Heilberufe, Fachlexika, Bildersammlungen, Stellenmarkt, Newsletter usw., kostenfrei, aber mit Nachweis der Fachzugehörigkeit. DocCheck ist Standard bei vielen Zugangsbegrenzungen für Fachkreise, so dass sich eine Anmeldung „lohnt".
EbM-Netzwerk • www.ebm-netzwerk.de/	Übersichten und Informationen zu Methoden der Evidenz, Evidenzsuche und Wissensdatenbanken im Bereich Medizin und Pharmazie. Teilweise freier Zugang, vollumfänglicher Zugang z.B. für vollständige Cochrane Reviews nur für Mitglieder.
embryotox • www.embryotox.de/	Klinische Daten über die Anwendung von Arzneimitteln in Schwangerschaft und Stillzeit
Fachinformationen • Als PDF-Dokument hinterlegt im Plus X-Modul der ABDA-Datenbank[2] • www.fachinfo.de	Umfangreiche Angaben auch über pharmakologische und pharmakodynamische Aspekte, Studien usw. als komprimierter Inhalt der Investigator's Brochure sowie der digitalen und interaktiven Gebrauchsinformation 4.0
Gebrauchsinformationen • Als PDF-Dokument hinterlegt im Plus X-Modul der ABDA-Datenbank[2] • www.patienteninfo-service.de/	Packungsbeilage: In gedruckter Form Bestandteil einer zur Abgabe an den Endverbraucher bestimmten Fertigarzneimittel-Packung, barrierefreie Versionen, hilfreich auch zur Information der durch den securPharm-Erstöffnungsschutz verborgenen Packungsbeilagen
Investigator's Brochure (IB) • Über Hersteller bzw. pharmazeutischen Unternehmer	Prüferinformationen für „neue" Arzneimittel, noch umfangreicher als Fachinformationen mit Angaben über präklinische und klinische Prüfungen gemäß GCP (good clinical practice), Angaben zur Toxikologie, Wirkmechanismen, Dosis-Findungs-Kurven usw.
Offizielle Seiten von Bundesministerien, -instituten oder Landesbehörden • BfArM • BfR • BMG • BVL • PEI • RKI Siehe auch 7.2.3.3. in der BAK-Leitlinie	Vor allem rechtsverbindliche Informationen bzw. Informationen über den zugrundeliegenden Rechtsrahmen bzw. Informationen über Risiken (u.a. auch BVL und BfR)
Pharmazeutische Zeitung • www.pharmazeutische-zeitung.de/	Online-Portal mit tagesaktuellen Meldungen sowie online-Versionen der meisten Artikel, Archiv, weitere Informationen z.B. über neue Arzneimittel (frei)
Rote Liste • https://online.rote-liste.de/	Mit Informationen über Zusammensetzung, Anwendungsgebiete, Neben- und Wechselwirkungen, Kontraindikationen. Als Printversion, App oder online. Enthält jedoch nur Angaben über Arzneimittel der Firmen, die Mitglied im Bundesverband der Pharmazeutischen Industrie e.V. bzw. im Verband Forschender Arzneimittelhersteller e.V. sind (nur für Abonnenten)

Tabelle 3.27: Standardisierte Informationsquellen für Apotheken (Beispiele)

3.8.2 Informationen über Arzneimittel und Medizinprodukte einschätzen

Die Beschaffung von Informationen ist der eine Teil, die Bewertung und Auswertung der Informationen der andere, bevor dann aus diesen Informationen eine Empfehlung unter Berücksichtigung der individuellen Fragestellung und Fallkonstellation abgeleitet wird. Nach Kriterien der evidenzbasierten Arbeitsweise ist dabei vor dem Inhalt vor allem die Seriosität der Daten zu bewerten, weshalb „bekannten" und gut bewertbaren oder bereits bewerteten Informationsquellen der Vorzug vor unbekannten Quellen zu geben ist.

Werden ärztliche Leitlinien als Informationsquellen herangezogen, richtet sich die Empfehlungsstärke meist nach folgender Stufeneinteilung:

Evidenzstärke	Bezeichnung	Bedeutung
↓	S1	Handlungsempfehlungen von Expertengruppen
	S2k	Konsensbasierte Empfehlung
	S2e	Evidenzbasierte Empfehlung
	S3	Evidenz- und konsensbasierte Empfehlung

Tabelle 3.28: Evidenzstärken ärztlicher Leitlinien (z.B. AWMF-Leitlinien)

Werden Daten aus klinischen Studien berücksichtigt, ist es vor allem deren wissenschaftliche Aussagefähigkeit, die sich aus den Anforderungen an das Studiendesign ergibt und als Evidenzgrad, -stärke, -klasse oder -stufe bezeichnet wird. Dabei werden randomisierte, kontrollierte, verblindete Studien allgemein als der Goldstandard betrachtet und Metaanalysen oder Reviews, die auf derartigen Daten und ihrer Kumulation aufbauen, als höchste Form der Evidenz angesehen. Es ist jedoch zu berücksichtigen, dass nicht alle Metaanalysen oder Reviews auch tatsächlich mit derartigen Studien durchgeführt werden (können), so dass diese zusammenfassenden Formen nur dann eine höhere Evidenzstärke haben, wenn die berücksichtigten Studien entsprechend gut sind.

Empfehlungen, die dann auf der Basis von Daten mit hoher Evidenz gemacht werden, sind natürlich im Allgemeinen zuverlässiger als Empfehlungen, die auf einer Einzelmeinung oder einer Studie mit einfachem Design beruhen. Letztendlich kann für einen Einzelfall aber sowohl die eine als auch die andere Empfehlung hilfreich sein. Nach den aktuellen Vorstellungen der evidenzbasierten Medizin und Pharmazie ist jedoch eine Handlungsempfehlung an den Patienten nicht ausschließlich auf der Evidenzstärke der klinischen Daten aufzubauen, sondern zusätzlich auch die individuelle Situation des Patienten und die klinische Expertise (oder pharmakologische Erfahrung) des Therapeuten bzw. Apothekers zu berücksichtigen.

Evidenzstärke		Anforderungen an das Studiendesign
↑	Klasse Ia	Metaanalysen randomisierter, kontrollierter Studien
	Klasse Ib	Mindestens eine randomisierte, kontrollierte Studie
	Klasse IIa	Mindestens eine gut angelegte, kontrollierte Studie ohne Randomisierung
	Klasse IIb	Mindestens eine gut angelegte, quasi-experimentelle Studie
	Klasse III	Gut angelegte, nicht experimentelle deskriptive Studien (z.B. Vergleichsstudien, Korrelationsstudien, Fall-Kontrollstudien)
	Klasse IV/V	Berichte und Meinungen von Expertenkreisen, Konsensus-Konferenzen und / oder klinische Erfahrung anerkannter Autoritäten

Tabelle 3.29: Evidenzstärke von Studiendesigns

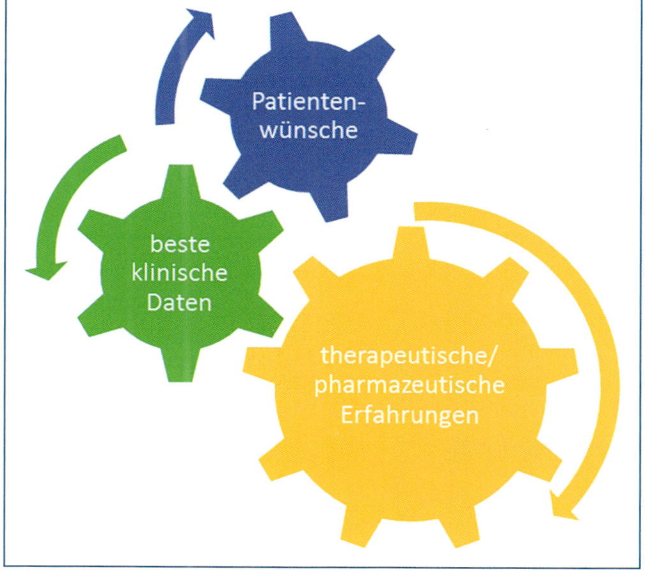

Abb. 3.13: Bausteine der Evidenzbasierten Pharmazie

- Kemmritz, K.: Evidenzbasierte Pharmazie, Deutscher Apotheker Verlag, 1. Auflage 2017
- https://www.ebm-netzwerk.de/de/fachbereiche/evidenzbasierte-pharmazie

3

Neben klinischen Daten findet man bei der Internetsuche sicherlich sehr viel häufiger und schneller – genau wie die eigene Kundschaft – Informationen auf Homepages von Selbsthilfegruppen oder Gesundheitsblogs, deren Seriosität (oder Evidenzgrad) sehr unterschiedlich sein kann.

Nicht nur bei Selbsthilfegruppen stellt die Transparenz über deren Unabhängigkeit ein wichtiges Kriterium für die Seriosität der Informationen dar. Dazu hat die „Bundesarbeitsgemeinschaft SELBSTHILFE von Menschen mit Behinderung und chronischer Erkrankung und ihren Angehörigen e.V." (BAG SELBSTHILFE) Leitsätze erarbeitet, die ein Mindestmaß an Unabhängigkeit und Seriosität einer Selbsthilfegruppe sicherstellen. Organisationen, die sich diesen Leitsätzen unterwerfen, sind auf der Website der BAG gelistet.

- Bundesarbeitsgemeinschaft Selbsthilfe und ihre Mitglieder https://www.bag-selbsthilfe.de/bag-selbsthilfe/mitgliedsorganisationen/

Gerade vom Arzneimittelfachmann Apotheker erwarten Kunden und Angehörige der Heilberufe den Rückgriff auf fundierte, seriöse, unabhängige Informationen. Ein Kennzeichen „seriöser" Gesundheitsinformationsseiten ist dabei der HON-Code der Stiftung „Health on the net", der einen Verhaltenscodex vorgibt, den Gesundheitswebsites einhalten müssen, um das zeitlich begrenzte Zertifikat sowie die Logo-Kennzeichnung tragen zu können.

Kurzfassung des HON-Codes

- Sachverständigkeit: Angabe der Qualifikationen der Verfasser
- Komplementarität: Information zur Unterstützung- und nicht als Ersatz- der Arzt-Patient-Beziehung
- Datenschutz: Einhalten des Datenschutzes und der Vertraulichkeit persönlicher Daten, die der Webseitenbesucher eingegeben hat
- Quellenangaben: Angabe der Quelle(n) der veröffentlichten Information sowie des Datums medizinischer und gesundheitsbezogener Seiten
- Belegbarkeit: Die Seite muss Behauptungen bezüglich Nutzen und Effizienz untermauern
- Transparenz: Zugängliche Darstellung, genauer E-Mail-Kontakt
- Offenlegung der Finanzierung: Angabe der Finanzierungsquellen
- Werbepolitik: Werbeinhalt wird klar von redaktionellem Inhalt unterschieden

HON CODE

https://www.hon.ch/en/

Tabelle 3.30: Anforderungen des HON-Codes

3.8.3 Mit Anfragen zu Informationen über Arzneimittel und Medizinprodukte umgehen

Wird eine Anfrage an die Apotheke gestellt, Informationen zu Arzneimitteln oder Medizinprodukten zusammenzutragen, ist es sinnvoll, nach bestimmten Kriterien vorzugehen, um innerhalb der Apotheke eine gewisse (nachvollziehbare) Einheitlichkeit zu erzielen und mit einem vertretbaren Zeitaufwand zu einem guten Ergebnis zu kommen. Die Bundesapothekerkammer hat zu diesem Zweck eine Leitlinie zur Arzneimittelinformation erstellt, die auch eine umfangreiche Sammlung an Tipps sowie ein Flussdiagramm enthält, das sich gut in eine interne Checkliste umwandeln lässt. Auf jeden Fall ist zu klären, wer was warum (mit welcher Intention) fragt und wie die Anfrage behandelt werden soll.

- BAK-Leitlinie zur Arzneimittelinformation https://www.abda.de/fileadmin/user_upload/assets/Praktische_Hilfen/Leitlinien/Arzneimittelinformation/LL_AM_Info_Infostellen.pdf

Auch aus den Angaben über den Zulassungsstatus eines Arzneimittels lassen sich Informationen über die Qualität und den Umfang von klinischen Daten hinsichtlich der Entwicklung, Herstellung und Zulassung gewinnen, zumal mit dem pharmazeutischen Unternehmer auch eine mögliche Informationsquelle zur Verfügung steht.

	Verschreibungs-pflichtiges Arzneimittel	Apotheken-pflichtiges Arzneimittel	Frei verkäufliches Arzneimittel	Homöo-patisches Arzneimittel	Medizinprodukt
Wirksamkeits-nachweis	Ja. In klinischen Studien bis Phase III zu erbringen.	Ja. In klinischen Studien bis Phase III bzw. nach Ende der automatischen Verschreibungspflicht und positivem Nutzen-Risiko-Profil	Jein. Hauptsächlich traditionelle Anwendung in der Indikation seit mindestens 30 Jahren (und mindestens 15 Jahren innerhalb der EU)	(Entweder zugelassen mit vereinfachtem Wirksamkeitsnachweis) oder aufgrund vereinfachter Zulassungskriterien für Arzneimittel besonderer Therapierichtungen nur registriert (dann ohne Angabe einer Indikation)	Nein. Stattdessen Konformitätserklärung als Qualitäts- und Sicherheitsnachweis sowie klinische Prüfung auf Eignung für Zweckbestimmung.
Kennzeichnung § 10 AMG bzw. MDR	Zul.-Nr., „Verschreibungspflichtig"	Zul.-Nr., „Apothekenpflichtig"		(Zul.-Nr.), Reg.-Nr., „Registriertes homöopathisches Arzneimittel, daher ohne Angabe einer therapeutischen Indikation"	CE-Kennzeichen ggf. mit vierstelliger Kennnummer einer Benannten Stelle
Rechtsgrundlagen	§ 21 AMG oder § 105	§ 48 (2) AMG oder § 105	§§ 39 a und b und 109a AMG	§ 38, 39 AMG oder § 105	MDR

Tabelle 3.31: Informationen über den Zulassungsstatus von Arzneimitteln und Medizinprodukten

- §§ 21, 38, 39a, 105, 109a AMG
- MDR
- Zulassungsarten https://www.bfarm.de/DE/Arzneimittel/Zulassung/Zulassungsarten/_node.html

Aber bei aller Verpflichtung und vielleicht – oder hoffentlich – auch Spaß an der Recherche: Zeit ist auch Geld! Aufwand und Nutzen einer Recherche müssen also der Fragestellung angemessen sein.

3.8.4 Dokumentationsmöglichkeiten und -pflichten beschreiben

Je nach Anzahl der Anfragen und dem vermeintlichen Umfang wird es sicherlich nicht in jedem Fall sinnvoll und notwendig sein, die Anfrage und das Rechercheergebnis bzw. die abgeleitete Empfehlung auch zu dokumentieren. Sinnvoll ist es auf jeden Fall immer dann, wenn daraus eine therapeutische bzw. pharmakologische Handlungsempfehlung an den Arzt oder den Patienten abgeleitet wird. Das dient nicht nur der Rückverfolgbarkeit der weitergegebenen Informationen, sondern schafft auch Sicherheit hinsichtlich möglicher Missverständnisse und schützt bei einem guten Archivierungssystem auch vor unnötigen Doppelrecherchen, indem auf ältere Anfrageergebnisse Bezug genommen werden kann. Werden bei diesen Recherchen auch zuordenbare Patientendaten verwendet, sind die Bestimmungen des Bundesdatenschutzgesetzes zu berücksichtigen.

3.8.5 Arzneimittelinformationsstellen

Für komplexere Anfragen, die sich „mit Bordmitteln" nicht so einfach lösen lassen, haben die Landesapothekerkammern Informationsstellen eingerichtet, an die Apotheken Anfragen weitergeben können. Diese Arzneimittelinformationsstellen haben Zugang zu Datenbanken, deren Anschaffung sich für die einzelne Apotheke nicht lohnen würde und können auch bundesweit auf bereits früher erarbeitete Informationen zugreifen (z.B. „AMINO-Datenbank", nur für internen Gebrauch der Informationsstellen).

1. Sind Apotheken verpflichtet, Auskünfte über Lebensmittel (oder Nahrungsergänzungsmittel) zu erteilen?
2. Welche Informationsquelle würden Sie verwenden, wenn ein Arzt eine Anfrage zur Wirkdauer eines Schlafmittels hat?
3. Eine Kinderarztpraxis fragt nach der Dosierung eines bestimmten Antibiotikums. Wo würden Sie die Informationen suchen?
4. Sind Kamillenblütentees aus Apotheken in der Qualität besser als Kamillenblütentees aus Drogerien?
5. Woran kann ich seriöse Gesundheitsinformationen im Netz erkennen?
6. Sind Selbsthilfegruppen generell finanziell unabhängig?

- Arbeitsbogen 4 „Prüfung der Fertigarzneimittel und apothekenpflichtigen Medizinprodukte“

3.9 Pharmakovigilanz

Pharmakovigilanz oder *Arzneimittelsicherheit* ist laut der Definition der Weltgesundheitsorganisation die „Wissenschaft und alle Aktivitäten, die zur Entdeckung, Beurteilung sowie zum Verständnis und zur Vorbeugung von unerwünschten Wirkungen oder anderen Problemen in Verbindung mit Arzneimitteln dienen“. Pharmakovigilanz umfasst vielfältige Aktivitäten, mit denen die Anwendung eines Fertigarzneimittels auch nach der Markteinführung systematisch beobachtet und unerwünschte Wirkungen, Neben- und Wechselwirkungen sowie Kontraindikationen und Anwendungsprobleme strukturiert erfasst werden.

Ein derartiges System zum Risikomanagement kann nur dann effektiv funktionieren, wenn klare Regeln und Abläufe aufgestellt werden und vor allem alle Beteiligten, die von auftretenden Problemen bei der Arzneimittelanwendung erfahren, zielorientiert zusammenarbeiten. Apotheker sind daher genauso Mitglied dieser Informationskette wie Ärzte, Patienten, pharmazeutische Unternehmer und Behörden.

Das Arzneimittelgesetz der Bundesrepublik Deutschland sieht vor, dass nach der Zulassung eines Arzneimittels die Erfahrungen bei seiner Anwendung fortlaufend und systematisch gesammelt und ausgewertet werden, was neben der Information über bekannt gewordene Anwendungsrisiken die wichtigste Aufgabe der Abteilung Pharmakovigilanz des BfArM ist.

Gelangt das BfArM (oder eine andere zuständige Stelle) zu der Ansicht, dass eine Gefährdung bei der Anwendung des Arzneimittels besteht, werden Maßnahmen zur Gefahrenabwehr eingeleitet (siehe Tabelle 3.32). In dringenden Fällen können sowohl der pharmazeutische Unternehmer als auch die Bundesoberbehörde oder die EMA eine vorläufige Notfallmaßnahme („urgent safety restriction“, USR) wie die Einschränkung der Indikation, eine Dosisreduktion, die Hinzufügung einer Gegenanzeige oder eines zusätzlichen Warnhinweises in die Packungsbeilage und die Fachinformation anordnen.

Die Fachkreise werden über derartige Notfallmaßnahmen durch den pharmazeutischen Unternehmer üblicherweise durch den „Rote-Hand-Brief“ (im europäischen Kontext: „Dear doctor letter“) informiert. Ansonsten gelangen die Informationen über die Meldungen der Arzneimittelkommission Deutscher Apotheker (AMK) über die pharmazeutischen Fachzeitschriften in die Apotheken (und zu anderen Marktbeteiligten). Inzwischen gibt es auch RSS-feeds für aktuelle Meldungen der AMK, so dass eine zeitnahe Bearbeitung der Änderungen in den Apotheken jederzeit möglich ist.

- Informationssystem RSS-Feed www.abda.de/rss/

Zuständige Behörde bzw. Institution	Maßnahme
BMG	• Ausweitung der Apothekenpflicht • Unterstellung des Arzneistoffs unter die Verschreibungspflicht (oder das Betäubungsmittelrecht)
Landesgesundheitsbehörden	• Chargenrückrufe
Bundesoberbehörde (BfArM bzw. PEI)	• Widerruf, Rücknahme oder Ruhen der Zulassung (§ 30 AMG)
Pharmazeutischer Unternehmer	• Ergänzungen des Wortlautes der Packungsbeilage oder Fachinformation • Änderungen oder Ergänzungen des Wortlautes auf der Verpackung • Anordnung einer therapiegerechten Packungsgröße • Aufnahme von Warnhinweisen in die Packungsbeilage oder Fachinformation • Anordnung einer systematischen Sammlung und Dokumentation von Erkenntnissen nach der Zulassung (Phase IV)

Tabelle 3.32: Mögliche Maßnahmen zur Gefahrenabwehr bei der Arzneimittelanwendung

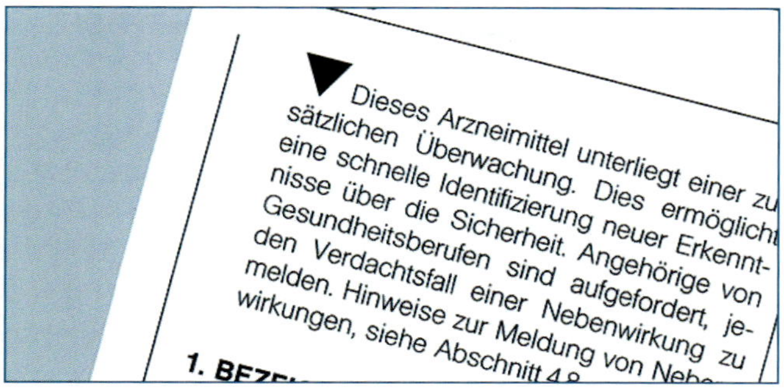

Abb. 3.14: Schwarzes Dreieck als Kennzeichnung für (neue) Arzneimittel, die einer besonderen Überwachung unterliegen (© aponet.de)

Um neue Arzneimittel, deren mögliche Risiken bei der breiten Anwendung noch nicht absehbar sind, besser erkennen zu können, wurde das auf dem Kopf stehende schwarze Dreieck als Kennzeichen entwickelt, das im Beipackzettel Patienten (sowie Ärzte und Apotheker auch über die Fachinformation) darüber informiert, dass es sich um ein neues Arzneimittel handelt, das besonders gründlich überwacht wird („Arzneimittel unter zusätzlicher Überwachung“, Abb. 3.14). Dies ist als Aufforderung an den Patienten zu verstehen, mögliche Probleme im Zusammenhang mit der Anwendung des Arzneimittels zu melden, was über den Arzt, die Apotheke oder auch direkt über ein Patientenportal des BfArM erfolgen kann.

- http://www.pharmazeutische-zeitung.de/index.php?id=49030
- https://www.bfarm.de/DE/Arzneimittel/Pharmakovigilanz/Risikoinformationen/Schwarzes-Dreieck/_node.html
- §§ 62, 69 AMG

3.9.1 Fehlerberichtssystem und Sicherheitskultur

Teil des Pharmakovigilanz-Systems ist ein klar strukturiertes Fehlerberichtssystem, das auf der Einhaltung (und Akzeptanz) einer umfassenden Sicherheitskultur aufbaut. Die rechtliche Basis für die Etablierung eines derartigen Arzneimittelsicherheits-Systems innerhalb Europas bildet dabei die Richtlinie 2001/83/EG, die zusammen mit dem Antrag zur Zulassung eines neuen Medikamentes vom pharmazeutischen Unternehmer eine Beschreibung des vorgesehenen Pharmakovigilanz-Systems inklusive eines Maßnahmenplans zur Risikoüberwachung fordert.

Inzwischen gibt es nach vielen Änderungen und Ergänzungen eine europaweit bestehende „Guideline on Good Pharmacovigilance Practices“ (GVP), die von der Europäischen Arzneimittelagentur EMA (European Medicines Agency) veröffentlicht wird. Danach sind pharmazeutische Unternehmer innerhalb der EU verpflichtet, Meldungen über unerwünschte Arzneimittelwirkungen (UAW) an ihre zuständige nationale Arzneimittelbehörde weiterzuleiten (in Deutschland das BfArM), die die Meldungen sammelt und an die europäische Arzneimittelagentur weiterleitet, die für die einheitliche Erfassung, Sammlung und Koordinierung über das Netzwerk EudraVigilance zuständig ist.

Um diesen Berichtspflichten sowie auch der internen Sammlung von Berichten über UAWs nachkommen zu können, müssen pharmazeutische Unternehmer eine verantwortliche Person für die Betreuung des firmenbezogenen Pharmakovigilanz-Systems benennen, den sogenannten „Stufenplanbeauftragten“ bzw. die „Qualified Person for Pharmacovigilance“ (QPPV). Dieser Stufenplanbeauftragte ist u.a. für die Einhaltung diverser Berichtspflichten mit Erstellung der regelmäßig aktualisierten Unbedenklichkeitsberichte verantwortlich, die die Unternehmen nach § 63 d AMG an die Behörden tätigen müssen („Periodic Safety Update Reports“ PSURs).

Arzneimittelrisiken
Nebenwirkungen
Wechselwirkungen mit anderen Mitteln
Resistenzbildung
Missbrauch, Fehlgebrauch
Gewöhnung, Abhängigkeit
Qualitätsmängel
Verpackungsmängel (Behältnisse und äußere Umhüllungen)
Kennzeichnungsmängel und Fehler in der Fach- und Gebrauchsinformationen
Arzneimittelfälschungen
Nicht ausreichende Wartezeit bei Tierarzneimitteln
Potenzielle Umweltrisiken aufgrund der Anwendung eines Tierarzneimittels

Tabelle 3.33: Beispiele für mögliche Arzneimittelrisiken laut Stufenplan

Eine eigene Verwaltungsvorschrift, der *„Stufenplan“*, regelt, wer wann und wie welche Meldungen an wen zu veranlassen hat und mit welchen Maßnahmen der Gefahrenabwehr auf mögliche Risiken in der Arzneimittelanwendung reagiert werden kann (s.o.). Der Stufenplan teilt die möglichen Risiken dazu in zwei Gefahrenstufen ein, die unterschiedliche Maßnahmen auslösen und im einfachsten Fall mit einer Stellungnahme-Aufforderung an den pharmazeutischen Unternehmer beginnen. Der Stufenplan dient damit der strukturierten Beobachtung, Sammlung und Auswertung von Arzneimittelrisiken und sieht in Gefahrenstufe II die in Abb. 3.15 beschriebenen Maßnahmen vor.

Neben den pharmazeutischen Unternehmern sind auch alle Heilberufe verpflichtet, Meldungen über unerwünschte Vorkommnisse an die zuständige Behörde und gleichzeitig (bei Qualitätsmängeln) oder auch ersatzweise (bei Meldungen über UAWs) an die Arzneimittelkommissionen des jeweiligen Heilberufes zu machen, die ebenfalls in das Pharmakovigilanz-System eingebunden sind. Dabei sind Meldungen über mögliche „neue“ unerwünschte Wirkungen ebenso wichtig wie die Meldung bereits bekannter, die durch eine veränderte Anzahl an Fällen auch eine Änderung der Nutzen-Risiko-Bewertung oder der Ausgestaltung des Beipackzettels bzw. der Fachinformation nach sich ziehen können.

- §§ 63 a-d AMG
- §§ 19, 21 ApoBetrO
- § 19 AMWHV

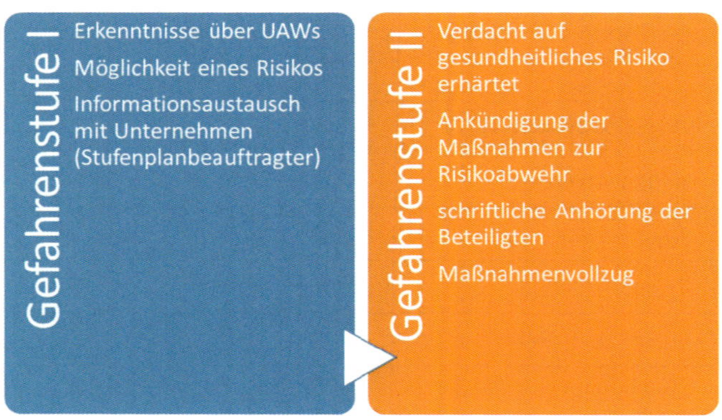

Abb. 3.15: Gefahrenstufen und Maßnahmen nach Stufenplan

3.9.2 Arzneimitteltherapiesicherheit (AMTS)

Arzneimitteltherapiesicherheit beinhaltet mehr als die sichere Anwendung von Arzneimitteln durch richtige Anwendungs- bzw. Einnahmeanweisungen und dient vor allem der Patientensicherheit. Dazu verknüpft AMTS eine korrekte Verordnung, ihre korrekte Belieferung und Umsetzung und die Förderung der Therapietreue durch eine optimale Organisation bzw. Verzahnung des Medikationsprozesses. Wo dies gelingt, können auf Medikationsfehlern (bei der Verordnung, Abgabe und Anwendung) beruhende unerwünschte Arzneimittelereignisse vermieden oder deren Zahl und Folgen zumindest deutlich reduziert werden.

Zur Förderung der Arzneimitteltherapiesicherheit hat das Bundesgesundheitsministerium einen Aktionsplan aufgestellt, der stetig auch unter Beteiligung der Apotheker als Heilberuf fortgeführt wird. Bestandteil des Aktionsplans ist beispielsweise auch die Aktion „Jeder Fehler zählt!“, bei der Ärzte (und in begrenztem Umfang auch Apotheker) Medikationsfehler und sonstige Probleme im Medikationsprozess anonym melden können, um Problembereiche und mögliche Lösungen ausfindig zu machen. Dabei beinhaltet der Medikationsprozess alle Stufen der Arzneimitteltherapie (Abb. 3.16).

- Fehler- und Lernberichtssystem für Hausarztpraxen www.jeder-fehler-zaehlt.de/

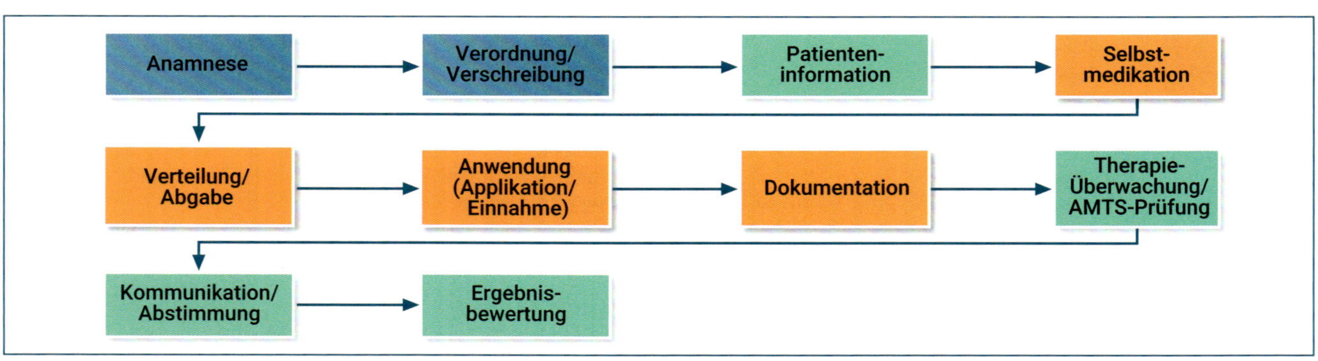

Abb. 3.16: Stufen des Medikationsprozesses (blau: Arzt; türkis: Arzt, Apotheke; orange: Apotheke; nach: Definitionen zu Pharmakovigilanz und Arzneimitteltherapiesicherheit (AMTS). Entwurf der Koordinierungsgruppe zur Umsetzung und Fortschreibung des Aktionsplanes des Bundesministeriums für Gesundheit zur Verbesserung der Arzneimitteltherapiesicherheit in Deutschland (Aktionsplan AMTS), Stand: 06.02.2014)

Die Entwicklung und Einführung eines bundesweit einheitlichen Medikationsplans ist ein weiterer Teil zur Verbesserung der Arzneimitteltherapiesicherheit, da damit die Einnahme und Anwendung der Arzneimittel durch Information des Patienten verbessert werden sollen. Dies kann jedoch erst dann vollumfänglich gelingen, wenn der Plan nicht nur von Hausärzten erstellt werden darf/kann, sondern auch von anderen am Medikationsprozess Beteiligten, allen vor an den Apothekern.

- Arzneimitteltherapiesicherheit als pharmazeutische Herausforderung http://www.pharmazeutische-zeitung.de/?id=46267
- Fragen und Antworten zum Medikationsplan aus Sicht der Apotheker https://abda.de/fileadmin/user_upload/assets/Medikationsmanagement/DAV_FAQ_BMP_20160629.pdf
- Hinweise ärztlicher Organisationen zum (elektronischen) Medikationsplan https://www.kbv.de/html/emp.php
- Pläne für eine elektronische Gesundheitskarte, elektronische Patientenakte und weitere digitale Anwendungen (e-Health) https://www.bundesgesundheitsministerium.de/e-health-initiative.html

3.9.3 Meldung von UAW-Verdachtsfällen

Das Meldesystem über unerwünschte Arzneimittelwirkungen in Deutschland ist ein Spontanmeldesystem, das auf der Sammlung von Meldungen durch Angehörige der Heilberufe und anderer im Gesundheitswesen tätiger Personen beruht, die aufgrund ihres Berufes mit entsprechenden (Rück-)Meldungen von Patienten zu tun haben. Zusätzlich besteht nicht nur, aber vor allem bei den Arzneimitteln mit neuen Wirkstoffen, die mit dem schwarzen Dreieck gekennzeichnet sind, die Möglichkeit, dass der Patient selbst Meldungen an das BfArM macht.

Für die Apotheker hat sich die Meldung über die Arzneimittelkommission der Deutschen Apotheker (AMK) etabliert, die in den letzten Jahren mit der sehr komfortablen Online-Meldung das Verfahren stark vereinfacht und sehr praxisnah gestaltet hat. Die Formulare der AMK, die auch weiterhin in Papierform zur Verfügung stehen, sind in „Meldebögen über mögliche unerwünschte Arzneimittelwirkungen" und „Meldebögen bei Qualitätsmängeln" aufgeteilt. Dabei ist stets (gerade auch bei Qualitätsmängeln!) die Vorschrift zu beachten, die *zuständige Behörde* (z.B. Regierungspräsidium, Bezirksregierung o.ä,) zu informieren, die ggf. den Mängeln durch Kontrollen direkt beim Hersteller nachgehen muss.

- Hinweise zu Sinn und Verfahren der AMK-Meldung http://www.pharmazeutische-zeitung.de/index.php?id=32933
- BAK-Leitlinien zum Umgang mit Arzneimittelrisiken https://www.abda.de/fileadmin/user_upload/assets/Praktische_Hilfen/Leitlinien/Arzneimittelrisiken/LL_Massnahmen_AM_Risiken.pdf
- https://abda.de/fileadmin/user_upload/assets/Praktische_Hilfen/Leitlinien/Arzneimittelrisiken/LL_Massnahmen_AM_Risiken_Kommentar.pdf

Praxistipp: UAWs und Qualitätsmängel melden

Bei der Meldung von Qualitätsmängeln eines Arzneimittels, die häufig auch bei der regelmäßigen Fertigarzneimittelkontrolle oder durch Beschwerden von Kunden offensichtlich werden, sind die zuständige Behörde und die AMK zu informieren. Ist die Einsendung eines (mangelhaften) Mittels notwendig, kümmert sich die AMK auch um die Erstattung der Auslagen sowie um Ersatz durch den Hersteller.

Das Meldesystem umfasst im Übrigen auch Meldungen über unerwünschte Wirkungen bzw. Vorkommnisse bei der Anwendung von Medizinprodukten, die jedoch an die zuständige Behörde (BfArM) direkt gemeldet werden müssen.

Ein aktiver Beitrag zur Arzneimittelsicherheit ist auch die vorgeschriebene Fertigarzneimittelprüfung in Apotheken (Faustregel für die Frequenz: 1 Lagerartikel pro Arbeitstag).

- Risiken von Medizinprodukten melden: http://www.bfarm.de/DE/Medizinprodukte/Aufgaben/Risikobewertung-und-Forschung/Risiken-melden/_node.html

1. Wo sehen Sie Vorteile im europaweiten Meldesystem?
2. Ein Kunde reklamiert einen Pulverinhalator, der nicht richtig funktioniert. Wie gehen Sie vor?
3. Bei einer Fertigarzneimittelkontrolle entdecken Sie einen leeren Tablettenblister. Wie gehen Sie vor?
4. Für Ambroxol wurden in den letzten Jahren vermehrt schwere Hautreaktionen beobachtet. Wie ordnen Sie diese europaweiten Meldungen im Stufenplanverfahren ein? Welche Maßnahme wurde ergriffen (Recherche)?
5. Der bundeseinheitliche Medikationsplan soll die Arzneimitteltherapiesicherheit erhöhen. Welche Probleme sehen Sie, wenn der Plan nicht aktuell und vollständig ist?

- Arbeitsbogen 15 „Risiken bei Arzneimitteln und Medizinprodukten“

4 Arzneimittelherstellung und -prüfung in der Apotheke

4.1 Herstellung von Rezeptur- und Defekturarzneimitteln

- Prinzipien der Herstellung von Rezeptur- und Defekturarzneimitteln erläutern
- Plausibilitätsprüfung begründen und kontrollieren
- Herstellungsanweisung und Herstellungsprotokoll begründen und überprüfen
- Problematische Rezepturformeln, u. a. aufgrund von Inkompatibilitäten und Instabilitäten, erkennen und Lösungen für die Herstellung aufzeigen
- Prüfmethoden der in der Apotheke hergestellten Rezeptur- und Defekturarzneimittel erläutern
- Kennzeichnung von Rezeptur- und Defekturarzneimitteln überprüfen
- Grundprinzipien der Entwicklung, Herstellung und Zulassung von Fertigarzneimitteln erklären (siehe Kap. 3.8)
- Für die Praxis: Abgabe von Chemikalien in der Apotheke

Durch die Anfertigung von Rezepturarzneimitteln oder – seltener – Arzneimitteln mit Standardzulassungen decken die Apotheken die Lücken im Fertigarzneimittelmarkt mit selten benötigten, besonders dosierten oder speziell zusammengesetzten Arzneimitteln und -formen ab. Selbstverständlich gibt es für dieses pharmazeutische Metier besondere Vorschriften, die zusätzlich zu der umfangreichen galenischen Ausbildung der Apotheker und PTA die hohe Qualität in der Arzneimittelherstellung auch und gerade in den Apotheken sicherstellen.

4.1.1 Prinzipien der Herstellung von Rezeptur- und Defekturarzneimitteln

Für die Herstellung von Rezepturarzneimitteln auf Einzelanforderung oder unter bestimmten Voraussetzungen auch im Voraus („Defekturarzneimittel") macht die ApBetrO in §§ 7 bzw. 8 genaue Vorgaben für die notwendigen Qualitätssicherungsmaßnahmen, die sich durchaus an denen der industriellen Herstellung messen lassen, ohne die besonderen Umstände einer Einzelanfertigung zum sofortigen Verbrauch dabei zu vernachlässigen. Zwischenprodukte für die Weiterverarbeitung („Bulkware") oder NRF-Stammzubereitungen werden dabei wie ein Defekturarzneimittel behandelt (§ 8 ApBetrO).

- §§ 7,8 ApBetrO
- https://www.abda.de/fileadmin/user_upload/assets/Praktische_Hilfen/Leitlinien/Rezeptur_Defektur/LL_Rezeptur_Defektur.pdf

Während ein *Rezepturarzneimittel* auf Anforderung für einen einzelnen Patienten zum üblicherweise sofortigen Gebrauch hergestellt wird, handelt es sich bei *Defekturarzneimitteln* formal um Fertigarzneimittel, die ohne Zulassung auf den Markt gebracht werden dürfen, wenn sie im Rahmen des üblichen Apothekenbetriebs aufgrund nachweislich häufiger Verordnungen für Patienten benötigt werden und nur in einer begrenzten Zahl (bis zu 100 abgabefertigen Packungen pro Tag) im Voraus hergestellt werden. An sie werden daher hinsichtlich Haltbarkeit, Inprozesskontrollen, Dokumentation und Kennzeichnung andere, weitgehendere Anforderungen als an die Einzelanfertigung gestellt.

- § 21 (2) Nr. 1 AMG
- § 1a (9) ApBetrO

Anforderungen an Rezeptur- und Defekturarzneimittel	Rezepturarzneimittel	Defekturarzneimittel
ApBetrO	§ 6, 7	§ 6, 8
Herstellungsgrund	Ärztliche Verordnung oder individuelle Anforderung	Keine allgemeine Aussage möglich
Häufigkeit der Herstellung	Einmalig	An einem Tag maximal 100 abgabefertige Packungen oder entsprechende Menge
Gebrauchsinformation	Nur in dem durch die Verordnung festgelegten Umfang, d.h. Hinweise zur Anwendung, Anwendungsort, Menge, Häufigkeit, Dauer	Ja (ohne Blindenschrift), mehr Informationen als bei einem Rezepturarzneimittel, weniger als bei einem Fertigarzneimittel
Herstellungsanweisung	Ja	Ja
Herstellungsprotokoll	Ja	Ja
Plausibilitätsprüfung	Ja	Nein (siehe Text Kap. 4.1.2)
Prüfanweisung	Nein	Ja, Art und Umfang angepasst an Risiko des Defekturarzneimittels. Mindestforderung: Angaben zur Probennahme, Prüfmethode, Art der Prüfung, einschließlich der zulässigen Soll- oder Grenzwerte.
Prüfprotokoll	Nein	Ja
Prüfung	Nicht zerstörende (überwiegend sensorische) Inprozesskontrollen ausreichend, wenn die Qualität durch das Herstellungsverfahren gesichert ist und eine organoleptische Endkontrolle erfolgt	Inprozesskontrollen, weitere Prüfungen gemäß schriftlicher Prüfanweisung angepasst an Risiko, in der Apotheke oder im Einzelfall außerhalb des Apotheke
Dokumentation	Ja	Ja
Freigabe durch einen Apotheker	Ja	Ja

Tabelle 4.1: Anforderungen an Rezeptur- und Defekturarzneimittel aus der ApBetrO (mod. n. Kiefer, Pharm. Ztg. 32/2012)

Sowohl für ein Rezeptur- als auch für ein Defekturarzneimittel ist die Verwendung bestimmter Dokumente zur Qualitätssicherung verpflichtend, die im überwiegenden Falle von einem Apotheker erstellt bzw. abgezeichnet werden müssen (siehe Abb. 4.1).

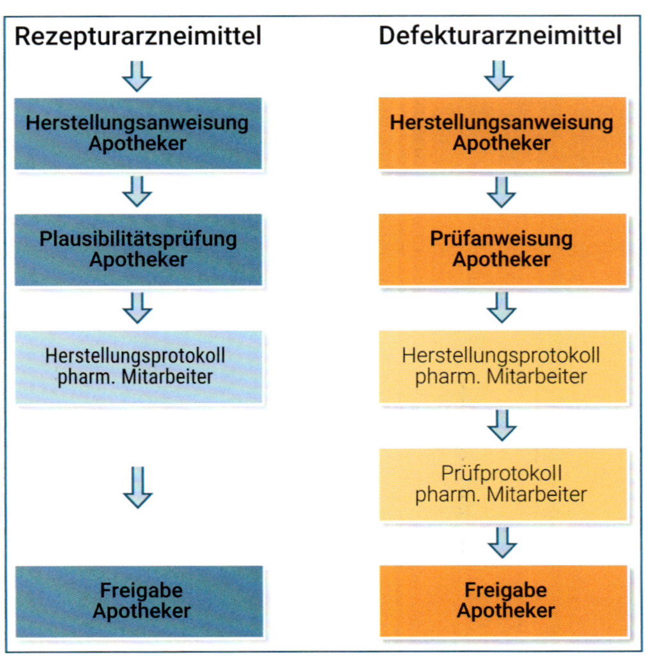

Abb. 4.1: Notwendige Dokumente gemäß ApBetrO für Rezeptur- und Defekturarzneimittel

Standardzulassungen

Wer regelmäßig Arzneimittel wie Kamillenblütentee oder Paracetamolkapseln herstellen und unter eigenem Namen in Verkehr bringen will, kann auch auf sogenannte „standardzugelassene Arzneimittel" zurückgreifen.
Das sind Fertigarzneimittel, für die es Standardvorgaben zur Herstellung, Prüfung und Kennzeichnung gibt. Sie sind von der Zulassungspflicht nach § 36 AMG befreit, weil keine Gefährdung von Mensch und Tier bei bestimmungsgemäßer Anwendung (und Herstellung) zu befürchten ist.
Diese Fertigarzneimittel verfügen über eigene Monographien, in der die Voraussetzungen für Herstellung, Prüfung und Kennzeichnung hinterlegt sind. Wer derartige Zulassungen verwenden will, muss dies nach § 67 AMG bei der zuständigen Behörde, dem BfArM, (kostenpflichtig) anzeigen. Für homöopathische Arzneimittel gibt es analog dazu Standardregistrierungen.

- Behördliche Informationen zu Standardzulassungen https://www.bfarm.de/DE/Arzneimittel/Zulassung/Zulassungsrelevante-Themen/Standardzulassung-und-registrierung/_node.html

4.1.2 Plausibilitätsprüfung

Die Prüfung einer ärztlichen Verordnung auf Sinnhaftigkeit und Plausibilität ist seit jeher eine wichtige Aufgabe des Apothekers als „letzter Instanz“ vor der Anfertigung (oder bei Fertigarzneimitteln vor der Abgabe) eines Arzneimittels.

Im Rahmen der Rezepturherstellung hat mit der Änderung der ApBetrO im Jahr 2012 nun auch die formale Dokumentation dieser Plausibilitätsprüfung Einzug in die Apothekenpraxis gehalten. Danach hat ein Apotheker die „Anforderung über die Herstellung eines Rezepturarzneimittels nach pharmazeutischen Gesichtspunkten zu beurteilen“, wie die ApBetrO in § 7 (1b) die Plausibilitätsprüfung umschreibt.

Dazu gehört sowohl die Berücksichtigung galenischer als auch pharmakologischer Aspekte, um ein qualitativ hochwertiges, wirksames und sicheres Arzneimittel herzustellen. Demzufolge darf ein Rezepturarzneimittel ohne pharmazeutische Plausibilität bzw. das Ausräumen entsprechender Vorbehalte selbst dann nicht hergestellt werden, wenn der Arzt auf einer unveränderten Anfertigung besteht.

Eine umfangreiche Plausibilitätsprüfung im Vorfeld „lohnt“ sich auch, um die Herstellung unnötiger bzw. unsinniger Rezepturkompositionen zu vermeiden und die sinnvollen Individualrezepturen planvoll angehen zu können. Auch abgelehnte Rezepturkompositionen sind zu dokumentieren, um die Gründe dafür nachvollziehen zu können, wenn sie nicht noch durch einen Austausch von Grundlage(n) und/oder Wirkstoffen „gerettet“ werden können.

	Wirksamkeit und Sicherheit: Therapieprinzip geeignet?
☐	Anwendungsart üblich?
☐	Qualifizierte Gebrauchsanweisung vorhanden?
☐	Dosierung üblich und passend für Patient (Alter, Gewicht, Größe?)
☐	Kombination der Arzneistoffe sinnvoll?
☐	Therapieprinzip erkennbar?
☐	Anwendungshäufigkeit und -dauer dazu passend?
☐	Keine bedenklichen Arzneistoffe enthalten?
☐	Sofern obsolete Bestandteile verordnet wurden: Austausch möglich oder Anfertigung nach Rücksprache und Information des Arztes?
	Pharmazeutische Qualität: Arzneistoffe
☐	Wirkform des Arzneistoffs rezeptiert (Salz, Neutralstoff, Base, Ester, Amid, Acetal)?
☐	Arzneistoffe in GMP-Qualität mit Zertifikat vorhanden bzw. zu beziehen?
☐	Stabilität der Arzneistoffe (Licht, Temperatur usw.) allgemein ausreichend?
	Galenische Eignung: Stabilität und Kompatibilität bei wasserhaltigen Rezepturen
☐	Löslichkeit der Arzneistoffe?
☐	pH-Wert-abhängige Instabilität (Hydrolyse) z.B. bei Estern, Lactamen, Acetalen?
☐	Kompatibilität der Arzneistoffe untereinander? Salzbildung aus Kation und Anion?
☐	Schnittmenge von 1,5 pH-Einheiten oder mehr bezüglich des pH-Optimums der Wirkstoffe?
☐	Pufferzusatz sinnvoll?
	Galenische Qualität: Grundlagen
☐	Bei mehreren Grundlagen: nur gleichartige Vehikeltypen verordnet?
☐	Qualität der Grundlage(n) gemäß ApBetrO? Zertifikat vorhanden mit Identität, Reinheit, Gehalt?

☐	Einfluss der Grundlage(n) auf Wirkung, Resorption, Penetration?
☐	Grundlage(n) wasserhaltig? Konservierung nötig oder bereits vorkonserviert?
☐	Inkompatibilität von Wasserstoffbrückendonatoren (z.B. Phenolen) mit -akzeptoren (oft Ether-Sauerstoffe z.B. aus Polyethylenglykolen, Cellulose, Tensiden)?
☐	Mischmizellbildung bei phenolischen oder oberflächenaktiven Arznei- oder Konservierungsstoffen möglich (bei größeren Konzentrationen)?
Haltbarkeit und Stabilität	
☐	Konservierung nötig? Konservierung (ausreichend) vorhanden?
☐	pH-Wert-abhängige Reaktionen, die kürzere Haltbarkeit notwendig machen?
Arbeitsmaterialien und Ausrüstung	
☐	Mindestlast der einzusetzenden Waagen?
☐	Einwaagekorrekturfaktor zu berücksichtigen?
☐	Rezepturkonzentrat sinnvoll?
☐	Arbeitsschutzmaßnahmen?
☐	Herstellungsverfahren?
☐	Vier-Augen-Prinzip für Ausgangsstoffe?
☐	Herstellungsparameter?
☐	Inprozesskontrollen nötig? Welche?

Tabelle 4.2: Checkliste zur Plausibilitätsprüfung von Rezepturverordnungen

Während galenische, physikalische und/oder chemische Instabilitäten für jede Rezepturkomposition nur einmal beurteilt werden müssen, muss die Überprüfung von Dosierung und Applikationsart stets individuell und von Neuem für jede Verordnung erfolgen. Je nach Patient bzw. dessen Alter, Gewicht, Körpergröße oder -oberfläche können sich unterschiedliche Nutzen-Risiko-Profile ergeben. So kann eine 1 %ige Hydrocortisonacetat-Salbe beispielsweise chemisch und physikalisch stabil sowie für einen Erwachsenen auch hinsichtlich der Dosierung unproblematisch, für einen Säugling jedoch gesundheitsschädlich sein.

Inkompatibilitäten zwischen Ausgangsstoffen und/oder Grundlagen können vor allem im wässrigen Milieu auftreten. Dazu gehören beispielsweise Salzbildungen durch Kation-Anion-Wechselwirkung, die zur Auskristallisation von Wirkstoffen führen können oder Säure-Base-Reaktionen mit Änderung des pH-Wertes und ggf. entsprechender Instabilität von (hydrolyseempfindlichen) Wirkstoffen. In beiden Fällen kommt es zu einer veränderten Wirksamkeit, wohingegen (mengenabhängige) Wechselwirkungen zwischen Phenolen und anderen grenzflächenaktiven Stoffen galenische Qualitätsverluste bewirken und beispielsweise Emulsionen zum Brechen bringen können. Größere Mengen an Tensiden können dagegen zur Bildung von Mischmizellen führen, die den Wirkstoffgehalt reduzieren.

Einige solcher problematischen Rezepturen lassen sich durch Zusatz von Pufferlösungen stabilisieren oder durch die Begrenzung der Haltbarkeit auf einen kürzeren Zeitraum und eine geeignete Verpackungsform dennoch plausibel herstellen, denn Rezepturarzneimittel sind Einzelanfertigungen zum (normalerweise) sofortigen Verbrauch, deren physikalisch-chemische Stabilität im Gegensatz zu Fertigarzneimitteln keine jahrelange Haltbarkeit garantieren muss.

- § 7 ApBetrO
- Kemmritz, K.: Herstellungsanweisungen für Rezepturarzneimittel mit Poster und CD, Govi-Verlag,2. Auflage 2013

Für Defekturarzneimittel hingegen wird bei der Herstellung keine (erneute) Plausibilitätsprüfung benötigt, da ja (noch) keine individuelle Verordnung für einen bestimmten Patienten vorliegt, auf die hinsichtlich Dosierung oder Applikationsform Bezug genommen werden kann. Die galenische Stabilität des Defekturarzneimittels ist bereits bei der ihm zugrundeliegenden „Originalverordnung" geprüft worden, denn Defekturarzneimittel werden entweder aufgrund einer nachweislich häufigen Verordnung oder einer Standardzulassung hergestellt, die beide bereits erfolgreich eine Plausibilitätsprüfung „hinter sich" gebracht haben. Dennoch ist es Aufgabe des Apothekers, vor Abgabe eines Defekturarzneimittels an einen Patienten noch einmal die Eignung der Darreichungsform sowie die verordnete Dosierung zu überprüfen.

4.1.3 Problematische Rezepturformeln erkennen und Lösungen für die Herstellung aufzeigen

Für die Plausibilitätsprüfung von Rezepturarzneimitteln stehen diverse Softwareprogramme und gedruckte Arbeitshilfen zur Verfügung. Mit zunehmender Erfahrung bei der Rezepturarzneimittelherstellung entwickelt man jedoch auch ein Gespür für problematische Rezepturformeln, die sich z.B. häufig durch eine hohe Anzahl an Bestandteilen in einer wasserhaltigen Grundlage „auszeichnen". Auch das Einarbeiten von Fertigarzneimitteln in eine Creme oder Salbe kann problematisch sein, wenn weder pH-Wert noch Emulsionstyp des Fertigarzneimittels bekannt sind. Diese Informationen lassen sich jedoch oft durch Angaben des Herstellers bzw. pharmazeutischen Unternehmers ergänzen, die entweder direkt dort zu erfragen oder auf der Homepage nachzusehen sind.

Problem	Lösung
Instabilität oder Zersetzung durch pH-Wert-Änderung	Zusatz einer Pufferlösung zur Stabilisierung Lactat- oder Citrat-Puffer zum Absenken des pH-Wertes, Trometamol zum Anheben des pH-Wertes
pH-abhängige Hydrolyse	pH-Wert ändern/einstellen (Puffer), Haltbarkeit verkürzen, lichtgeschützte Verpackung
Salzbildung von Kation und Anion	Löslichkeit erhöhen (andere Grundlage?) oder Anfertigung in getrennten Salben
Phenole mit grenzflächenaktiven Stoffen	Grundlage austauschen, Emulgator ändern
Mizellbildung bei Tensiden	Konzentration verringern
Inkompatibilität mit Konservierungsmittel (z.B. Phenol)	Konservierungsmittel austauschen oder unkonserviert mit kurzer Haltbarkeit herstellen

Tabelle 4.3: „Heilungsmöglichkeiten" für initial unplausible Rezepturen

Natürlich muss auch ein verordnetes Rezepturarzneimittel grundsätzlich der Verschreibung entsprechen (§ 7 (1) ApBetrO). In der Apotheke dürfen allerdings Inhaltsstoffe, die keine eigene arzneiliche Wirkung haben, auch ohne Rücksprache mit dem Arzt ausgetauscht oder ergänzt werden (wie z.B. eine Pufferlösung zur Stabilitätsverbesserung oder ein Konservierungsmittel, sofern der Arzt dessen Verwendung nicht z.B. mit dem Vermerk „sine conservans" ausgeschlossen hat). Dennoch empfiehlt sich auch in diesen Fällen eine Information des Arztes, um ihn dabei zu unterstützen, seine Rezepturkomposition zukünftig zu verbessern und so erneute Nachfragen zu vermeiden.

Enthält eine Verschreibung hingegen einen erkennbaren Irrtum oder ergeben sich sonstige Bedenken, darf das Arzneimittel nicht hergestellt werden, bevor die Unklarheit beseitigt (und dieses dokumentiert) ist. Dies gilt insbesondere für die Verordnung bedenklicher Arzneistoffe oder Arzneimittel, deren Anwendung und damit auch Herstellung verboten ist (siehe auch Kapitel 2.3).

- Für die Plausibilitätsprüfung relevante Eigenschaften dermatologischer Wirkstoffe http://www.gd-online.de/german/veranstalt/Wirkstoffdossiers_30.08.2013.html

4.1.4 Herstellungsanweisung

Die Herstellungsanweisung für ein Rezeptur- oder Defekturarzneimittel ist nicht einfach nur ein „Kochrezept", sondern legt Methoden, Ausrüstungsgegenstände, Verpackungsmaterialien, Inprozesskontrollen und die Kennzeichnung des fertigen Arzneimittels in Voraus (!) fest. Je detaillierter die Anweisung ist, desto eher können auch weniger erfahrene Mitarbeiter der Anweisung folgen und gute Ergebnisse erzielen.

Eine sehr starre und detailreiche Vorgabe engt jedoch auch die individuelle Expertise der herstellenden Personen ein und erschwert notwendige Anpassungen. Wird nach standardisierten Herstellungsanweisungen Dritter hergestellt (z.B. Neues Rezeptur-Formularium NRF), sind die Parameter ggf. an den jeweiligen Apothekenbetrieb anzupassen.

Die Herstellungsanweisung ist auch der geeignete Ort, um Sicherheitsvorkehrungen und Arbeitsschutzmaßnahmen festzulegen oder auf eine allgemeine Festlegung zu verweisen, die bei jeder Herstellung zu berücksichtigen ist.

Herstellungsanweisung Rezepturarzneimittel	Herstellungsanweisung Defekturarzneimittel
• Herstellungstechnik • Ausrüstungsgegenstände inkl. Wägemanagement • Vorbereitung des Arbeitsplatzes inkl. Hygiene und Arbeitsschutz • Plausibilitätsprüfung • primäre Verpackungsmaterialien • Kennzeichnung • Inprozesskontrollen (soweit nötig und möglich) • Freigabe durch einen Apotheker und Dokumentation	• einzusetzende Ausgangsstoffe • Ausrüstungsgegenstände inkl. Wägemanagement • Vorbereitung des Arbeitsplatzes inkl. Arbeitsschutz • technische und organisatorische Maßnahmen, um Kreuzkontaminationen und Verwechslungen zu vermeiden • primäre Verpackungsmaterialien • Kennzeichnung inkl. Herstellungs- und Verfalldatum, ggf. Nachprüfung, Lagerungsbedingungen und Vorsichtsmaßnahmen • Inprozesskontrollen • Festlegung der einzelnen Arbeitsschritte einschließlich der Sollwerte • Freigabe durch einen Apotheker zum Inverkehrbringen im Sinne von § 4 (17) AMG

Tabelle 4.4: Notwendige Angaben in Herstellungsanweisungen nach §§ 7 und 8 ApBetrO

Wichtige Kriterien für die Anerkennung von Prüfzertifikaten

Betrieb oder Person, die das Zertifikat erstellt, ist entweder:

- Hersteller bzw. Betrieb mit „Herstellungserlaubnis" (Betrieb mit Erlaubnis nach § 13 AMG) oder
- Apotheke (Betrieb, für den eine Erlaubnis nach § 1 (2) in Verbindung mit § 2 ApoG erteilt ist) oder
- Gegenprobensachverständiger (Sachverständiger im Sinne des § 65 (4) AMG)

Hinsichtlich der Wirkstoffe verlangt die ApBetrO Hinweise auf die GMP-Konformität ihrer Herstellung. Sind keine Angaben darüber gemacht worden, lohnt sich eine Nachfrage beim Hersteller, der die entsprechenden Informationen meist nachreichen kann.

- GMP-Konformität der Wirkstoffe
- „GMP-konforme Herstellung" oder
- „Zertifikat nach § 11 (2) ApBetrO" sowie
- Monographiekonformität der Prüfergebnisse

Sowohl bei der Herstellungsanweisung als auch bei der Plausibilitätsprüfung und nicht zuletzt vor der Freigabe muss darauf geachtet werden, dass alle für die Herstellung von Arzneimitteln eingesetzten Ausgangsstoffe, also Wirk- und Hilfsstoffe oder Grundlagen für Dermatika in ausreichend guter Qualität vorhanden bzw. zu beziehen sind (§ 6 ApBetrO). Identität, Reinheit und Gehalt müssen gemäß den Arzneibuchmonographien oder vergleichbaren Methoden geprüft sein. Die Ergebnisse derartiger extern durchgeführter Prüfungen werden in einem Prüfzertifikat, das dem Ausgangsstoff beiliegt (oder chargenbezogen im Internet vom Hersteller bzw. Inverkehrbringer bereitgestellt wird) dokumentiert. Dabei hat die Apotheke die Vollständigkeit bzw. Eignung der durchgeführten Prüfungen zu kontrollieren und die Ergebnisse auf Monographiekonformität zu prüfen. Beileibe nicht jedes Prüfzertifikat erfüllt die Anforderungen der Arzneibuchmonographien!

Entspricht das Prüfzertifikat in Art und Umfang den Anforderungen, genügt es, in der Apotheke lediglich die Identität des Ausgangsstoffs mit anerkannten Methoden nach dem Stand von Wissenschaft und Technik nachzuweisen. Das können die entsprechenden Vorschriften des Arzneibuchs sein oder „alternative" Prüfmethoden für den Apothekenbetrieb (Deutscher Arzneimittel-Codex DAC), jedoch nie nur rein organoleptische Sinnesprüfungen.

Werden NIR- oder MIR-Geräte eingesetzt, ist auf die Validität und den Umfang der hinterlegten Datenbank zu achten sowie auf die Eindeutigkeit des IR-Spektrums. Ggf. sind neben dem Vergleich des Spektrums auch noch weitere Prüfungen durchzuführen, wenn der Ausgangsstoff über wenige (unspezifische) funktionelle Gruppen und damit ein zu wenig charakteristisches Spektrum verfügt, was häufiger bei Salbengrundlagen oder auch Ölen der Fall ist. Hinweise auf zusätzliche Prüfungen finden sich sowohl im Arzneibuch als auch im DAC/NRF.

Eine besondere Herausforderung stellt die Einarbeitung von *Kosmetika* oder anderen nicht monographierten Salbengrundlagen in ein Rezepturarzneimittel dar, da neben der galenischen Stabilität vor allem der Nachweis der ausreichenden pharmazeutischen Qualität dieser Ausgangsstoffe Probleme bereiten kann. Auch für diese Stoffe gelten, wenn sie in ein Rezepturarzneimittel eingearbeitet werden, die gleichen Anforderungen wie an sonstige Ausgangsstoffe, denn nur in Ausnahmefällen und nach gründlicher Nutzen-Risiko-Abwägung dürfen auch nicht GMP-konforme bzw. monographierte Stoffe verwendet werden. Bei kosmetischen Salbengrundlagen gibt es sicherlich so gut wie immer Alternativen in der von der ApBetrO geforderten und mittels geeignetem Zertifikat nachgewiesenen Qualität.

Vorsicht oder besondere Aufmerksamkeit ist dabei auch den internen Prüfanweisungen zu schenken, die einige Hersteller als „Service" für die Apotheken zum Download bereit halten. Diese stellen oft nur Inprozesskontrollen des Herstellers dar und eignen sich nicht für eine echte Identitätsprüfung der Inhaltsstoffe wie sie in der Apotheke durchzuführen ist. Ist für die verordnete Grundlage keine Ware mit Prüfzertifikat nach §§ 6 und 11 ApBetrO zu beziehen, könnte die Apotheke theoretisch die erforderliche Qualität durch eigene Prüfung von Identität, Reinheit und Gehalt nachweisen, was jedoch so gut wie immer nicht nur an dem immensen Aufwand, sondern oft auch am Fehlen validierter Prüfvorschriften scheitern dürfte.

Grundsätzlich sollte der Apotheker als Arzneimittel- und Galenikfachmann die Kompetenz und den Mut besitzen, notwendige Änderungen in der Rezepturformel dem verordnenden Arzt gegenüber entsprechend „plausibel" zu erklären, denn auch dem Arzt ist an der Herstellung eines wirksamen *und* qualitativ bestmöglichen Rezepturarzneimittels gelegen. Im DAC/NRF finden sich dazu auch Vorlagen für die Kommunikation mit dem Arzt.

- §§ 6,11 ApoBetrO, § 55 AMG
- Kosmetika als Salbengrundlagen www.deutsche-apotheker-zeitung.de/daz-az/2014/daz-43-2014/kosmetika-in-der-rezeptur
- Grundlagen der NIR-Spektroskopie https://www.deutsche-apotheker-zeitung.de/daz-az/2014/daz-12-2014/nir-spektroskopie-in-der-defektur-theoretische-grundlagen-der-nahinfrarot-spektroskopie

4.1.5 Herstellungsprotokoll

Das Herstellungsprotokoll dokumentiert die Herstellung des Rezeptur- oder Defekturarzneimittels durch Aufzeichnung wichtiger Herstellungsschritte und -parameter und soll dadurch die Herstellung retrospektiv nachvollziehbar machen. Es dient einerseits als Nachschlagewerk bei wiederholter Herstellung und andererseits auch als Hinweis auf mögliche Ursachen von Qualitätsmängeln bei Reklamationen.

Ein wichtiger Aspekt dabei ist natürlich die korrekte Einwaage der richtigen Ausgangsstoffe. Dazu ist spätestens jetzt die verordnete Menge noch einmal ganz genau zu kontrollieren. Sind die Mengenangaben verständlich und eindeutig? Welche Einheiten sind angegeben (Gramm, Milligramm, Prozent, Internationale Einheiten)? Sind die Angaben sinnvoll und plausibel bzw. führen sie zu einer stabilen Rezeptur mit „passend" dosierten Wirkstoffen?

Nicht nur bei kritischen Arzneistoffen kann eine „Zweitmeinung" nach dem Vier-Augen-Prinzip Sicherheit verschaffen. Scheuen Sie sich daher weder als „Neuling" noch als „Alter Hase", eine(n) Kollegen/in zum Nachrechnen zu Hilfe zu holen, wenn das nicht ohnehin übliche Praxis bei der Rezepturherstellung ist.

Arzt * Arzt / Apotheker

Werden Rezepturkonzentrate eingesetzt oder verordnet der Arzt die Herstellung einer Lösung oder Salbe mit einer prozentualen Wirkstoffangabe, dann kommt oft der einfache Dreisatz **Arzt * Arzt / Apotheker** zur Anwendung.

Beispiel:
Der Arzt hat z. B. 5 g 10 %ige Salicylvaseline verordnet. Die Apotheke hat eine Stammverreibung mit 20 % Salicylsäure vorrätig.
Es ergibt sich also:
Arzt * Arzt / Apotheker = 10 % * 5 g / 20 % = 2,5 g.
Es sind also 2,5 g der vorhandenen Stammverreibung mit Vaseline auf 5 g (Verordnungsmenge) aufzufüllen und zu verreiben, um die gewünschte 10 %ige Salicylvaseline zu erhalten.

Bei einigen Wirkstoffen muss die verordnete Menge erst mit einem „Einwaagekorrekturfaktor" multipliziert werden. Das ist vor allem bei Wirkstoffen der Fall, die (Kristall-)Wasser enthalten, sich leicht zersetzen können (z.B. Erythromycin) oder deren Aktivität in Internationalen Einheiten angegeben wird und daher von Charge zu Charge schwanken kann (z.B. Nystatin).
Der Einwaagekorrekturfaktor berechnet sich als Soll-Gehalt / Ist-Gehalt. $f = c_{Soll}/c_{Ist}$ und damit meist $f = 100\ \% / c_{Ist}$. Der Einwaagekorrekturfaktor sollte pro Charge bei der Identitätsprüfung berechnet und auf der Verpackung bzw. dem Vorratsgefäß angegeben werden. Das NRF bietet hierfür umfangreiche, auch elektronische Rechenhilfen an, in die z.B. auch der Trocknungsverlust der Substanzcharge eingeht, der auf dem Prüfzertifikat zu ersehen ist. Ist der tatsächliche Wirkstoffgehalt verringert (was häufiger der Fall ist), dann ist der Einwaagekorrekturfaktor größer 1, so dass mehr Wirkstoff eingewogen werden muss, als verordnet wurde, um letztendlich doch diese Wirkstoffmenge zu erreichen. Im Herstellungsprotokoll wird dann die eingewogene Menge (der Charge) notiert, auf dem Etikett jedoch der eigentlich gewünschte Wirkstoffgehalt angegeben.

Ist das alles geklärt und sind die richtigen Ausgangsstoffe bereitgestellt, gilt es noch, die passenden Waagen auszuwählen. Dabei sind geringe Wirkstoffmengen auf der „Fein- oder Analysenwaage", größere Stoffmengen auf der „Rezeptur- oder Präzisionswaage" einzuwiegen. Ungeachtet ihres Namens ist also die „Analysenwaage" das vorherrschende Gerät zum Einwiegen von (kleinen) Wirkstoffmengen. Bei allen Wiegevorgängen sind vor allem die jeweilige Mindest- (und Höchst-)last und der Teilungswert d (als kleinste ablesbare Massedifferenz) der Waagen zu beachten und die Waage auf korrekten Stand (Libelle ausgerichtet?) und korrekte Benutzung (Temperatur, Kalibrierung, Justierung) zu prüfen.

- Hinweise zum richtigen Wiegen www.aknr.de/apotheker/inhalt.php?id=224
- DAC/NRF Kapitel I.2.9
- Krüger, I.; Schlegel, L.B.: Wiegen in der Apotheke. Govi 2017.

Informationen	Informationsquelle
Allgemeine Hinweise: Waagen, Wägefehler, praktische Tipps	NRF Kapitel I.2.9 und besonders I.2.9.5
Gebrauchsanweisungen und Kennzahlen der Apotheken-Waagen	Aufkleber auf der Waage und Herstellerhomepages
Kennzeichnungsschild der Waagen	https://www.diepta.de/news/themen/wissen-intensiv-teil-2-umgang-mit-der-waage-kennzeichnungsschild-539339/
gute Wägepraxis und Umgebungsbedingungen beim Wiegen als Video	ZL-Homepage https://www.youtube.com/watch?v=WogG5MA_sMA https://www.youtube.com/watch?v=OXmsadZurjg
Diverse Hinweise des Zentrallaboratoriums Deutscher Apotheker u.a. Vorlagen für Logbücher, Musterbetriebsanweisungen, Kalibrieranweisungen usw.	www.zentrallabor.com/AppBetrO2012/PDF/MuLogbwaage.pdf www.zentrallabor.com/AppBetrO2012/PDF/MuGeraetkurzanw.pdf www.zentrallabor.com/AppBetrO2012/PDF/MuKalibanwwaage.pdf www.zentrallabor.com/AppBetrO2012/PDF/MuKalibSOP.pdf
Justieren und Kalibrieren	https://www.youtube.com/watch?v=YnDaKvCnf40
DAC/NRF praxisnah: u.a. Einwaagekorrekturfaktoren	www.pharmazeutische-zeitung.de/uploads/media/Rezeptur_praxisnah.pdf
Alles rund ums Wiegen Schritt für Schritt erklärt	Krüger, I., Schlegel L.B.: Wiegen in der Apotheke. Illustrierte Anleitung für die Praxis. Eschborn 2017.

Tabelle 4.5: Informationen zum Waagen- und Wägemanagement (mod. n. Kemmritz: Herstellungsanweisungen © Govi-Verlag 2013)

Noch immer werden viele Rezepturformeln in lateinischer Sprache inkl. traditioneller Abkürzungen (Tabelle 4.6) verordnet. Sie müssen erst in eine protokolltaugliche Terminologie mit absoluten Einwaagewerten übersetzt werden, die auch für die Kennzeichnung zu verwenden ist (s.u.).

Kürzel	Latein	Bedeutung
aa	ana partes aequales	zu gleichen Teilen, jeweils
aa ad	ana partes aequales ad	zu gleichen Teilen auf, je x Gramm auf y
ad	adde	fülle auf
m.d.s.	misce, da, signa	mische, gib, bezeichne/beschrifte
m.f.ungt.	misce fiat unguentum	mische, es werde eine Salbe

Tabelle 4.6: Lateinische Abkürzungen bei der Rezepturherstellung

Das Herstellungsprotokoll ist von dem pharmazeutischen Mitarbeiter zu unterschreiben, der die Herstellung durchgeführt hat. Ein Apotheker kontrolliert die Übereinstimmung mit der Herstellungsanweisung sowie die Ergebnisse von Inprozesskontrollen (soweit vorgesehen) und gibt anschließend das Arzneimittel durch seine Unterschrift oder eine digitale Signatur frei, wenn keine Qualitätsmängel erkennbar sind und die Anweisungen eingehalten wurden.

Herstellungsprotokoll Rezepturarzneimittel	Herstellungsprotokoll Defekturarzneimittel
• Art und Menge der Ausgangsstoffe mit Chargenbezeichnungen oder Prüfnummern • Herstellungsparameter • Ergebnisse der Inprozesskontrollen, soweit vorgesehen • Namen des Patienten bzw. Kunden bzw. Tierhalters (und der Tierart) • Name des verschreibenden Arztes, Zahnarztes oder Tierarztes • Name der Person, die das Rezepturarzneimittel hergestellt hat • organoleptische Prüfung und Freigabe durch einen Apotheker	• eingesetzte Ausgangsstoffe sowie deren Einwaagen oder Abmessungen, Chargenbezeichnungen oder Prüfnummern • Herstellungsparameter • Ergebnisse der Inprozesskontrollen • Herstellungsdatum und Chargenbezeichnung • Verfalldatum oder Nachtestdatum • Unterschrift der Person, die das Arzneimittel hergestellt hat • Gesamtausbeute und Anzahl der abgeteilten Darreichungsformen • Freigabe durch einen Apotheker

Tabelle 4.7: Notwendige Angaben gemäß ApBetrO in Herstellungsprotokollen

4.1.6 Prüfmethoden der in der Apotheke hergestellten Rezeptur- und Defekturarzneimittel

Der Prüfumfang für einzeln angefertigte Rezepturarzneimittel zum sofortigen Gebrauch wird sich auf nichtzerstörende, meist rein organoleptische Prüfungen beschränken („homogene Masse ohne sichtbare Partikel", „keine Pulvernester" o.ä.), sofern durch eine ausreichend gute Herstellungsanweisung und die Einhaltung des Herstellungsverfahrens nach dem aktuellen Stand von Wissenschaft und Technik die Qualität gewährleistet ist, was beispielsweise bei der Herstellung von NRF-Rezepturen der Fall ist.

Rezepturringversuche

Eine gute Möglichkeit, die eigene Herstellungspraxis einer unabhängigen Überprüfung zu unterziehen und so beispielsweise auch die mikrobiologische Qualität der hergestellten Rezeptur- oder Defekturarzneimittel nachzuweisen, bieten die Ringversuche des Zentrallaboratoriums Deutscher Apotheker (ZL). Wer regelmäßig erfolgreich an diesen Ringversuchen für unterschiedliche Darreichungsformen und „Schwierigkeitsgrade" der Rezepturarzneimittel teilnimmt, hat damit seine eigene „gute Herstellungspraxis" nachgewiesen.

- https://zentrallabor.com/ringversuche/

Die Qualitätsprüfung erstreckt sich übrigens nicht nur auf die Ausgangsstoffe zur Herstellung, sondern auch auf die Packmaterialien wie Kruken, Kapseln, Tuben, Flaschen usw., die ja in Kontakt mit dem hergestellten Arzneimittel kommen und dessen Qualität für den Zeitraum der Lagerung und Anwendung sicherstellen müssen. Anforderungen an diese Packmittelprüfung sowie praktikable Vorgehensweisen zu ihrer Überprüfung finden sich in einer Leitlinie der Bundesapothekerkammer.

Für Defekturarzneimittel hingegen sieht die ApBetrO die Erstellung einer eigenen Prüfanweisung analog den Verfahren in der pharmazeutischen Industrie vor, in der mindestens Angaben zur Probenahme, zur Prüfmethode und zur Art der Prüfungen, einschließlich der zulässigen Soll- oder Grenzwerte enthalten sein müssen. Diese Prüfanweisung ist von einem Apotheker zu erstellen, dessen Aufgabe es auch ist, die Ergebnisse des Prüfprotokolls mit den Sollwerten zu vergleichen und im positiven Fall die Charge durch seine Unterschrift freizugeben.

Dabei empfiehlt es sich, für den Umfang der Inprozesskontrollen ein *Risikomanagement* zu betreiben, in dem Art und Umfang der Qualitätskontrollen risikobasiert festgelegt werden. Dabei fließen Faktoren wie die Arznei- bzw. Applikations- und Darreichungsform (parenteral, oral, dermal usw.), das toxikologische Potenzial des Arzneistoffs, seine Wirkstärke und Dosierung sowie therapeutische Breite und das Nebenwirkungsrisiko, die Sicherheit des Herstellungsprozesses, die Chargengröße und die Häufigkeit (Erfahrung) der Herstellung in die Risikobeurteilung ein, die zu einer Zuordnung des Defekturarzneimittels zu einer Risikoklasse führen, anhand der sich der Prüfumfang ergibt.

Dieser steigt mit zunehmendem Risiko an und ermöglicht so die Dokumentation einer der industriellen Herstellung vergleichbaren Qualität auch im Rahmen des üblichen Apothekenbetriebs. Fundierte Vorschläge für die Einteilung in Risikoklassen finden sich beispielsweise beim DAC/NRF und bei der Arbeitsgemeinschaft der Pharmazieräte, die sich auch an den vom Europarat (CM/ResAP(2011)1) empfohlenen Kriterien orientieren, jedoch statt fünf nur vier Risikoklassen für typische, in der Apotheke herzustellende Arzneimittel unterscheiden.

- BAK-Leitlinie für die Prüfung von Primärpackmitteln https://abda.de/fileadmin/user_upload/assets/Praktische_Hilfen/Leitlinien/Pruefung_Ausgangsstoffe_Primaerpackmittel/LL_Pruefung_Packmittel_Kommentar.pdf

Risikoklasse	Bedeutung	Beispiele	Prüfmethoden
1 Niedriges Risiko	keine Risikokriterien erfüllt, sehr niedriges Risikopotenzial für Patienten	Teemischungen oder äußerlich anzuwendende Darreichungsformen mit schwach wirksamen Bestandteilen	Einfache sensorische Prüfungen, z.B. Sichtkontrollen, Ausstreichtest auf Glasplatte, Partikelgrößenbestimmung, pH-Wert, Brechungsindex
2 Mittleres Risiko	Risikokriterium vorhanden, evtl. Risikopotenzial für Patienten	äußerlich anzuwendende Darreichungsformen wie Salben, Cremes, Gele, Lotionen mit mittelstark wirksamen Arzneistoffen	Einfache Methoden zur Qualitätskontrolle, z.B. pH-Wert, Dichte, Tropfenvolumen bzw. -gewicht, Brechungsindex, Mikroskopie, Partikelgrößenbestimmung, Ausstreichtest auf spezieller Glasplatte, Konsistenz, Trocken rückstand
3 Hohes Risiko	mehrere Risikokriterien vorhanden, signifikantes Risikopotenzial für Patienten	z.B. Tropfen, Kapseln, Ovula, Suppositorien, Augentropfen	Einfache Prüfungen wie bei Risikoklasse 1 und 2 sowie halbquantitative und quantitative Bestimmungen z.B. mit DC, Gleichförmigkeit des Gewichts usw.
4 Sehr hohes Risiko	alle Risikofaktoren vorhanden, erhebliches Risikopotenzial für Patienten	Parenteralia, Zytostatika	Monatliche Prüfung auf Partikel und Keime (Raum, Personal), monatliches Herstellen eines Dummys. Prüfung jeder Charge auf Gehalt und Sterilität, siehe auch Kapitel 4.2

Tabelle 4.8: Risikoklassen von Rezepturarzneimitteln

- Konsens der AG der Pharmazieräte zur Defekturprüfung https://www.pharmazierat.de/logicio/pmws/indexDOM.php?client_id=pharmazierat&page_id=resolutionen2013&lang_iso639=de www.pharmazierat.de/logicio/client/pharmazierat/file/urteile/Journal_1_2014_c_Bauer.pdf
- Allgemeine Informationen zur Defekturprüfung www.deutsche-apotheker-zeitung.de/daz-az/2014/daz-12-2014/grundlagen-der-defekturpruefung

4.1.7 Kennzeichnung von Rezeptur- und Defekturarzneimitteln

Für die Kennzeichnung von Rezeptur- und Defekturarzneimitteln finden sich Mindestvorgaben in § 14 ApBetrO, die jedoch ggf. um einige weitere sinnvolle Angaben aus anderen Rechtsvorschriften oder Tabellenwerken (z.B. im NRF) ergänzt und bei den apothekenspezifischen Kennzeichnungsvorschriften in der Herstellungsanweisung hinterlegt werden können. Behördliche Kontrollen oder Ringversuche decken regelmäßig gerade hinsichtlich der Kennzeichnung Mängel der in Apotheken hergestellten Arzneimittel auf.

Kennzeichnung Rezepturarzneimittel	Kennzeichnung Defekturarzneimittel
• § 14 ApBetrO (1) • Name und Anschrift der abgebenden Apotheke und – soweit unterschiedlich – des Herstellers • Inhalt nach Gewicht, Nennvolumen oder Stückzahl • Art der Anwendung • Gebrauchsanweisung • Wirkstoffe nach Art und Menge und sonstige Bestandteile nach der Art • Herstellungsdatum • Verwendbarkeitsfrist mit dem Hinweis „verwendbar bis" unter Angabe von Tag, Monat und Jahr • soweit erforderlich, Angabe der Haltbarkeit nach dem Öffnen des Behältnisses • Name des Patienten	• § 14 (2) und § 10 AMG • Name und Anschrift des pharmazeutischen Unternehmers (Apotheke) • Inhalt nach Gewicht, Nennvolumen oder Stückzahl • Art der Anwendung • Gebrauchsanweisung bzw. Verwendungszweck • Wirkstoffe nach Art und Menge und sonstige Bestandteile nach der Art • Chargenbezeichnung mit der Abkürzung „Ch.-B." • Verfalldatum mit dem Hinweis „verwendbar bis" • Bezeichnung des Arzneimittels, gefolgt von Angabe der Stärke und Darreichungsform • Hinweis, dass es zur Anwendung für Säuglinge, Kinder oder Erwachsene bestimmt ist • die Zulassungsnummer mit der Abkürzung „Zul.-Nr." • Hinweis „Verschreibungspflichtig" bzw. „Apothekenpflichtig" • Hinweis: Arzneimittel unzugänglich für Kinder aufbewahren • von den Angaben nach § 10 (1b) AMG (Blindenschrift) kann abgesehen werden

Tabelle 4.9: Rechtliche Anforderungen an die Kennzeichnung von Rezeptur- und Defekturarzneimitteln

Über die gesetzlichen Vorgaben hinaus kann es sinnvoll sein, weitere Hinweise zum Umgang mit dem Arzneimittel bzw. zur Aufbewahrung und Entsorgung zu geben, sofern besondere Gefahren für Mensch und Umwelt entstehen könnten. Hinweise auf derartige Gefahren ergeben sich aus den H- und P-Sätzen der Gefahrstoffhinweise bzw. aus der GHS-Kennzeichnung, die wiederum Bestandteile des Sicherheitsdatenblattes bzw. der Kennzeichnung des Standgefäßes sind (z.B. P102: Darf nicht in die Hände von Kindern gelangen!).

Alle Angaben müssen in gut lesbarer Schrift und auf dauerhafte Weise angebracht werden (also mindestens bis zur Aufbrauchfrist bzw. bis zum Verfalldatum „halten") und mit Ausnahme der Wirkstoffe in deutscher Sprache verfasst sein. Einheitlicher und auch aus Gründen des Verbraucherschutzes (Allergiker!) sinnvoller ist sicherlich die durchgängig deutsche Bezeichnung auch für die Wirkstoffe, da das Etikett vor allem Hinweise für den Verbraucher und nicht für Fachleute geben soll.

Zu den wichtigen Informationen gehört natürlich auch eine Gebrauchsanweisung, aus der die Einzel- und Tageshöchstdosis sowie die Applikationsart in patientenverständlicher Form (also ohne Abkürzungen) hervorgeht. Bei Verordnungen immer noch übliche, traditionelle Angaben wie „aa ad 100,0" sind bei der Kennzeichnung zu vermeiden. Hier muss für jeden Inhaltsstoff die tatsächlich enthaltene Menge einschließlich Einheit angegeben werden.

Gebrauchsanweisung für Rezepturarzneimittel

Eine verständliche Gebrauchsanweisung sowie die Angabe der Art der Anwendung ist Voraussetzung für eine erfolgreiche Arzneimitteltherapie. Aus ihr müssen die Einzeldosis, die Häufigkeit der Anwendung (oder Tagesdosis), die Applikationsart und ggf. auch die (beschränkte) Anwendungsdauer hervorgehen. Dabei sind Abkürzungen zu vermeiden, denn „3 x tgl. 1 Tr. v.d.E." kann der Fachmann vielleicht noch als „3 x täglich 1 Tropfen vor dem Essen einnehmen" entziffern. Für den Patienten werden das unverständliche Geheimkürzel bleiben, die die sichere Anwendung des Arzneimittels ziemlich in Frage stellen dürften.

Eigentlich sind die Ärzte nach § 2 AMVV verpflichtet, bei Rezepturen eine Gebrauchsanweisung bzw. Dosierung auf der Verordnung anzugeben, selbst wenn es sich um eine NRF-Rezeptur handelt. Der Apothekenalltag zeigt jedoch, dass diese Angaben häufig auf den Verordnungen fehlen.

Nach § 3 des Rahmenvertrags über die Arzneimittelversorgung darf der Apotheker diese Angaben nach Rücksprache mit dem Arzt ergänzen, so dass die Rezeptur dann ohne aufwendige Rezeptänderung hergestellt werden kann. Wünscht der Arzt aus medizinischen Gründen eine deutliche Überschreitung der üblichen Dosierung, kennzeichnet er dies mit einem Ausrufezeichen. Der Apotheker hat dann zu überprüfen, ob durch die gewählte Dosis auch kein Schaden für den Patienten entstehen kann, in dem Tageshöchstdosen oder toxische Grenzwerte überschritten wären.

Fehlt die Gebrauchsanweisung, kann es vor dem Griff zum Telefonhörer hilfreich sein, eine übliche Dosierung und Gebrauchsanweisung aus Standardwerken herauszusuchen oder den Patienten zu fragen, was der Arzt zur Anwendung gesagt hat oder ob ihm das Rezepturarzneimittel ohnehin bereits bekannt ist. Die Angabe „Anwendung wie vom Arzt verordnet" reicht jedoch nicht aus, sondern die Gebrauchsanweisung muss genaue Hinweise zur Anwendung und Dosierung enthalten.

- § 2 AmVV
- Vorlage zur Kommunikation mit der Arztpraxis: DAC/NRF-Tool nach NRF-Abschnitt I.5.2.3.

Bei der Abgabe eines (im Voraus hergestellten!) Defekturarzneimittels ist darauf zu achten, ob die Angaben auf der dann aktuell vorliegenden Verschreibung auch den üblichen Angaben auf dem Defekturarzneimittel gerade hinsichtlich der Gebrauchsanweisung entsprechen. Im anderen Fall sind die Angaben entsprechend zu ergänzen.

Sonstige ggf. **notwendige** bzw. sinnvolle Kennzeichnungen auf in der Apotheke hergestellten Arzneimitteln:

- Kurzbezeichnung der Rezeptur nach NRF bzw. NRF-Nummer
- Kürzel des herstellenden Mitarbeiters, Nummer des Herstellungsprotokolls zum besseren Auffinden z.B. bei Beschwerden über die Qualität oder bei „Nachbestellungen"
- **Hinweis auf Alkoholgehalt** (Ethanolwarnhinweis) für Arzneimittel zur inneren Anwendung bzw. Munddesinfektion mit mehr als 0,05 g Ethanol pro maximaler Einzelgabe nach AMWarnV
- **Warnhinweise für Tartrazin**-haltige Arzneimittel nach AMWarnV
- verwendete Konservierungsmittel (Allergien!)
- Lagerungshinweise (z.B. DAC-Anlage I)
- Warnhinweise (Tastmarken) für Stoffe mit gefährlichen physikalischen Eigenschaften (Hier ist zwischen einer Verunsicherung des Patienten durch entsprechende Warnhinweise einerseits und der Sicherheit des Patienten und der im Haushalt lebenden Personen andererseits abzuwägen.)

- Kemmritz, K.: Herstellungsanweisungen für Rezepturarzneimittel mit Poster und CD, Govi-Verlag, 2. Auflage 2013
- Arzneimittelwarnhinweisverordnung (AmWarnV)

Salbe für Helene Musterfrau	**50 g Salbe enthalten:**
Salbe 1 x täglich auf die betroffene Hautstelle am Arm auftragen. Hergestellt am 01.02.2022 Verwendbar bis 31.07.2022	0,05 g Triamcinolonacetonid 2,50 g Harnstoff 47,45 g Basiscreme DAC (enthält Glycerolmonostearat 60, Cetylalkohol, Mittelkettige Triglyceride, weißes Vaselin, Macrogol-1000-glycerolmonostearat, Propylenglycol, gereinigtes Wasser)
Galenus-Apotheke, Inh. Anna Musterapothekerin Am Marktplatz 1, 12345 Versorgungsstadt, Tel. 1234567	

Abb. 4.2: Beispiel für ein „typisches" Salbenetikett

Musteretiketten

Musteretikett für Rezepturarzneimittel nach § 14 ApBetrO

Patientenname *(Vor- und Zuname zur besseren „Zuordnung")*

Art der Anwendung, Anwendungshinweis, Gebrauchsanweisung

Herstellungsdatum
Verwendbar bis: Tag/Monat/Jahr
Ggf. Aufbrauchfrist nach Anbruch

Warnhinweise, Gefahren, Entsorgung

Inhalt nach Gewicht, Rauminhalt oder Stückzahl (mit Maßeinheit) und Darreichungsform

Wirksame Bestandteile nach Art und Menge (in Deutsch oder Latein)
Sonstige Bestandteile nach Art (und Menge)
(Bei Salbengrundlagen alle Bestandteile, bei Fertigarzneimitteln genügt der Name des FAM)
Nummer Herstellungsprotokoll, Kürzel des Mitarbeiters

Name und Anschrift der Apotheke mit Telefonnummer und (sofern unterschiedlich) des Herstellers

Musteretikett für Defekturarzneimittel nach § 14 ApBetrO und § 10 AMG

Patientenname

Bezeichnung, Stärke, Darreichungsform ggf. mit Zusatz für Säuglinge bzw. Kinder oder Erwachsene

Wirkstoffe und Verwendungszweck

Art der Anwendung
Dosierung

Verwendbar bis: Monat/Jahr
Ggf. Aufbrauchfrist nach Anbruch
Apotheken- bzw. verschreibungspflichtig
Arzneimittel für Kinder unzugänglich aufbewahren!

Warn- und Gefahren-Hinweise

Inhalt nach Gewicht, Rauminhalt oder Stückzahl (mit Maßeinheit) und Darreichungsform

Wirkstoffe nach Art und Menge
Sonstige Bestandteile nach Art und Menge *(bei Arzneimitteln zur parenteralen oder topischen Anwendun)*
Nummer Herstellungsprotokoll, Kürzel des Mitarbeiters

Ch.-B.

Name und Anschrift der herstellenden Apotheke mit Telefonnummer und (sofern unterschiedlich) der abgebenden Apotheke

- „normale Schrift": Notwendige Angaben
- *Kursive Schrift*: Erläuterungen
- Hellblaue Schrift: Sinnvolle freiwillige Angaben

- Merkblatt zur Kennzeichnung von Rezepturarzneimitten https://www.akwl.de/download/akwl/kennzeichnung_rezepturen_2_2014_01.pdf
- https://www.zentrallabor.com/AppBetrO2012/PDF/Kennzeichnung2012.pdf

4.1.8 Abgabe von Chemikalien in der Apotheke

Einen weiteren Sonderfall stellen Chemikalien bzw. ihre Abgabe dar, die zum apothekenüblichen Sortiment nach § 1a (10) ApBetrO gehören. Dabei ist vor der Abgabe einerseits nach der Plausibilität des Verwendungszwecks zu fragen und andererseits zu kontrollieren, dass die Chemikalie nicht zur Herstellung von Drogenersatzstoffen oder Sprengstoff (Grundstoffüberwachungsgesetz!) verwendet werden kann. Außerdem ist zu prüfen, ob Regelungen der Chemikalienverbotsverordnung berücksichtigt werden müssen, die eine Abgabeverweigerung und ggf. Meldung des Kaufversuchs an die zuständige Behörde zur Folge hätten.

Werden Chemikalien abgegeben, die von der neuen Chemikalienverbotsverordnung erfasst werden, muss die abgebende Person über die notwendige Sachkunde verfügen, was bei Apothekern und PTA der Fall ist. Diese Sachkunde muss neuerdings regelmäßig nach sechsjähriger Tätigkeit durch einen eintägigen Kurs „aufgefrischt" werden.

Generell ist bei der Abgabe von Gefahrstoffen zwischen privaten und gewerblichen Verwendern zu unterscheiden. Gefahrstoffe dürfen nur abgegeben werden, wenn der Empfänger mindestens 18 Jahre alt ist, der Gefahrstoff für einen erlaubten Zweck verwendet wird bzw. keine Anhaltspunkte für eine unerlaubte Verwendung oder Weiterveräußerung bestehen. Die abgebende Person entscheidet, ob der angegebene Verwendungszweck erlaubt ist bzw. plausibel klingt. Ggf. kann sich die Apotheke den Verwendungszweck vom Erwerber auch schriftlich bestätigen lassen.

- Merkblätter der BAK zur Chemikalienabgabe https://www.abda.de/fileadmin/user_upload/assets/Praktische_Hilfen/Arbeitsschutz/Chemikalienabgabe/Abgabevorschriften_Chemikalien_private_Verwender.pdf

  https://abda.de/fileadmin/user_upload/assets/Praktische_Hilfen/Arbeitsschutz/Chemikalienabgabe/Abgabevorschriften_Chemikalien_berufliche_Verwender.pdf

Wirken Chemikalien stark umweltschädigend oder gesundheitsgefährdend, ist die Abgabe ebenfalls zu hinterfragen und zur Aufklärung des Anwenders ggf. ein Sicherheitsdatenblatt mitzugeben (und die Mitgabe der Information am besten zu dokumentieren). Bei Abgabe an „gewerbliche und berufliche Verwender" (Arztpraxis!) ist dies zwingend vorgeschrieben. Die dazu benötigten Sicherheitsdatenblätter erhält man beim jeweiligen Hersteller (sie sind hinsichtlich einiger Angaben oder Einstufungen herstellerspezifisch!) oder über entsprechende Links auch über die Homepage der ABDA (https://www.abda.de/fuer-apotheker/arbeitsschutz/arbeitsschutzmassnahmen/#c534).

Die Kennzeichnung von Chemikalien erfolgt generell nach den Vorgaben der Gefahrstoffverordnung beziehungsweise der CLP-Verordnung, wo sowohl die Verwendung von kindersicheren Verschlüssen als auch von Blindentastmarken und Warnhinweisen geregelt ist.

- GÜG, GefStoffV, ChemVerbotsV
- Übersicht zum Umgang mit Gefahrstoffen in der Apotheke

  https://www.abda.de/fuer-apotheker/arbeitsschutz/abgabe-von-chemikalien/

  https://www.abda.de/fuer-apotheker/arbeitsschutz/kennzeichnung-und-lagerung-von-gefahrstoffen-in-der-apotheke/

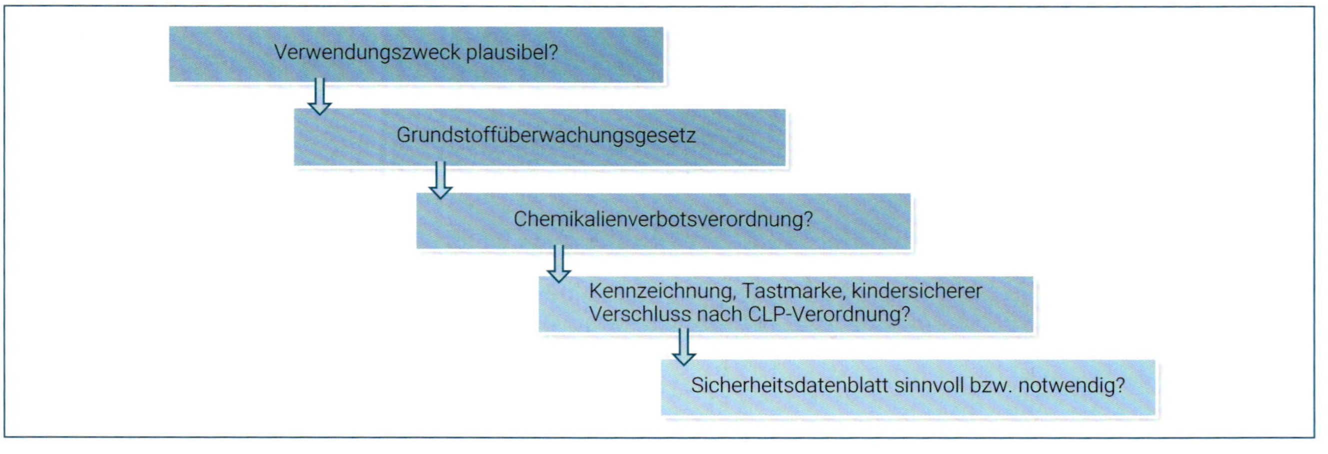

Abb. 4.3: Bei der Abgabe von Chemikalien zu berücksichtigende Fragestellungen

1. Ist die Angabe „äußerlich" eine ausreichende Gebrauchsanweisung bzw. Anwendungsbeschreibung für Rezepturarzneimittel?
2. Müssen Defekturarzneimittel eine Zulassungsnummer tragen?
3. Warum brauchen Defekturarzneimittel kein Herstellungsdatum?
4. Genügt die Anfertigung einer Plausibilitätsprüfung bei einer Rezepturkomposition mit wechselnden Konzentrationen?
5. Darf man Salzsäure für den Chemiebaukasten an Kinder bzw. Jugendliche abgeben?
6. Wo arbeiten Gegenprobensachverständige?
7. Warum genügt die Angabe „Wie vom Arzt verordnet anwenden" nicht als Gebrauchsanweisung?

- Arbeitsbogen 3 „Prüfung der Ausgangsstoffe"
- Arbeitsbogen 5 „Herstellung von Rezepturarzneimitteln"
- Arbeitsbogen 5a „Herstellungsanweisung"
- Arbeitsbogen 17 „Abgabe von Chemikalien"

4.2 Herstellung von Parenteralia einschließlich Zytostatikazubereitungen

- Besondere Aspekte bei der Herstellung von Parenteralia inkl. Zytostatikazubereitungen erklären,
- z. B. hinsichtlich der räumlichen und technischen Ausstattung und dem Arbeitsschutz

Parenteralia sind nach der Definition im Europäischen Arzneibuch sterile Zubereitungen, die zur Injektion, Infusion oder Implantation in den menschlichen oder tierischen Körper bestimmt sind und somit unter Umgehung des Magen-Darm-Traktes in den Organismus gelangen. Dabei kommen auch Pulver oder Konzentrate zum Einsatz, die durch Zugabe von Lösungsmitteln erst gebrauchsfertig gemacht werden müssen.

Zytostatika sind natürliche oder chemische Stoffe mit toxischer Wirkung, die meist im Rahmen einer Chemotherapie oder zur Behandlung von Autoimmunerkrankungen eingesetzt werden. Sie stören den Zellzyklus und verhindern dadurch das Wachstum oder die Zellteilung und somit die Ausbreitung von (Tumor-)Zellen.

Mit wenigen Ausnahmen werden Zytostatika patientenindividuell nach Alter, Gewicht und Stoffwechsel bzw. Gesundheitszustand dosiert und als Infusion oder Injektion appliziert. Derartige Zytostatikazubereitungen sind natürlich auch Parenteralia, weshalb an sie die gleichen Anforderungen hinsichtlich der Sterilität zu stellen sind. Zusätzlich sind bei der Herstellung solcher Zytostatikazubereitungen besondere Regelungen des Arbeitsschutzes zu berücksichtigen, da es sich um hochtoxische Stoffe handelt, deren Verwendung eine Spezialisierung voraussetzt.

Die Herstellung von sterilen Arzneimitteln erfolgt durch aseptische Herstellungsverfahren unter Verwendung sterilisierter Ausgangsstoffe oder durch Sterilisation der Zwischen- und Endprodukte. Parenteralia müssen nicht nur steril, sondern auch pyrogenfrei, annähernd blutisotonisch und frei von Schwebstoffen sein.

4

4.2.1 Räumliche und technische Ausstattung und Arbeitsschutz

Die Herstellung von Zytostatika stellt hohe technische und organisatorische Anforderungen an den Herstelbetrieb „Apotheke", um die Qualität und Sicherheit des Produktes zu gewährleisten und die Mitarbeiter vor schädlichen Einflüssen zu schützen. Eine Vielzahl an Vorschriften und Verordnungen schafft dafür verbindliche Grundlagen, die zudem im QMS der Apotheke zu hinterlegen, stetig zu aktualisieren und auf Effektivität und Eignung zu überprüfen sind.

Die ApBetrO fordert in § 35 für die Herstellung von Parenteralia u.a. folgende Festlegungen im QMS:

- einzusetzende Arzneimittel sowie primäre Verpackungsmaterialien und ihre Qualitätsprüfungen
- technische und organisatorische Maßnahmen, um Kontaminationen, Kreuzkontaminationen und Verwechslungen zu vermeiden, einschließlich der Überprüfung ihrer Wirksamkeit
- Kalibrierung, Qualifizierung, Wartung und Reinigung der Ausrüstungen und des Herstellungsraums
- Validierung der die Produktqualität beeinflussenden Prozesse, Methoden und Systeme und Revalidierung (bei aseptischen Herstellungsprozessen am Ende jedes Arbeitstages unter Einbeziehung des betroffenen Herstellungspersonals)
- kritische Ausrüstungsgegenstände oder Geräte
- Herstellungsanweisungen und Herstellungsprotokolle gemäß § 7 oder § 8 ApBetrO
- eventueller Transport der hergestellten Arzneimittel
- Hygienemaßnahmen sowie
- hygienisches Verhalten des Personals am Arbeitsplatz und Art der Schutzkleidung für die Arzneimittelherstellung, einschließlich der Art und Weise und Häufigkeit der Umkleidevorgänge

§ 35 ApBetrO
Die Herstellung von Zytostatika muss u.a. bei der zuständigen Landesbehörde angezeigt werden, die die Einhaltung der festgelegten Kriterien kontrolliert und zertifiziert.
Eine Liste der zytostatikaherstellenden öffentlichen und Krankenhausapotheken erhält man bundeslandbezogen bei den jeweiligen Apothekerkammern oder Landesbehörden.
Bei der Herstellung von Zytostatika (und anderen Parenteralia) werden häufig Pulver oder Lösungen aus sterilen Behältnissen mit Hilfe steriler Überleitungssysteme, Spritzen und Kanülen in andere sterile Behältnisse überführt und dort ggf. (in Wasser für Injektionszwecke oder steriler isotoner Kochsalzlösung) gelöst. Bei dieser Herstellungsweise soll weitestgehend in geschlossenen Systemen gearbeitet werden, in denen eine Kreuzkontamination mit Partikeln und Keimen durch das Herstellungsverfahren ausgeschlossen ist. Dies wird durch die Einhaltung strenger Hygienevorschriften und das Festlegen (und Dokumentieren) geeigneter Arbeitsschritte sichergestellt. Nur selten kommen nicht sterile Ausgangsmaterialien zum Einsatz, so dass das Endprodukt dann im Endbehältnis sterilisiert werden muss. Für die Preisberechnung der zu Lasten der gesetzlichen Krankenversicherungen hergestellten Parenteralia bzw. Zytostatika gibt es eigene Vorschriften in der Arzneimittelpreisverordnung.

§ 5 AmPreisV

Soll die Herstellung steriler Arzneimittel mithilfe eines aseptischen Herstellungsverfahrens erfolgen, wird dazu auch nach § 35 ApBetrO ein besonderer Herstellungsraum benötigt, für den die Raumeinheit mit den anderen Apothekenbetriebsräumen nicht zwingend vorgeschrieben ist. Er muss u.a. über eine eigene Zugangsschleuse für Personal und Material, ein spezielles Be- und Entlüftungssystem mit Alarmmeldung bei Fehlfunktion und mindestens eine Reinraum-Werkbank mit speziellen Luftfiltern verfügen, um die Qualität und Sicherheit während der Herstellung zu gewährleisten.

Nach dem EU-GMP-Leitfaden Annex 1 werden dabei die Herstellungsbereiche je nach Herstellungsschritt verschiedenen Reinraumklassen A-D zugeordnet, für die unterschiedliche Anforderungen an die maximale Partikelanzahl und -größe gelten, die analog auch von der ApBetrO gefordert werden. Das Erreichen und Einhalten der Reinraumbedingungen wird während der Herstellung u.a. durch regelmäßige Partikel- und Keimzahlbestimmungen überprüft.

Reinraumklasse	Arbeitsschritte	Schutzausrüstung
A	Aseptische Zubereitung und Abfüllen, Laminar-Air-Flow	Forderungen von Klasse C und D sowie zusätzlich Tragen einer Gesichtsmaske, nicht gepuderte Gummi- oder Plastikhandschuhe, sterilisierter oder desinfizierter Schuhe, Hosenbeine und Ärmel sind jeweils zu verbergen
B	Umgebung der Zone A bei aseptischer Zubereitung und Abfüllung	Entfällt, da als Umgebung von A nur „Durchgang" ohne Arbeitsschritt
C	Zubereitung von Lösungen und anschließende Abfüllung mittels Sterilfiltration	Haar- und ggf. Bartbedeckung, ein- oder zweiteiliger Anzug mit geschlossenem Bund an den Handgelenken und hohem Kragen, entsprechendes Schuhwerk mit Überschuhen, Kleidungsstücke ohne Faser- oder Partikelabgabe
D	Zubereitung von Lösungen für anschließende Abfüllung	Haar und ggf. Bartbedeckung, allgemein übliche Schutzkleidung und geeignete Schuhe bzw. Überschuhe
E	Herstellung und Abfüllung nicht steriler Lösungen und Salben	
F	Herstellung und Abfüllung oraler Darreichungsformen	

Tabelle 4.10: Reinraumklassen und Anforderungen an Arbeitsschritte und Schutzausrüstung

Nach GMP-Regeln sind aseptische Herstellungsschritte in einer Laminar-Airflow-Werkbank der Reinraumklasse A in einem Raum der Reinraumklasse B durchzuführen sowie getrennte Schleusen für Personal und Materialien einzurichten, deren Türen nicht gleichzeitig geöffnet werden können. Die Räumlichkeiten sind generell gegen unbefugtes Betreten zu sichern.

4.2.2 Herstellungsanweisung und Plausibilität der Verordnung

Bei der Erstellung der Herstellungsanweisung sind hier weniger galenische Aspekte, sondern eher die Reihenfolge der Herstellungsabläufe sowie die Festlegung geeigneter mikrobiologischer Inprozesskontrollen die eigentlichen Herausforderungen.

In der Herstellungsanweisung finden sich Prozessbeschreibungen für das Ein- und Ausschleusen von Personal und Material (auch zur Verpackung) in das Zytostatikalabor, die Vorbereitung und eigentliche Herstellung einschließlich der Verpackung von Zytostatikazubereitungen sowie Angaben zur individuellen Arbeitsweise von herstellendem und zureichendem Mitarbeiter (Vier-Augen-Prinzip) und über Art und Häufigkeit des mikrobiologischen Monitorings.

Besondere Bedeutung kommt auch der Plausibilitätsprüfung zu, die eine Kontrolle der aktuell verordneten Dosis einschließt. Diese muss je nach Körpergröße und -gewicht bzw. Körperoberfläche sowie ggf. vorhandenen organischen Funktionsveränderungen immer wieder neu angepasst werden. Software-Programme erleichtern mit ihren Informationen und Rechenalgorithmen diese Aufgabe.

- Leitlinien
  https://www.krankenhauspharmazie.de/heftarchiv/2013/02/version-vom-12-12-2012.html
  www.abda.de/fileadmin/user_upload/assets/Praktische_Hilfen/Leitlinien/Parenteraliaherstellung/LL_Parenteralia.pdf
  https://abda.de/fileadmin/user_upload/assets/Praktische_Hilfen/Leitlinien/Parenteraliaherstellung/LL_Parenteralia_Kommentar.pdf

4.2.3 Arbeitsschutz

Bei den überwiegend zur parenteralen Anwendung hergestellten Zytostatika handelt es sich um Zellgifte, die erbgutverändernde, krebserzeugende, fruchtbarkeitsgefährdende oder fruchtschädigende Wirkungen aufweisen können, die besonders umfangreiche Arbeitsschutzmaßnahmen und ihre strikte Anwendung sowie evtl. Beschäftigungsverbote notwendig machen. Der Arbeitgeber hat als Verantwortlicher zunächst eine arbeitsplatzbezogene Gefährdungsbeurteilung zu erstellen, entsprechende Schutzmaßnahmen zu ergreifen und Schutzausrüstungen zur Verfügung zu stellen.

Dabei garantiert die Einhaltung der in der Herstellungsanweisung festgelegten Arbeitsschritte sowie die Verwendung der für die aseptische Herstellung notwendigen persönlichen Schutzausrüstung nicht nur die Sterilität des Endproduktes, sondern auch bereits ein Höchstmaß an Arbeitsschutz. Die beteiligten Mitarbeiter sind daher regelmäßig im Umgang mit den im QMS festgelegten Prozessen zu schulen und ihre Gesundheit durch geeignete Vorsorgeuntersuchungen zu schützen. Der Qualifikation und Schulung der mit der Zytostatika-Herstellung befassten Mitarbeiter kommt daher sowohl im Hinblick auf die Qualität des Endproduktes als auch die Arbeitssicherheit eine besonders wichtige Bedeutung zu.

Im weiteren Sinne Teil des Arbeitsschutzes ist auch der Umweltschutz, d.h. die fachgerechte Entsorgung von Resten und kontaminierten Materialien sowie die Reinigung aller mehrfach verwendbaren Geräte und Kleidungsstücke.

Neben Leitlinien der BAK, der ADKA und dem Anhang 1 des EG-GMP-Leitfadens finden sich bei der auch für Apotheken zuständigen Berufsgenossenschaft für Gesundheitsdienst und Wohlfahrtspflege (bgw) diverse Informationen zum Herstellungsprozess sowie den geeigneten Arbeitsschutzmaßnahmen und den zugrunde liegenden Rechtsvorschriften.

- Informationen der Berufsgenossenschaft
  https://www.bgw-online.de/bgw-online-de/service/medien-arbeitshilfen/medien-center/agg-gefahrstoffe/betriebsanweisungen-fuer-taetigkeiten-mit-zytostatika-20042

1. Müssen für Zytostatikazubereitungen auch Plausibilitätsprüfungen erstellt werden?
2. Warum gibt es für die Reinraumklasse B keine Angaben über typische, dort durchzuführende Arbeitsschritte?
3. Müssen alle Parenteralia am Ende des Arbeitsprozesses sterilisiert werden?

5 Hygiene in der Apotheke

Aspekte der Hygiene in der Apotheke aufführen, z. B.
- Hygieneplan
- Desinfektionsmittel und -verfahren
- Aspekte der Krankenhaushygiene beschreiben

In der Apotheke sind auch abseits der Corona-Pandemie die Erwartungen und Anforderungen an geeignete Hygienemaßnahmen sicherlich höher als in vielen anderen Gewerbebetrieben, gehören doch einerseits bereits erkrankte Menschen zum Kundenkreis und werden andererseits auch Arzneimittel zur Anwendung an Kranken hergestellt. Beide Aspekte finden in besonderen Anforderungen des Arbeitsschutzes sowie der Apothekenbetriebsordnung Berücksichtigung.

5.1 Aspekte der Hygiene in der Apotheke

Ziel aller Reinigungs- und Hygienemaßnahmen ist der Erhalt der Gesundheit und der Schutz von Mitarbeitern (und Kunden) vor Infektionen, indem die Erregerzahl mithilfe entsprechender Hygienemaßnahmen reduziert wird. Dazu sind im Rahmen einer arbeitsplatzbezogenen Gefährdungsbeurteilung die Infektionsgefahren und das Risiko zu erfassen und geeignete technische, organisatorische und personelle Schutzmaßnahmen auch im Rahmen von Betriebsanweisungen und Hygieneplänen festzulegen. Im Zuge der Corona-Pandemie sind die Pläne um weitere Maßnahmen ergänzt worden.

Generell ist dabei zwischen mechanischer Reinigung bzw. Schmutzbeseitigung, Desinfektion und Sterilisation zu unterscheiden. Die oberflächliche Schmutzbeseitigung durch Aufräumen, Abfallbeseitigung, Wischen, Abstauben (eher seltener) oder Saugen gehört dabei genau wie das Putzen im Haushalt zur Instandhaltungsreinigung, die sich in eine regelmäßige Unterhalts- und eine situative Sicht- und Grundreinigung wie beispielsweise bei Fensterflächen unterteilen lässt.

Umfangreiche Informationen zu Aspekten der Reinigung und Hygiene finden sich auf den Seiten der für die Apotheken zuständigen Berufsgenossenschaft für Gesundheitsdienst und Wohlfahrtspflege (bgw) sowie in den Leitlinien und Arbeitshilfen der Bundesapothekerkammer.

- Übersicht zur Hygiene in der Apotheke
  https://ptaforum.pharmazeutische-zeitung.de/ausgabe-072010/eine-saubere-sache/
- Umfangreiche Informationen zu Aspekten der Reinigung und Hygiene finden sich auf den Seiten der für die Apotheken zuständigen Berufsgenossenschaft für Gesundheitsdienst und Wohlfahrtspflege (BWG) sowie in den Leitlinien und Arbeitshilfen der Bundesapothekerkammer.
  Arbeitsschutz
  https://www.bgw-online.de/bgw-online-de/themen/sicher-mit-system/arbeitsschutz-mit-system
  https://www.abda.de/fuer-apotheker/arbeitsschutz/arbeitsschutz-in-der-apotheke/
- Gefährdungsbeurteilung
  https://www.bgw-online.de/bgw-online-de/themen/sicher-mit-system/gefaehrdungsbeurteilung

5.2 Hygieneplan

Hygienepläne listen Art und Häufigkeit der Reinigungsarbeiten in einem Betrieb, also auch in der Apotheke, auf und legen fest, von wem wann und womit die Reinigung und soweit erforderlich auch eine Desinfektion durchzuführen ist. Dazu gehören Regelungen für alle Apothekenräume, also für Kunden- und Arbeitsbereiche sowie für Toilettenräume. Mindestens ebenso wichtig wie die Erstellung der Hygienepläne ist die Dokumentation durchgeführter Reinigungsmaßnahmen. Dabei sollten nur Reinigungsmittel eingesetzt werden, mit denen der geforderte Zweck erreicht wird, ohne die Gesundheit der Anwender bzw. Mitarbeiter zu gefährden. Informationen zum Gefährdungspotenzial der Reinigungsmittel finden sich auf den Verpackungen sowie auf den ggf. beim Hersteller anzufordernden Sicherheitsdatenblättern, die auch Bestandteil von regelmäßigen Unterweisungen der Beschäftigten sein sollten.

Dabei orientiert sich der Umfang und die Häufigkeit der Reinigungsmaßnahmen für die Apothekenräume allgemein an Lage, Ausstattung und sicherlich auch Kundenaufkommen der Apotheke und ist in das Ermessen des Apothekenleiters (oder des Hygienebeauftragten) gestellt, der dafür zu sorgen hat, dass die Räume in einem „einwandfreien hygienischen Zustand" gehalten werden. Dazu kann auch die Schädlingsbekämpfung bzw. die entsprechende Vorsorge durch qualifizierte Betriebe gehören, wenn gerade in größeren Gewerbeeinheiten oder unterkellerten Apothekenräumen nachtaktive (Nage-)Tiere Zuflucht (und Nahrung) suchen.

Über diese allgemeinen Anforderungen hinaus fordert die Apothekenbetriebsordnung in § 4a die Erstellung von Hygieneplänen für das Personal sowie für alle Betriebsräume, die zur Arzneimittelherstellung genutzt werden. Dazu gehören der Rezeptur- und der davon getrennte Teearbeitsplatz (Drogen sind häufiger mikrobiologisch stark belastet!) sowie je nach Raumaufteilung auch das Labor, in dem die Ausgangsstoffe geprüft und zumindest zeitweise zwischengelagert werden.

In diesem Hygieneplan (oder in mehreren Plänen) sind die Häufigkeit und Art der Reinigung und soweit erforderlich auch die Häufigkeit einer Desinfektion der Herstellungsbereiche und -räume sowie die einzusetzenden Mittel und Geräte festzulegen. Die Durchführung der Reinigung ist auch hier zu dokumentieren. Unbeschadet des Hygieneplans müssen außerdem allgemeine Festlegungen über hygienisches Verhalten am Arbeitsplatz und zur Schutzkleidung des Personals getroffen werden.

Viele Hinweise und Informationen dazu finden sich in den Leitlinien der Bundesapothekerkammer BAK.

§ 4a ApBetrO

- BAK Leitlinien Hygienemanagement
  www.abda.de/fileadmin/assets/Praktische_Hilfen/Leitlinien/Hygienemanagement/LL_Hygienemanagement.pdf
  www.abda.de/fileadmin/assets/Praktische_Hilfen/Leitlinien/Hygienemanagement/LL_Hygienemanagement_Kommentar.pdf
- Hygieneleitfaden der Gesellschaft für Dermopharmazie
  www.gd-online.de/german/veranstalt/images2016/GD_Hygieneleitfaden_Fassung_vom_17.06.2016.pdf
- Vorlagen für spezielle Hygienepläne zu Tätigkeiten in der Corona-Pandemie
  https://www.abda.de/fileadmin/user_upload/assets/Praktische_Hilfen/Arbeitsschutz/Empfehlungen_der_BAK/Antigen_Schnelltests_21_03_17_FB_Hygienemanagement.docx
  https://www.abda.de/fileadmin/user_upload/assets/Praktische_Hilfen/Arbeitsschutz/Empfehlungen_der_BAK/Covid-19_Pandemie_21_05_06_FB_Hygienemanagement.doc

Vorlagen für Hygienepläne

Sowohl bei der Berufsgenossenschaft für Gesundheit und Wohlfahrtspflege (bgw) als auch der BAK findet sich umfangreiches Material zum Hygienemanagement sowie Vorlagen für Hygienepläne, die vom Apothekenleiter an die eigenen Erfordernisse angepasst und mit den zu verwendenden Mitteln und Geräten ergänzt werden können. Teil des Arbeitsschutzes und damit auch Inhalt der Hygienepläne ist dabei ggf. auch die Zurverfügungstellung geeigneter Hautschutz- und Pflegecremes.

Personalhygiene	Raumhygiene und -desinfektion
Festlegungen zu Verhaltensweisen z.B. kein Essen und Trinken in Herstellungsbereichen, lange Haare zusammenbinden, Hände nach dem Toilettengang waschen und ggf. desinfizieren, Einmalhandtücher und Seifenspender benutzen usw., Umgang mit erkrankten Mitarbeitern	Festlegungen zur Häufigkeit der Reinigung z.B. täglich oder nach jeder Herstellung, vor jeder Herstellung usw.
Festlegung von Schutzausrüstung z.B. langärmeliger Kittel, Handschuhe, Mundschutz, Schutzbrille, Kopfhauben usw.	Festlegungen zu Material, Methoden und Arbeitsweisen z.B. Wasser, Desinfektionsmittel xyz, Zellstofftücher usw. verwenden, Dermatika wenn möglich in geschlossenen Rührsystemen herstellen usw., Abgabegefäße, Reinigung von Standgefäßen und Materialien usw., Abfallbeseitigung
• https://www.bgw-online.de/bgw-online-de/service/medien-arbeitshilfen/medien-center/hautschutz-und-haendehygieneplan-fuer-mitarbeiterinnen-und-20050 • https://www.abda.de/fileadmin/user_upload/assets/Praktische_Hilfen/Leitlinien/Hygienemanagement/FB_Hygienemanagement_Personal.doc	• https://abda.de/fileadmin/user_upload/assets/Praktische_Hilfen/Leitlinien/Hygienemanagement/FB_Hygienemanagement_Raeume.doc • https://abda.de/fileadmin/user_upload/assets/Praktische_Hilfen/Leitlinien/Hygienemanagement/FB_Hygienemanagement_Rezeptur.doc

Zur Qualitätssicherung der getroffenen Maßnahmen eignet sich auch gut die Teilnahme am Ringversuch „Hygienemonitoring" des Zentrallaboratoriums der Deutschen Apotheker ZL, das diesen Test für die externe Qualitätsüberprüfung regelmäßig anbietet (https://zentrallabor.com/ringversuche/hygienemonitoring/).

5.3 Desinfektionsmittel und -verfahren

Die Desinfektion ist eine Hygienemaßnahme, mit der Krankheitserreger wie Bakterien, Pilze und Viren inaktiviert und/oder in der Erregerzahl so weit reduziert werden, dass eine Infektionsgefährdung vermieden werden kann. Für die Arbeitsbereiche in der Apotheke, in denen entweder eine hohe Keimzahl zu erwarten ist (Kundenbereiche, Telefonhörer, Tastatur, Touchscreen usw.) oder selbst eine geringe Keimzahl verheerende Auswirkungen haben könnte (z.B. Herstellungsbereiche), sind Überlegungen über die möglichen Erreger anzustellen und geeignete Mittel und Maßnahmen zu ihrer Inaktivierung in einem Hygieneplan festzulegen. Das Personal ist über die möglichen Gefahren bei der Anwendung der Mittel und Maßnahmen regelmäßig zu unterweisen.

Sowohl bei der Desinfektion als auch bei einer gegebenenfalls notwendigen Sterilisation werden Erreger mit physikalischen oder chemischen Verfahren inaktiviert bzw. abgetötet. Ziel der *Desinfektion* ist die Reduzierung der Keimzahl pathogener Keime auf ein Maß, das eine Übertragung der Krankheit verhindert. Bei der *Sterilisation* werden hingegen alle Mikroorganismen und Entwicklungsstadien abgetötet, was vor allem bei der Herstellung steriler Arzneimittel notwendig ist.

In der Apotheke werden meist chemische Desinfektionsmittel verwendet. Dabei ist zwischen Mitteln zur Haut- und Händedesinfektion sowie Mitteln zur Oberflächen- oder Instrumentendesinfektion zu unterscheiden und auf die richtige Anwendung zu achten, denn die Effektivität der Desinfektion ist nicht nur vom Desinfektionsmittel und seiner Konzentration, sondern vor allem auch von der Menge und der Einwirkzeit abhängig.

Es dürfen nur Mittel und Verfahren angewendet werden, die zur Desinfektion geeignet und zugelassen sind. Dazu erstellt und aktualisiert das Robert-Koch-Institut regelmäßig eine Liste, in der neben den Inhaltsstoffen u.a. auch das Wirkspektrum, die Einwirkzeit sowie geeignete Anwendungsbereiche (z.B. Flächendesinfektion, Hautdesinfektion, Instrumente usw.) für Desinfektionsmittel angegeben sind. Auch die Effektivität verschiedener Desinfektionsverfahren hinsichtlich ihrer Wirkung auf bestimmte Erreger wird dort beschrieben. Als Desinfektionsmittel kommen vor allem Alkohole, Aldehyde, sauerstoffaktive Verbindungen wie Perverbindungen und Phenole zum Einsatz.

Ein gutes Universaldesinfektionsmittel ist 70 %iger Isopropylalkohol, der seit 1.7.2017 gemäß der Neufassung der

Biozidverordnung nur noch für die Haut- und Händedesinfektion als „Ausgangsstoff" erlaubt ist. Soll Isopropylalkohol zur Flächendesinfektion verwendet werden, ist er als angemeldetes und zugelassenes Fertigprodukt einzusetzen. Diese Regelung wurde nur kurzzeitig während massiver Lieferengpässe während der Corona-Pandemie ausgesetzt.

Weitere Methoden und Anforderungen an Desinfektionsmittel und -verfahren finden sich in anderen apothekenspezifischen Herstellungsvorschriften oder im Europäischen Arzneibuch, wo auch die Anforderungen an die mikrobiologische Qualität der jeweiligen Darreichungsform festgelegt sind.

- Liste geprüfter Desinfektionsmittel www.rki.de/DE/Content/Infekt/Krankenhaushygiene/Desinfektionsmittel/Desinfektionsmittellist/Desinfektionsmittelliste_node.html

Händedesinfektion

- Ausreichend Händedesinfektionsmittel auf die trockenen Handflächen geben, so dass die Hände „nass" sind.
- Hände mindestens 30 Sekunden (je nach Angaben des Herstellers) mit dem Desinfektionsmittel feucht halten und das Mittel ähnlich wie beim Händewaschen insbesondere auch auf Fingerspitzen, Daumen, Nagelfalze und Handgelenke verteilen (Ringe abnehmen).
  Video zur richtigen Händedesinfektion: https://youtu.be/7YxjAvxvI4c

1. Wo kann sich der Apotheker über wirksame Desinfektionsmittel gegen Noroviren informieren?
2. Muss eine Apotheke einen Hygieneplan für die Toilette erstellen?
3. Muss auch für das Reinigungspersonal eine Gefährdungsbeurteilung erstellt und ggf. eine Schulung durchgeführt werden?
4. Wo erhält man Informationen über das Gefahrenpotenzial von Desinfektions- und Reinigungsmitteln?
5. Muss ein Rezepturarbeitsplatz täglich desinfiziert werden?
6. Müssen Geräte bei der Salbenherstellung (z.B. Spatel, Fantaschalen usw.) sterilisiert oder desinfiziert werden?
7. Müssen die Abgabegefäße (Kruken, Flaschen usw.) vor der Verwendung gespült oder desinfiziert werden?
8. Dürfen Abgabegefäße wieder verwendet werden?

6 Medizinprodukte – Qualitätskriterien, Bewertung und Anwendung

- Konformitätsbewertung von Medizinprodukten erläutern

Für die Praxis:
- Verbandmittel und Pflaster kennen
- Messgeräte zur Blutdruckmessung und zur Messung von Blutparametern kennen
- Medizinprodukte zur Arzneimittelapplikation sowie zur Infusion und Injektion kennen
- Hilfsmittel und Alltagshilfen kennen
- Hilfsmittellieferverträge

Medizinprodukte gehören in der Apotheke zum Nebensortiment und umfassen eine sehr breit gespannte Produktpalette von „A" wie „Abnehmkapseln" bis „Z" wie „Zellstoffmullkompresse". Zu den Medizinprodukten gehören auch Verbandstoffe und Pflaster, „klassische Hilfsmittel" wie Bandagen, Inhalierhilfen, Pen-Nadeln oder Lanzetten sowie Medizintechnik und Produkte mit fast schon arzneilichem Charakter wie beispielsweise Kochsalzlösungen, Flächendesinfektionsmittel oder osmotisch abführend wirkende Quellmittel.

Für die Praxis sind neben Produktkenntnissen vor allem die vertraglichen Regeln zur Belieferung und Abrechnung von Medizinprodukten und Hilfsmitteln sowie die Rechtsgrundlagen für den Verleih und das Betreiben von Medizinprodukten wichtig.

Behördliche Informationen zu Medizinprodukten

www.bfarm.de/DE/Medizinprodukte/_node.html
https://www.bfarm.de/DE/Medizinprodukte/Aufgaben/Abgrenzung-und-Klassifizierung/_node.html

6.1 Allgemeiner Teil: Qualitätskriterien und Bewertung

6.1.1 Medizinprodukterecht

Das Medizinprodukterecht ist nach dem Skandal über schadhafte Brustimplantate („PIP-Skandal" von 2010) verschärft und zur weiteren Vereinheitlichung von europäischen Richtlinien auf europaweit gültige Verordnungen umgestellt worden, die wie in Deutschland in jedem Mitgliedsstaat von weiteren Gesetzgebungsmaßnahmen ergänzt werden können.

Alte EU-Richtlinien	Neue EU-Verordnungen
AIMD („acitve implantable medical devices", aktive implantierbare Medizinprodukte, Richtlinie 90/385/EWG)	MDR („medical devices regulation", europäische Medizinprodukte-Verordnung) Übergangsfrist bis 2021
MDD („medical device directive", Medizinprodukte-Richtlinie 93/42/EWG)	
IVD („in-vitro-diagnostics", In-vitro-Diagnostika-Richtlinie 98/79/EG)	IVDR („in-vitro diagnostics regulation", In-vitro-Diagnostika-Verordnung) Übergangsfrist bis 2022

Tabelle 6.1: Veränderungen im neuen europäischen Medizinprodukte-Recht (2017)

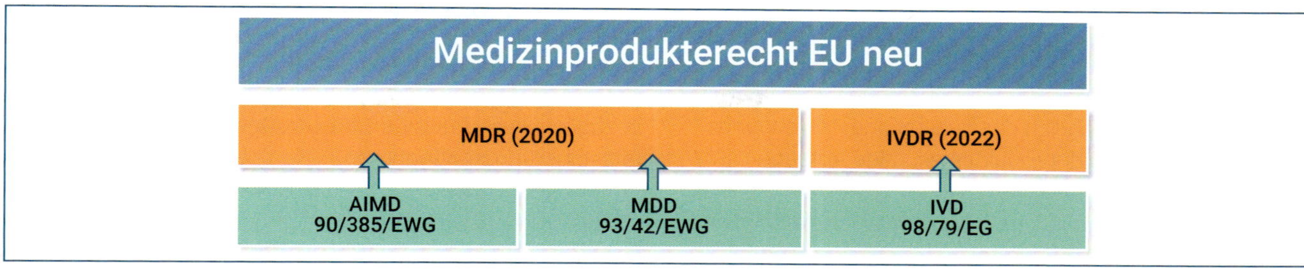

Abb. 6.1: Säulen des neuen europäischen Medizinprodukte-Rechts

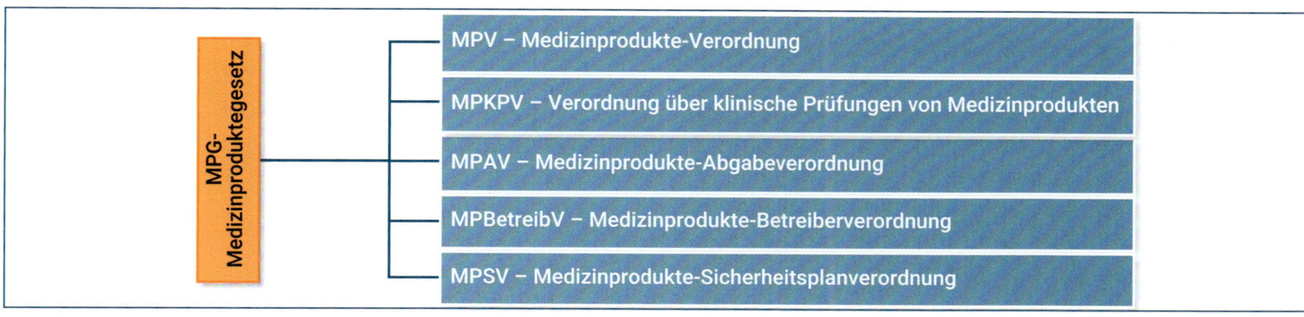

Abb. 6.2: Übersicht über das deutsche Medizinprodukterecht (Gesetz und Verordnungen)

Mit Ablauf der Übergangsfrist ist das deutsche Medizinproduktegesetz (MPG) durch das Medizinprodukterecht-Durchführungsgesetz (MPDG) abgelöst und die europäische Medical Device Regulation (MDR) damit eingeführt worden, die damit auch die deutsche Medizinprodukte-Verordnung (MPV) abgelöst hat. Einige weitere Verordnungen wie vor allem die Medizinproduktebetreiber-Verordnung ergänzen den europäischen Rechtsrahmen auf nationaler Ebene und stellen zusammen mit weiteren Verordnungen wie der Medizinprodukte-Abgabeverordnung (MPAV) und der Medizinprodukteanwendermelde- und Informationsverordnung (MPAMIV) sicher, dass der Markt einheitlich überwacht und die Anwendungssicherheit in allen Vertriebskanälen gewährleistet wird. Diese dem Schutz von Patienten, Anwendern und Dritten dienenden Regelungen greifen daher auch in den Apothekenalltag hinein, da Medizinprodukte zu den „apothekenüblichen Waren" nach § 1a (10) der ApBetrO gehören.

6.1.1.1 Definition

Medizinprodukte sind relativ umfangreich in Kapitel I Artikel 2 (1) MDR definiert. In wesentlichen Bereichen ähnelt ihre Definition der eines Arzneimittels mit der Besonderheit, dass Medizinprodukte ihre bestimmungsgemäße Hauptwirkung nicht auf pharmakologischem oder immunologischem, sondern hauptsächlich auf physikalischem Wege erreichen und somit keinem Metabolismus unterliegen.

„Nebenwirkungen" bei Medizinprodukten sind daher vor allem auf Qualitätsmängel in der Herstellung und Fehler in der Anwendung zurückzuführen und sollten durch konsequente Anwendung der Gesetze und Verordnungen auf ein Minimum begrenzt werden können.

Kapitel I Artikel 2 (1) MDR

https://eur-lex.europa.eu/legal-content/DE/TXT/PDF/?uri=CELEX:32017R0745

Nach der Definition gehören zu den Medizinprodukten neben Verbandstoffen oder Hilfsmitteln auch Produkte zur Empfängnisregelung sowie Instrumente, Stoffe, Apparate oder Software, um diagnostischen oder therapeutischen Zwecken zu dienen und Krankheiten zu erkennen, zu überwachen oder zu lindern. Damit werden die apothekenüblichen Medizinprodukte ebenso erfasst wie Herzkatheter, Fahrradergometer, Zahnfüllmaterial oder Prothesen. Eine Untergruppe stellen „aktive Medizinprodukte" dar, die eine Energiequelle für ihre Funktion benötigen.

Produkte, die aus Arzneimitteln und Medizinprodukten bestehen wie beispielsweise Insulinfertigpens, arzneimittelhaltige Wundauflagen oder Dosieraerosole werden meist insgesamt als Arzneimittel eingestuft und unterliegen dem Arzneimittelrecht. Das Medizinprodukt darin wie der Pen, die Wundauflage oder die Inhalierhilfe muss jedoch auch dem Medizinprodukterecht genügen.

Seit der Änderung im europäischen Medizinprodukterecht muss das Medizinprodukt ähnlich wie ein Arzneimittel seine Eignung für die entsprechende Zweckbestimmung in einer klinischen Prüfung nachweisen. Die Anforderungen an diese Prüfungen sind in einer eigenen Verordnung präzisiert (Verordnung über klinische Prüfungen von Medizinprodukten MPKPV).

Sicherheit von Medizinprodukten

Apotheken als Teil der Vertriebskette übernehmen auch hinsichtlich der Qualität und Anwendungssicherheit von Medizinprodukten wichtige Aufgaben. So sind sie einerseits durch § 12 ApBetrO verpflichtet, die Qualität apothekenpflichtiger Medizinprodukte ähnlich wie bei Fertigarzneimitteln stichprobenartig zu kontrollieren und andererseits Vorkommnisse bei der sachgerechten Anwendung von Medizinprodukten gemäß der Regelungen in der Medizinprodukteanwendermelde- und Informations-Verordnung (MPAMIV) an die zuständige Behörde, in diesem Fall das BfArM, zu melden.

Verordnungstexte
- § 12 ApBetrO
- MPAMIV

Meldung von Vorkommnissen seit 1.1.2017 direkt an das BfArM:
- Erläuterungen: https://www.bfarm.de/DE/Medizinprodukte/Aufgaben/Risikobewertung-und-Forschung/Risiken-melden/_node.html
- Formular: https://www.bfarm.de/DE/Medizinprodukte/Antraege-und-Meldungen/_node.html;jsessionid=AC3E5B5E51069EF85E8F7C1EAF-B2EC90.internet281

6.1.1.2 Risikoklassen

Rechtlich werden Medizinprodukte in verschiedene Risikoklassen eingeteilt, für die unterschiedliche Anforderungen bezüglich des Umfangs und der Dokumentation an Qualitätssicherungsmaßnahmen (Konformitätsbewertungsverfahren) gestellt werden. Die Zuordnung einzelner Produkte zu den europaweit einheitlich festgelegten vier Risikoklassen I, IIa, IIb und III erfolgt u.a. aufgrund der vorgesehenen Zweckbestimmung und der damit verbundenen Anwendungsdauer, dem Ort der Anwendung bzw. dem Grad der Invasivität, der Verwendung von biologischem Material oder der Tatsache, dass es sich um ein aktives (nicht implantierbares) Medizinprodukt bzw. ein wiederverwendbares chirurgisches Instrument handelt (vgl. Tabelle 6.2) und ist vor allem im Anhang VIII der neuen europäischen MDR genauer erläutert.

Risikoklasse	Klasse I: geringes Risiko	Klasse IIa: mittleres Risiko	Klasse IIb: hohes Risiko	Klasse III: sehr hohes Risiko
Kriterien	• keine methodischen Risiken • geringer Invasivitätsgrad • kein oder unkritischer Hautkontakt • vorübergehende Anwendung ≤ 60 Minuten	• mäßiger Invasivitätsgrad • kurzzeitige Anwendungen im Körper (im Auge, intestinal, in chirurgisch geschaffenen Körperöffnungen) • kurzzeitig ≤ 30 Tage, ununterbrochen oder wiederholter Einsatz des gleichen Produktes	• erhöhtes methodisches Risiko • systemische Wirkungen • Langzeitanwendungen ≥ 30 Tage, sonst wie bei kurzzeitig • nicht invasive Empfängnisverhütung	• besonders hohes methodisches Risiko • zur langfristigen Medikamentenabgabe • Inhaltsstoff tierischen Ursprungs • im Körper unmittelbare Anwendung an Herz, zentralem Kreislaufsystem oder zentralem Nervensystem • invasive Empfängnisverhütung
Beispiele	ärztliche Instrumente, Blutdruckmessgeräte, Fieberthermometer, Gehhilfen, Lesebrillen, Mullbinden, Rollstühle, Stützstrümpfe, Verbandmittel	Dentalmaterialien, Desinfektionsmittel für Instrumente und Geräte, Einmalspritzen, Hörgeräte, Kontaktlinsen	Beatmungsgeräte, Blutbeutel, Defibrillatoren, Dialysegeräte, Kondome, Intraokularlinsen, Röntgengeräte	Brustimplantate, Herzkatheter, Herzschrittmacher, Intrauterinpessar (Spirale), künstliche Hüft-, Knie-, oder Schultergelenke, resorbierbares chirurgisches Nahtmaterial

Risikoklasse	Klasse I: geringes Risiko	Klasse IIa: mittleres Risiko	Klasse IIb: hohes Risiko	Klasse III: sehr hohes Risiko
Konformitätsbewertung	EU-Erklärung des Herstellers über Produktkonformität	Anhang IX Kapitel I und III und Bewertung der technischen Dokumentation	Anhang IX Kapitel I und III und Bewertung der technischen Dokumentation	Anhang IX oder Anhang X plus Anhang XI
Kennzeichnung	CE	CE 0123	CE 0123	CE 0123

Tabelle 6.2: Risikoklassen von Medizinprodukten nach EG-Richtlinie 93/42/EWG bzw. Anhängen der MDR

Anhang	Konformitätsbewertung
Anhang IX:	Qualitätsmanagementsystem und technische Dokumentation
Anhang X:	Baumusterprüfung
Anhang XI:	Produktkonformitätsprüfung

Tabelle 6.3: Anhänge der europäischen MDR zur Konformitätsbewertung

6.1.1.3 Konformitätsbewertung und Benannte Stellen

Ein spezielles Verfahren, die „Konformitätsbewertung", stellt sicher, dass alle auf den Markt gebrachten Medizinprodukte die festgelegten Mindestanforderungen der europaweit harmonisierten Normen hinsichtlich der Qualität des Produktes oder des Herstellungsprozesses und seiner Dokumentation erfüllen. Dazu gibt es je nach Risikoklasse unterschiedliche Anforderungen an die zu erstellenden oder einzureichenden Unterlagen sowie den Umfang der notwendigen Qualitätssicherungsmaßnahmen.

Klassifizierung und Konformitätsbewertung

Kapitel 5 MDR

Für eine Konformitätsbewertung legt der Hersteller für sein Medizinprodukt zunächst eine Zweckbestimmung fest, anhand der sich eine Zuordnung zu einer bestimmten Risikoklasse ergibt, nach der sich wiederum der Umfang des Konformitätsbewertungsverfahrens bemisst. Im einfachsten Fall eines Medizinprodukts der Risikoklasse I erfolgt die Konformitätsbewertung durch den Hersteller selbst und wird nach Überprüfung der korrekten Verfahrensweise und eines geeigneten Produktionsprozesses durch eine unabhängige Prüfstelle bestätigt. Bei Produkten mit sehr hohem Gefahrenpotenzial wird auch eine so genannte „Baumuster- oder Produktprüfung" durch eine unabhängige Stelle vorgenommen.

Die unabhängigen, zur Überprüfung und Bewertung von Produkten und/oder QM-Systemen berechtigten Stellen werden „Benannte Stellen" genannt, da sie durch die Zentralstelle der Länder für Gesundheitsschutz bei Arzneimitteln und Medizinprodukten (ZLG in Bonn) sowohl überwacht und zertifiziert als auch gegenüber einer Kommission der EU benannt werden. Die Zertifizierung ist zeitlich begrenzt und die Eignung für die Bewertung bestimmter Produktgruppen immer wieder neu nachzuweisen. Die europäische Medizinprodukte-Verordnung stellt zudem hohe Anforderungen an die personelle Ausstattung sowie die Sachkenntnis der Mitarbeiter der Benannten Stellen.

Liste der „Benannten Stellen"

- https://www.zlg.de/medizinprodukte/dokumente/stellenlaboratorien/benannte-stellen.html

6.1.1.4 CE-Kennzeichnung

Medizinprodukte dürfen erst nach erfolgreicher Konformitätsbewertung durch den Hersteller bzw. eine Benannte Stelle auf den Markt gebracht werden. Diese erfolgreiche Bewertung wird durch das Anbringen des (geschützten) CE-Logos auf dem Medizinprodukt (sofern möglich) und der Verpackung dokumentiert. Jedes Medizinprodukt muss also über eine CE-Kennzeichnung nach Artikel 20 MDR verfügen, aber nicht jedes Produkt mit einer CE-Kennzeichnung ist ein Medizinprodukt (siehe auch Waschmaschinen, Staubsauger, Spielsachen usw.).

Ausnahmen bestehen nur für wenige Sonderfälle wie Sonderanfertigungen, Medizinprodukte aus Eigenherstellung oder Medizinprodukte, die zur klinischen Prüfung bestimmt sind, so dass Apotheken beispielsweise keine aufgrund einer ärztlichen Verordnung angefertigten Medizinprodukte wie Kochsalznasentropfen oder Ultraschallkontaktgele zertifizieren und kennzeichnen lassen müssen.

Artikel 20 und Anhang V MDR

6

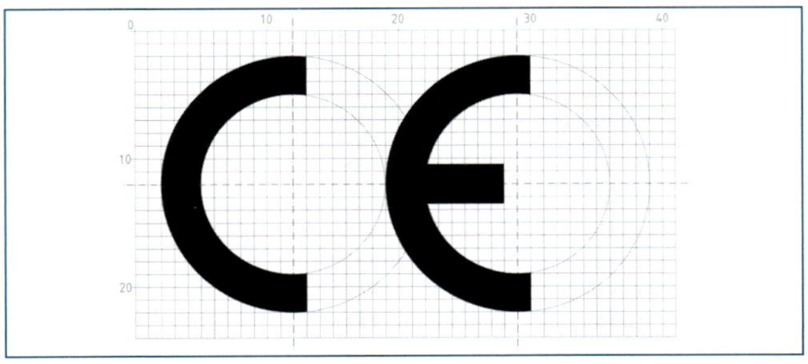

Abb. 6.3: CE-Kennzeichen

CE-Kennzeichnung mit Kennnummer einer Benannten Stelle

Ist eine Benannte Stelle mit der Konformitätsbewertung befasst, wird zusätzlich zum CE-Logo die vierstellige Kennnummer der benannten Stelle aufgedruckt, die von dem einen oder anderen Kunden auch mal fälschlicherweise für ein „Verfalldatum" gehalten wird z.B.:

CE 0123 oder CE 1220

Liste der Kennnummern der Benannten Stellen:

- https://www.zlg.de/medizinprodukte/dokumente/stellenlaboratorien/benannte-stellen-eu-2017745-mdr

Auf einem Medizinprodukt finden sich oft noch diverse weitere Kennzeichen wie die LOT-oder Chargen-Nummer oder ein Sterilisationsdatum

- https://www.wqs.de/kennzeichnung-bildzeichen-medizinprodukte/

6.2 Spezieller Teil: Anwendung

Medizinprodukte kommen in den Apotheken zum überwiegenden Teil als Waren vor, werden aber auch im Rahmen apothekenüblicher Dienstleistungen zum Beispiel zum Messen von Körperzuständen (Blutdruck, Glucose, Cholesterol usw., siehe dazu auch Kapitel 9.1) verwendet oder an Anwender verliehen (z.B. Milchpumpen, Inhaliergeräte usw.). Bei Medizinprodukten als Waren ist zwischen freiverkäuflichen, apothekenpflichtigen und verschreibungspflichtigen Medizinprodukten zu unterscheiden, für die ähnliche Regelungen hinsichtlich der Platzierung in Frei- oder Sichtwahl sowie der Beratung und Abgabe durch pharmazeutisches Personal gelten wie für Arzneimittel (§§ 1a, 12, 17 ApBetrO).

§§ 1a, 12, 17 ApBetrO

Verordnungsfähigkeit von Medizinprodukten

Medizinprodukte, die nach ihrer Definition weder zu den Verbandmitteln noch zu den Hilfsmitteln zählen, sind nur dann verordnungs- und abgabefähig zu Lasten der gesetzlichen Krankenkassen, wenn sie in der Anlage V zum Abschnitt J der Arzneimittelrichtlinie des Gemeinsamen Bundesausschusses aufgeführt sind. Diese Anlage wird regelmäßig aktualisiert und enthält meist eine Frist, bis zu der die Mittel zu Lasten der GKV verordnungsfähig sind, die auf Antrag des Herstellers verlängert werden kann.
Übersicht der verordnungsfähigen Medizinprodukte:

- https://www.g-ba.de/richtlinien/anlage/120/

6.2.1 Verbandmittel und Pflaster

Verbandmittel und Pflaster sind Medizinprodukte vornehmlich aus der Risikoklasse I, die zum Standardsortiment in Apotheken gehören. Während Pflaster als Wundauflagen überwiegend der direkten Wundversorgung oder als Fixierpflaster dem Befestigen einer Wundauflage dienen, können Verbandmittel allgemein auch zum Abdecken, Aufsaugen, Fixieren, Stabilisieren oder Ruhigstellen von Körperteilen verwendet werden.

6.2.1.1 Verbandmittel

Verbandmittel sind im erst kürzlich verabschiedeten Heil- und Hilfsmittelversorgungsgesetz HHVG erstmalig über den neuen Abschnitt 1a im § 31 SGB V definiert:

„Verbandmittel sind Gegenstände einschließlich Fixiermaterial, deren Hauptwirkung darin besteht, oberflächengeschädigte Körperteile zu bedecken, Körperflüssigkeiten aufzusaugen oder beides zu erfüllen. Die Eigenschaft als Verbandmittel entfällt insbesondere nicht, wenn ein Gegenstand ergänzend eine Wunde feucht hält. Erfasst sind auch Gegenstände, die zur individuellen Erstellung von einmaligen Verbänden an Körperteilen, die nicht oberflächengeschädigt sind, gegebenenfalls mehrfach verwendet werden, um Körperteile zu stabilisieren, zu immobilisieren oder zu komprimieren."

Verbandmittel bestehen aus unterschiedlichen Materialien. Neben den „Klassikern" Baumwolle und Zellstoff/Viskose findet sich vor allem zum Abdecken von Wunden eine Vielzahl weiterer Materialien wie Alginate, Folienverbände, Hyaluronsäure, Hydrofasern, Hydrogele, Hydrokolloidgele, Polyurethanschäume, Silber oder Silber/Aktivkohle-Auflagen und Wundkissen mit Superabsorbern. Durch die Kombination verschiedener Materialien lassen sich Verbandmittel mit den unterschiedlichen Eigenschaften quasi für jede Phase der Wundheilung oder jede Form der Stabilisierung herstellen.

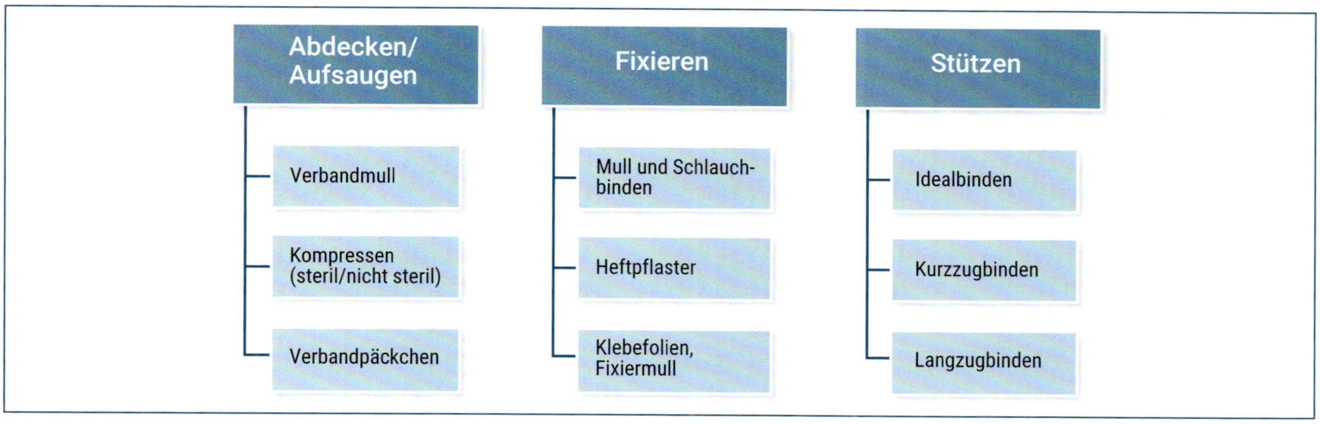

Abb. 6.4: Funktionsbezogene Einteilung der Verbandmittel

Verbandmittel, die zum Abdecken von Wunden verwendet werden, sollten folgende Eigenschaften aufweisen:

- Sekret abführen, Keime fernhalten, gute Nassfestigkeit
- Wärme abführen (Keimteilungsrate!)
- Gasaustausch (Luft, Wasserdampf) ermöglichen
- mechanischen und mikrobiologischen Schutz bieten
- reizlos, rückstands- und schmerzlos entfernbar durch geringe Verklebungsneigung
- sterilisierbar (sofern nötig)

Kompressen dienen zum Reinigen, Abdecken und Aufsaugen und werden aus verschiedenen Materialien, meist Baumwolle, Zellstoff bzw. Viskose und Polyester hergestellt und in steriler oder nicht steriler Form angeboten. Die Qualität von Mullkompressen, die sich in der Fadendichte und Dicke unterscheiden können, ist in der DIN 14079 beschrieben. Der für Kompressen und andere Verbandmittel verwendete Verbandmull ist ein Gewebe, bei dem die Anzahl der Kett- und Schussfäden die Luftdurchlässigkeit bzw. Saugfähigkeit beeinflusst. So unterscheidet man beispielsweise 17-, 20- oder 24-fädigen Mull mit 10+7, 12+8, 14+10 Kett- und Schussfäden. Mull und Mullkompressen werden meist mehrfach (8-fach oder 16-fach) übereinander gelegt, um die gewünschten Eigenschaften zu erhalten. Die meisten dieser Kompressen haben „eingeschlagene Schnittkanten“ (=ES), die auch dann nicht ausfransen, wenn man die Kompressen auseinander faltet.

Salbenverband und Verbandwechsel

Auch wenn heutzutage eine Vielzahl moderner Wundauflagen vor allem für die schonendere feuchte Wundbehandlung zur Verfügung steht, werden aus Unkenntnis über andere Versorgungsmethoden oder aus Kostengründen Wunden noch immer mit Mullverbänden abgedeckt. Wichtig ist dann, ein Verkleben des Mulls mit der Wunde zu verhindern bzw. die Verklebungen vor dem Verbandwechsel zu lösen.
Dazu kann entweder ein Salbenverband angelegt werden, bei dem die Kompresse mit einer Wund- und Heilsalbe oder einem Hydrogel bestrichen wird, oder die Kompresse wird vor dem Verbandwechsel mit gereinigtem Wasser, Kochsalz- oder Ringerlösung durchfeuchtet, um Krusten aufzuweichen und ein Aufreißen der Wunde zu verhindern.

Zum Befestigen von Kompressen können einfache Mullbinden verwendet werden, die es elastisch und unelastisch oder auch selbstklebend („kohäsiv“) gibt und die sich in Qualität und Preis unterscheiden. Praktisch vor allem für größere Verbände an den Extremitäten sind elastische Trikotschlauch- oder Netzverbände, die es in verschiedenen Breiten von der Rolle gibt und mit denen sich das oft lästige Festkleben der Kompresse mit einem Fixier- oder Rollenpflaster vermeiden lässt.

Zum Fixieren und Ruhigstellen gibt es neben Steifgaze-, Zinkleim- und Gipsverbänden inzwischen jede Menge moderner Stützverbände beispielsweise aus Polyester, Polyurethan und Glasfaser, die leicht und flexibel durch einen Arzt anzupassen sind. Daneben stehen Binden zum Stabilisieren, Stützen und Ruhigstellen zur Verfügung, die sich in Kurz- und Langzugbinden mit unterschiedlich starker Dehnbarkeit und sich daraus ergebenden Druckverhältnissen unterteilen lassen. Während die „festeren“ Kurzzugbinden vor allem in der Phlebologie verwendet werden, werden Langzugbinden meist zum Stützen und Entlasten von Gelenken oder zum Anlegen von Dauerverbänden benutzt.

So genannte „Idealbinden“ sind eine Standardform der Kurzzugbinden und dienen der flexiblen Ruhigstellung bzw. Unterstützung von Körperteilen. Sie werden neben Bandagen auch gerne bei Sportverletzungen verwendet, da sie flexibel und einfach anzulegen sind. Es gibt sie in verschiedenen Farben und Breiten sowie mit kohäsiver Auflage, so dass die Verbandklammern (umgangssprachlich auch „Schwiegermutter“ genannt) zum Fixieren entfallen können.

Gerade zum Schutz von Gelenken beim Sport werden häufig (neben Bandagen) auch Tapeverbände verwendet. Die derzeit modernen elastischen Kinesiotapes dienen im Gegensatz zu den festen Varianten hingegen weniger dem Stützen, als vielmehr der Unterstützung der Muskulatur und des Bindegewebes.

Verbandmittel auf Rezept

Verbandmittel sind keine Hilfsmittel im Sinne des § 33 SGB V, so dass vor ihrer Abgabe an Versicherte der gesetzlichen Krankenkassen keine Genehmigungen einzuholen sind. Die Abgabe von Verbandmitteln ist daher nicht in den Hilfsmittel-, sondern in den jeweiligen Arzneimittellieferverträgen geregelt. Für Verbandmittel bestehen die gleichen Zuzahlungsregelungen wie für Arzneimittel. Die Zuzahlung darf die Kosten des Mittels nicht überschreiten.

6.2.1.2 Pflaster

„Pflaster" ist der eher umgangssprachliche Begriff für einen „Wundschnellverband", der eine fertige Kombination aus einer Wundauflage und einem Heftpflaster darstellt. Pflaster bilden somit einen Teilbereich der Verbandmittel, der als Wundschnellverband der direkten Wundauflage und als Fixier-, Heft- oder Rollenpflaster dem Befestigen von Wundauflagen oder dem Fixieren anderer Verbandmittel dient.

Fertige Pflaster oder Wundverbände stehen auch in verschiedenen Sonderformen wie als Wundnaht- bzw. Klammerpflaster, Fingerkuppen- oder Duschpflaster zur Verfügung.

Informationsmaterial nutzen

Nahezu alle Verbandstoffhersteller bieten umfangreiches Informationsmaterial online im Internet oder als Printversionen an. Von einigen Herstellern erhält man auch Produktmuster oder Mustertafeln, die einen guten Überblick über das erhältliche Sortiment und die verwendeten Materialien geben. Es empfiehlt sich, sich intensiver mit dem Sortiment von ein bis zwei Anbietern zu beschäftigen und neben den Standardprodukten auch Kenntnisse über deren Spezialprodukte zu erwerben, die in der Apotheke nachgefragt werden könnten.

6.2.2 Messgeräte zur Blutdruckmessung und zur Messung von Blutparametern

Messgeräte zur Blutdruckmessung und zur Messung von Blutparametern wie Glucose, Cholesterol oder Blutgerinnungsparametern sind aktive Medizinprodukte und gehören zu den apothekenüblichen Waren. Viele Apotheken bieten Blutdruckmessen sowie die Bestimmung von Blutwerten als Serviceleistung an. Die dabei zu beachtenden Regeln sind in Kapitel 9.1 beschrieben.

6.2.2.1 Messgeräte zur Blutdruckmessung

Beim Blutdruckmessen wird der durch die Pumpleistung des Herzens in den Arterien erzeugte Druck gemessen, der u.a. von der Spannung der Gefäßmuskulatur, der Dehnbarkeit der Gefäßwände und der Blutmenge abhängig ist. Dabei unterscheidet man den systolischen (höheren) Druck, der entsteht, wenn sich das Herz zusammenzieht und den diastolischen (niedrigeren) Druck, der in der Füllungsphase entsteht, wenn das Herz wieder erschlafft. Der Blutdruck ist eine sehr variable Größe und wird in mmHg (Millimeter Quecksilbersäule) entweder „auskultatorisch" oder „oszillatorisch" gemessen.

Bei der oft nur noch in Arztpraxen angewendeten *auskultatorischen Messung* werden in einer manuellen oder halbautomatischen Messung die Systole und die Diastole als Auftreten und Verschwinden der so genannten „Korotkow-Geräusche" ermittelt. Dazu wird eine Manschette so weit aufgepumpt, dass der Druck über dem zu erwartenden systolischen Druck liegt (ca. 200 mmHg) und es zu einer Stauung kommt. Durch langsames Luftablassen beginnt das Blut, wieder zu fließen, was als Strömungsgeräusch mithilfe eines über der Armarterie platzierten Stethoskops zu hören ist und den systolischen Wert markiert. Fließt das Blut wieder völlig strömungsfrei, verschwindet das Geräusch, was den diastolischen Wert kennzeichnet.

Die Hauptfehlerquelle dieser Methode ist neben störenden Umgebungsgeräuschen oft ein zu schnelles Druckablassen, was zu Abweichungen von bis zu 10 mmHg führen kann.

Falsch niedrige Werte können gemessen werden, wenn
die Blutdruckmanschette ungenügend aufgepumpt wurde.
die (beengende) Kleidung am Oberarm nicht entfernt wurde.
der Arm über Herzhöhe gelagert wurde.
das Stethoskop in der Ellenbeuge zu stark aufgedrückt wurde.
der Manschettendruck zu schnell abgelassen wurde.

Falsch hohe Werte können gemessen werden, wenn
die Blutdruckmanschette zu locker angelegt wurde.
der Arm zu lange gestaut wurde.
der Manschettendruck zu langsam abgelassen wurde.
die Blutdruckmanschette während der Messung erneut aufgepumpt wurde, weil der systolische Wert nicht genau erkannt wurde.
der Arm des Patienten bei der Blutdruckmessung überstreckt war.

Tabelle 6.4: Fehlerquellen bei der Blutdruckmessung

Bei der *oszillometrischen Messmethode* wird (inzwischen meist vollautomatisch) am Oberarm oder Handgelenk die Änderung der Schwingungen der Gefäßwände beim Pulsieren der Schlagader während des Pumpvorgangs bzw. beim Druckablassen ermittelt. Hauptfehlerquellen sind neben zu starken Herzrhythmusstörungen auch falsche Manschettengrößen.

Handgelenk- versus Oberarmgerät

Beide Gerätearten verwenden die oszillometrische Messtechnik und führen im „Normalfall" zu vergleichbaren Werten. Bei Handgelenkgeräten ist jedoch besonders darauf zu achten, dass das Handgelenk während der Messung auf Herzhöhe gehalten und nicht bewegt wird. Liegen Durchblutungsstörungen im Arm vor, ist der über die Gefäßwandschwingungen ermittelte Blutdruck am Handgelenk nicht mehr mit dem am Oberarm vergleichbar, weshalb der Einsatz von Handgelenkgeräten bei Personen über 60-65 Jahren generell nicht (mehr) empfohlen wird.

Sowohl am Oberarm als auch am Handgelenk ist auf die Verwendung einer ausreichend großen Manschette („normal" meist 32-42 cm Umfang für Oberarme) zu achten, da die Schwingungen flächenabhängig gemessen und bei einer zu schmalen Manschette ein zu niedriger systolischer und zu hoher diastolischer Blutdruckwert gemessen wird. Übliche Manschettengrößen sind: 13 x 24 cm bei einem Oberarmumfang von 24 - 32 cm und 15 x 30 cm bei einem Oberarmumfang von 33 - 41 cm. Auch oszillometrisch messende Handgelenkgeräte werden mit verschiedenen Manschettengrößen angeboten.
Üblicherweise wird am linken, also dem herznahen Arm gemessen, da sich die Blutdruckwerte beider Arme unterscheiden können. Wird in der Arztpraxis oder zu Hause immer rechts gemessen, sollte auch in der Apotheke aus Gründen der besseren Vergleichbarkeit rechts gemessen werden. Die Tabellen 6.4 und 6.5 zeigen weitere Einflussfaktoren auf die Höhe des Blutdrucks.

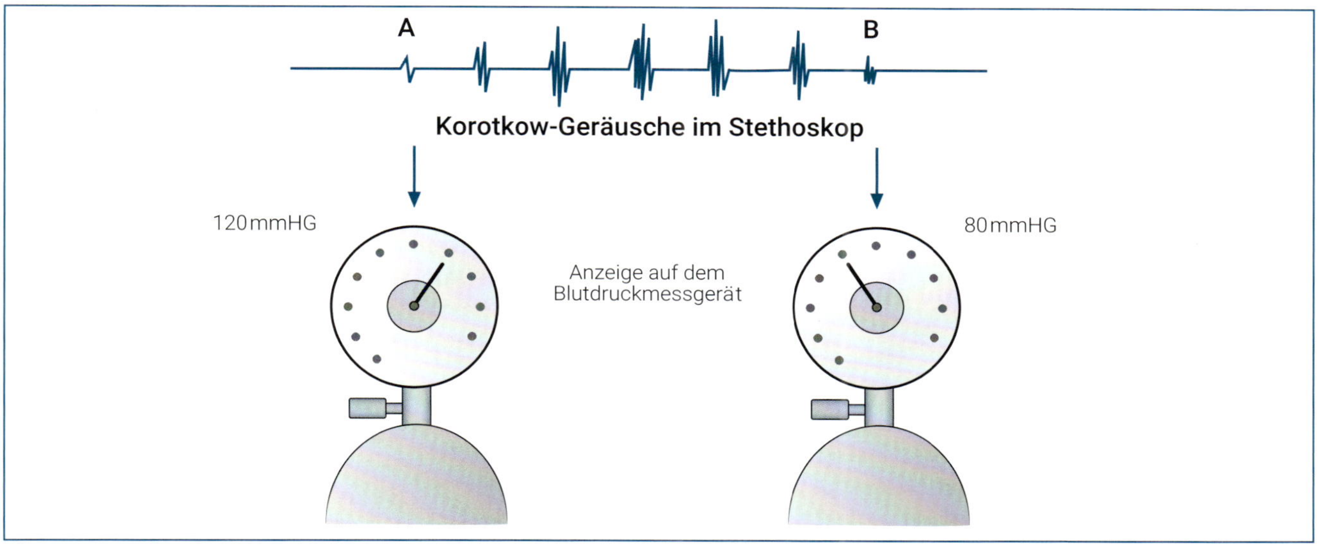

Abb. 6.5: Auskultatorische Messung anhand der Korotkow-Geräusche (https://upload.wikimedia.org/wikipedia/commons/f/f7/Korotkow_deutsch.png)

Einflussfaktor	Effekt auf systolischen Wert in mmHg	Effekt auf diastolischen Wert in mmHg
Stuhl- oder Harndrang	+27	+22
Weißkitteleffekt	+22	+14
Sprechen	+17	+13
Rauchen	+10	+8
Kaffee trinken	+10	+7
Akute Kälte (Zugluft)	+11	+8
Fehlende Rückenunterstützung	Bis zu 8	+6-10
Manschette zu schmal	-8	+8
Beine überkreuzt	erhöht oder erniedrigt, variabel	erhöht oder erniedrigt, variabel
Emotionale Belastung	erhöht, variabel	erhöht, variabel

Tabelle 6.5: Einflussfaktoren auf die Höhe des systolischen und diastolischen Blutdrucks. Quelle: Der Hausarzt 15/09, S. 54-55

6

Weitere Tipps für die Blutdruckmessung mit Oberarm- oder Handgelenkgeräten finden sich bei den Arbeitshilfen der BAK. Sie eignen sich auch sehr gut zum Mitgeben an den Patienten, der alles zu Hause in Ruhe nachlesen kann.

- https://www.abda.de/fileadmin/user_upload/assets/Praktische_Hilfen/Leitlinien/Blutdruckmessung/Patienteninformation_Blutdruckmessung_am_Handgelenk_2020.pdf
- https://abda.de/fileadmin/user_upload/assets/Praktische_Hilfen/Leitlinien/Blutdruckmessung/Patienteninformation_Blutdruckmessung_am_Oberarm_2020.pdf

6.2.2.2 Messgeräte zur Messung von Blutparametern

Auch zur Bestimmung von Blutparametern stehen Messgeräte zur Verfügung, die sowohl in der Apotheke als auch zu Hause von Patienten benutzt werden können. Die häufigste zu Hause durchgeführte Messung ist dabei die Bestimmung der Blutglucose-Werte, um danach beispielsweise auch die notwendigen Insulineinheiten ausrechnen zu können.

Für die Blutzuckermessung zu Hause werden neben dem Gerät eine Stechhilfe, Lanzetten und passende Teststreifen benötigt. Eine gute Übersicht über verschiedene Blutzuckermessgeräte findet sich beim Deutschen Apotheken Portal und bei der Bundesapothekerkammer, wo auch Informationen über das richtige Messen eingestellt sind.

Übersicht Blutzuckermessgeräte

- https://www.deutschesapothekenportal.de/beratung/uebersichtsposter/blutzuckermessgeraete-zubehoer/
- BAK-Praxishilfe https://www.abda.de/fileadmin/user_upload/assets/Praktische_Hilfen/Leitlinien/Blutuntersuchungen/ZAPP/SOP_Patientenberatung_zur_Blutzuckerselbstkontrolle_2010.pdf

Blutzuckerteststreifen und Quote

Blutzuckerteststreifen (und andere Teststreifen) sind diagnostische Hilfsmittel, deren Abgabe in den jeweiligen Arzneimittellieferverträgen der verschiedenen Krankenkassengruppen geregelt ist. Als solche dürfen sie, genau wie Arzneimittel, nicht zusammen mit Hilfsmitteln auf einem Rezept verordnet werden (siehe „Praxistipp Hilfsmittelrezepte").

Die Preisgestaltung der Teststreifen richtet sich nach den Vereinbarungen in den Verträgen und ist einerseits mengenabhängig und andererseits abhängig von der Preisgruppe, in die die Teststreifen eingruppiert sind. Meist werden in den Verträgen zwei Preisgruppen A und B unterschieden und eine bestimmte Quote für die günstigere Gruppe B festgelegt, die mindestens von der Apotheke zu erfüllen ist. Werden zu viele Teststreifen aus der höherpreisigen Gruppe abgegeben, wird der Apotheke bis zur Erfüllung der festgelegten Quote nur der niedrigere Preis erstattet.

Generell hat die Apotheke die Möglichkeit, die Patienten mit einem neuen, günstigeren Testgerät zur Blutzuckermessung zu versorgen, um künftig mehr günstige Teststreifen abgeben zu können und die Quote besser zu erfüllen. Einige Krankenkassen erstatten der Apotheke dafür eine Umstellungsgebühr. Will der Arzt eine Umstellung seines Patienten ausschließen, kann er vor die Teststreifen-Verordnung das Aut-idem-Kreuz setzen. Bedruckt die Apotheke das Rezept dann mit der Sonder-PZN 02567573, wird diese Verordnung aus der Quotenregelung herausgerechnet.

- Übersicht bei
  https://www.deutschesapothekenportal.de/rezept-retax/dap-retax-arbeitshilfen/medizinprodukte-und-blutzuckerteststreifen/medizinprodukte-mit-arzneimittelcharakter/
  und
  https://www.deutschesapothekenportal.de/rezept-retax/dap-retax-arbeitshilfen/medizinprodukte-und-blutzuckerteststreifen/versorgung-mit-blutzuckerteststreifen/

6.2.3 Medizinprodukte zur Arzneimittelapplikation sowie zur Infusion und Injektion

Während bei einer Infusion größere Flüssigkeitsmengen üblicherweise intravenös appliziert werden, dienen Injektionen dem Einbringen von Stoffen in den Körper (meist intravenös, intramuskulär oder subcutan), die in geringen Flüssigkeitsvolumina gelöst oder suspendiert sind.

Infusionen werden über einen Venenkatheter mithilfe eines Infusionsbestecks, das aus einer Nadel und einem Überleitungssystem unterschiedlicher Länge besteht, verabreicht. Sonderformen stellen die Infusionspumpen dar, die für Insulin oder Schmerzmittel eingesetzt werden.

Für die Applikation von Arzneistoffen mithilfe von Injektionen werden eine Spritze und eine passende Injektionsnadel benötigt. In Fertigpens oder -spritzen ist das Arzneimittel bereits in dem Medizinprodukt zur Injektion enthalten, so dass nur regelmäßig ein Nadelwechsel erfolgen muss. Die Nadeln sollten idealerweise täglich bzw. direkt nach der Benutzung gewechselt werden, um eine Verletzung durch ausgefranste, mehrfach benutzte Nadeln zu vermeiden.

Größe in Gauge (G)	Farbe nach EN ISO 6009	Außendurchmesser (mm) nach EN ISO 9626	Charrière / French (Charr., Ch., Fr.)	Pravaz-System (Gr.)	Verwendungszwecke (Beispiele)
18	rosa	1,2	3,6		Arzneimittelzubereitung, Blutentnahme, Varizenverödung, i.m.
19	creme elfenbein	1,1	3,3		Blutentnahme, Varizenverödung, i.m.
20	gelb	0,9	2,7	1	Dickflüssige Lösungen, i.v. und i.m., Blutentnahme
21	dunkelgrün	0,8	2,4	2	Aufziehen von Lösungen, i.v., i.m., Blutentnahme, Neuraltherapie
22	schwarz	0,7	2,1	12	i.v., i.m., Blutentnahme
23	dunkelblau	0,60	1,8	16	i.v., i.m., Neuraltherapie
24	mittelpurpur	0,55	1,65	17	i.v., s.c., Handvene Pädiatrie
25	orange	0,50	1,50	18	i.v., s.c., Heparin, Tuberkulin, Handvene Pädiatrie, Dentalanästhesie
26	braun	0,45	1,35	20	i.v., s.c., Insulin
27	mittelgrau	0,40	1,20	21	Aufziehen von Lösungen, Insulin, Dentalanästhesie
29	rot	0,33	1		Spinalanästhesie
30	gelb	0,30	0,9		Insulin

Tabelle 6.6: Farbcodierungen und Maße gängiger Kanülengrößen (mod. n. https://de.wikipedia.org/wiki/Kanüle)

Kanülen und Pen-Nadeln sind mit der jeweiligen Nadellänge und ihrem Durchmesser gekennzeichnet, die je nach Applikationsort und Viskosität der Flüssigkeit gewählt werden. Der Durchmesser wird dabei in Gauge (G), Charrière (Ch), Millimeter (mm) oder nach dem Pravaz-System (Gr) angegeben. Nach einer ISO-Norm wird dem Durchmesser auch eine entsprechende Farbe zur einfacheren Unterscheidung zugeordnet.
Beispiel: 25 G ≙ 1,5 Ch ≙ 0,5 mm ≙ 18 Gr, Farbcode orange.

6

Kanülen auswählen

Auf den Verpackungen von Kanülen sind meist Farbcodes für den Durchmesser nach ISO-Norm zu finden, an denen sich Kunden und Apothekenmitarbeiter gut orientieren können.
„Eine braune Kanüle" ist somit eine Kanüle mit einem Durchmesser von 0,45 mm, die zudem in verschiedenen Längen (je nach Hautdicke und Applikationsort) angeboten wird.

Pen-Nadeln beispielsweise für Insulinpens gibt es in verschiedenen Längen und von verschiedenen Anbietern. Viele Pen-Nadeln passen auch auf die Fertigspritzen anderer Hersteller, so dass stets die Angaben auf der Verpackung zu prüfen sind.

Für Notfälle (Pen kaputt, Batterie alle usw.) empfiehlt es sich, auch „klassische" Insulinspritzen vorrätig zu halten, mit denen das Insulin aus der Ampulle aufgezogen und nach Einheiten gespritzt werden kann. Insulinspritzen bestehen aus einer festen Kombination einer 1-ml-Spritze mit Kanüle, wobei die Insulinmenge als Milliliter und in internationalen Einheiten angegeben ist. Dabei ist die jeweilige Insulinkonzentration in Pen-Ampullen und Durchstechflaschen zu beachten und den Patienten ggf. bei der Umrechnung bzw. der Ermittlung der zu spritzenden Insulinmenge behilflich zu sein.

6.2.4 Hilfsmittel und Alltagshilfen

Hilfsmittel stellen einen besonderen Teilbereich der Medizinprodukte dar, deren Abgabe im § 33 SGB V geregelt ist. Laut § 139 SGB V erstellt der Spitzenverband der GKV ein strukturiertes Hilfsmittelverzeichnis, das alle Medizinprodukte enthält, die als so genannte „Hilfsmittel" unter die Leistungspflicht der GKV fallen (https://www.gkv-spitzenverband.de/krankenversicherung/hilfsmittel/hilfsmittelverzeichnis/hilfsmittelverzeichnis.jsp). Danach haben GKV-Versicherte einen Anspruch auf medizinisch-notwendige, zweckmäßige und wirtschaftliche Versorgung ohne Aufzahlung.

Hilfsmittelrezepte

Bei Verordnungen über Hilfsmittel ist der Status „7" zu kennzeichnen, was auch in der Apotheke erfolgen darf. Hilfsmittel dürfen nicht gemeinsam mit Arzneimitteln (und Produkten, deren Abgabe in Arzneimittellieferverträgen geregelt ist wie Teststreifen, Medizinprodukten oder Verbandmitteln) auf einem Rezept verordnet werden. Anderenfalls ist ein neues Rezept anzufordern oder (je nach Liefervertrag) das Hilfsmittel zu streichen und nur das Arzneimittel zu beliefern.

Bei der Verordnung von Hilfsmitteln muss die Diagnose auf dem Rezept angegeben sein.
Die Belieferung bzw. Abgabe des Hilfsmittels muss auf der Rezeptrückseite vom Patienten oder seinem Beauftragten mit Unterschrift und Empfangsdatum bestätigt werden.
Für Hilfsmittel ist eine Zuzahlung von 10 Prozent des Preises, jedoch maximal 10 Euro zu leisten, die auch quittiert werden darf und zur Belastungsgrenze dazuzählt. Für Hilfsmittel zum Verbrauch (beispielsweise Inkontinenzprodukte oder Kanülen) sind insgesamt maximal 10 Euro pro Monat zuzuzahlen.

Um eine wirtschaftliche Versorgung zu gewährleisten, können nach § 136 SGB V krankenkassenunabhängige bundesweit gültige Festbeträge vereinbart werden, die jedoch zunehmend durch deutlich günstigere Vertragspreise oder Pauschalen ersetzt werden. Im Zweifelsfall gilt immer der günstigere Preis für die Abrechnung mit der Krankenkasse.

§ 33, 36, 139 SGB V

Negativlisten für Hilfsmittel kennen (und beachten)

Produkte mit geringem oder umstrittenem therapeutischem Nutzen (§ 1) oder mit geringem Abgabepreis (§ 2) können nach einer Verordnung auf der Grundlage des § 34 SGB V von der Verordnungsfähigkeit ausgeschlossen werden (KVHilfsmV). Dazu gehören beispielsweise Alkoholtupfer, Brusthütchen, Knie- und Knöchelkompressionsstücke, Leibbinden, Fingerlinge, Urinflaschen, Einmalhandschuhe usw.

- Vgl. § 34 SGB V, KVHilfsmV und Tab. 6.7

§ 1 geringer Nutzen	§ 2 geringer Preis
• Kompressionsstücke für Waden und Oberschenkel • Knie- und Knöchelkompressionsstücke • Leibbinden (Ausnahme: bei frisch Operierten, Bauchwandlähmung, Bauchwandbruch und bei Stoma-Trägern) • Handgelenkriemen, Handgelenkmanschetten • Applikationshilfen für Wärme und Kälte • Afterschließbandagen • Mundsperrer • Penisklemmen • Rektophore • Hysterophore (Ausnahme: bei inoperabelem Gebärmuttervorfall).	• Alkoholtupfer • Armtragetücher, Armtragegurte • Augenbadewannen • Augenklappen • Augentropfpipetten • Badestrümpfe, auch zum Schutz von Gips- und sonstigen Dauerverbänden • Brillenetuis • Brusthütchen mit Sauger • Druckschutzpolster (Ausnahme: Dekubitusschutzmittel) • Einmalhandschuhe (Ausnahmen: sterile Handschuhe zur regelmäßigen Katheterisierung und unsterile • Einmalhandschuhe bei Querschnittsgelähmten mit Darmlähmung zur Darmentleerung) • Energieversorgung bei Hörgeräten für Versicherte, die das 18. Lebensjahr vollendet haben • Fingerlinge • Fingerschienen • Glasstäbchen • Gummihandschuhe • Ohrenklappen • Salbenpinsel • Urinflaschen • Zehen- und Ballenpolster, Zehenspreizer

Tabelle 6.7: Von der Erstattung ausgenommene Hilfsmittel der Negativlisten

6

Den Hilfsmitteln wird eine zehnstellige Hilfsmittelpositionsnummer zugeordnet, die Hinweise auf die Hilfsmittelgruppe, den Anwendungsort und die Anwendungsart enthält und auch in der Apotheken-EDV abgebildet ist.

12	.	34	.	56	.	7	.	890
Produktgruppe		Anwendungsort		Untergruppe		Produktart		Einzelprodukt mit Produktnamen und Herstellerangabe

Beispiele:

03	.	99	.	01	.	2	.	XXX
Applikationshilfen		ohne speziellen Anwendungsort/ Zusätze		Spritzen		Insulin-Spritzen mit Dosisfesteinstellung		firmenspezifische Angaben

05	.	04	.	01	.	0	.	XXX
Bandagen		Knie		Kniebandagen mit Pelotte(n) zur Weichteilkompression		Kniebandagen zur Weichteilkompression		firmenspezifische Angaben

Abb. 6.6: Aufbau der Hilfsmittelpositionsnummer (hier am Beispiel Elektrorollstuhl Compact 920; 18.46.05.0.001)

Zu den Hilfsmitteln gehören somit viele „einfache" Hilfsmittel wie Pen-Nadeln, Kanülen, Spritzen, Stechhilfen, Inhalierhilfen, Inkontinenzartikel oder Applikationshilfen. Aber auch spezielle Alltagshilfen, Gehhilfen, Badehilfen, Bandagen oder Kompressionsartikel können zum Sortiment einer Apotheke gehören. Für einige der im Hilfsmittelverzeichnis aufgeführten Produkte sind besondere Kenntnisse in der Fertigung und/oder Installation erforderlich, die nur zum Teil von Apotheken erbracht werden können, so dass Apotheken nicht automatisch für alle Hilfsmittel zu Lasten der GKV lieferberechtigt sind.

Pflegehilfsmittel

Pflegebedürftige haben laut SGB XI § 40 Anspruch auf den regelmäßigen (monatlichen) Bezug von ausgewählten, zum Verbrauch bestimmten Pflegehilfsmitteln für eine Summe von derzeit 40 € inkl. MwSt pro Monat, sofern sie zu Hause von einem Angehörigen oder einem Pflegedienst betreut werden.
Die dafür geeigneten Pflegehilfsmittel sind im Pflegehilfsmittelverzeichnis aufgelistet. Dazu gehören Einmalhandschuhe, Desinfektionsmittel, Mundschutz, Bettschutzeinlagen und Schutzschürzen. Die Abgabe ist für alle Krankenkassen einheitlich(!) in einem Vertrag über die Versorgung der Versicherten mit zum Verbrauch bestimmten Pflegehilfsmitteln geregelt und bedarf keiner ärztlichen Verordnung.
Die Teilnahme an dem Vertrag erfolgt für Mitglieder eines Landesapothekerverbands automatisch, ansonsten durch Vertragsbeitritt über ein Vertragsportal. Die vereinbarten Preise sind Höchstpreise. Während der Corona-Pandemie wurde der Betrag auf 60 € pro Monat erhöht und die vereinbarten Höchstpreise ausgesetzt. Diese Regelung lief jedoch zum 31.12.2021 aus.
Vor erstmaliger Abgabe der Pflegehilfsmittel muss die Belieferung durch die Pflegekasse auf Antrag genehmigt werden. Ansonsten ist monatlich der Empfang der Hilfsmittel durch den Versicherten zu quittieren und die Abrechnung mit der Quittung und der Genehmigung über das Rechenzentrum vorzubereiten. Prinzipiell ist auch weiterhin das Prinzip der Kostenerstattung möglich, d.h. der Pflegebedürftige bzw. die pflegende Person geht in finanzielle Vorleistung und lässt sich die Auslagen von der Pflegekasse erstatten.
Beispiel: https://www.aok.de/gp/fileadmin/user_upload/Hilfsmittel/Hilfsmittel_aus_Apotheken/dav_vertrag_pflegehilfsmittel.pdf

Im Rahmen einer Vereinheitlichung und vermeintlichen Vereinfachung des Zulassungsverfahrens für zur Hilfsmittellieferung berechtigte Unternehmen erwarten bzw. verlangen die Krankenkassen inzwischen auch von Apotheken das Durchlaufen eines so genannten „Präqualifizierungsverfahrens", mit dem die Apotheke als Leistungserbringer für die beantragten Hilfsmittelproduktgruppen bei Erfüllung aller Voraussetzungen formal zugelassen und gelistet wird.

Präqualifizierungsverfahren

- https://www.afp-da.de/verfahren/

Erst nach erfolgreicher Präqualifizierung, die durch regelmäßige Konformitätsprüfungen zu bestätigen und nach Ablauf von fünf Jahren durch eine Re- oder Folgepräqualifizierung zu erneuern ist, kann die Apotheke entscheiden, welchen Hilfsmittellieferverträgen welcher Krankenkassen sie beitritt bzw. welche sie abschließt. Neben der Präqualifizierung verlangen einige Krankenkassen in ihren Verträgen zusätzlich auch das Vorhandensein eines Qualitätsmanagementsystems mit Zertifizierung, das dann über die Anforderungen nach der ApBetrO hinausgeht.

Hilfsmittellieferverträge

Anders als bei Arzneimitteln gibt es für die Belieferung von Hilfsmitteln keinen Kontrahierungszwang, also keine Belieferungsverpflichtung. Ist die Apotheke jedoch einem Vertrag beigetreten, ist sie verpflichtet, die Vertragsleistungen zu den vereinbarten Bedingungen zu erbringen. Allerdings ist im Hilfsmittelbereich inzwischen eine fast unüberschaubare Vielfalt an Verträgen entstanden, die kaum noch von allen Apotheken erfüllt wird. Erkundigen Sie sich, welche Hilfsmittel für welche Krankenkassen in Ihrer Apotheke beliefert werden.
Folgende Verträge lassen sich unterscheiden

- Gruppen- oder Kollektivvertrag mit Krankenkassengruppen und dem DAV bzw. LAV, der jedoch in vielen Teilgruppen von einzelnen Krankenkassen gekündigt wurde/wird.
- Beitrittsvertrag zwischen DAV bzw. LAV oder einer anderen Gruppe von Leistungserbringern und einer Krankenkasse oder Krankenkassengruppe.

Zunehmend werden Hilfsmittelproduktgruppen nicht mehr nach festgelegten Aufschlagsätzen oder Festpreisen, sondern durch so genannte „Monatspauschalen" vergütet, in denen sämtliche notwendigen Leistungen für alle betroffenen Patienten abgedeckt sind. Hier lässt sich eine rentable, geschweige denn gewinnbringende Leistung meist nur bei einer ausreichend großen und „gesunden" Patientenmischung erzielen.

Hilfestellung im Vertragsdschungel bietet der ABDA-Artikelstamm PlusV sowie das Online-Vertragsportal OVP des Deutschen Apothekerverbandes e.V. (sofern die Apotheke Mitglied in einem Landesapothekerverband ist).

Vgl.
- DAV-Onlinevertragsportal: www.dav-ovp.de/
- https://abdata.de/produkte/abda-artikelstamm/artikelstamm-plus-v/

6.2.5 Inkontinenzprodukte

Produkte zur Linderung der Beschwerden von Harn- und Stuhlinkontinenz bzw. Blasenschwäche gehören zu einem Bereich der Hilfsmittel, bei dem Apotheken in Konkurrenz zu Drogerien und Sanitätsfachgeschäften stehen, die einer gänzlich anderen Preiskalkulation unterliegen. Viele Apotheken haben daher zunehmend auf eine Lieferberechtigung zu Lasten der gesetzlichen Krankenkassen verzichtet und bieten dieses Sortiment gar nicht oder nur ergänzend für Selbstzahler an.

Bei der Harninkontinenz unterscheidet man verschiedene Arten, die sich in der Ursache und Wirkung, also der Menge und Schnelligkeit, mit der Flüssigkeit aus der Blase abgeht, unterscheiden. Während es bei einer leichten „Tröpfelinkontinenz" meist weniger als 50 ml sind, die in mehr oder weniger jeder Binde aufgefangen werden können, sind es bei einer schweren Inkontinenz auch schon mal deutlich mehr als 250 ml, die auslaufsicher aufgefangen werden müssen. Je nach Stärkegrad der Inkontinenz werden also unterschiedliche Produkte mit „passenden" Eigenschaften benötigt, wobei die Stuhlinkontinenz noch einmal besondere Herausforderungen an die Materialqualität stellt.

Die angebotenen Produkte unterscheiden sich hinsichtlich des verwendeten Materials und seiner Hautfreundlichkeit und Reißfestigkeit. Neben dem Trägermaterial (meist Cellulose oder Baumwolle) werden Superabsorber verwendet, die auch größere Flüssigkeitsmengen zuverlässig und möglichst geruchssicher binden sollen. Die Eigenschaften und Mengen der verwendeten Superabsorber und ihre Verarbeitung in den Binden bzw. „Windelhosen" sind jedoch von Produkt zu Produkt sehr unterschiedlich, so dass dies neben der Handhabung und Entsorgung ein wichtiges Unterscheidungskriterium darstellt und häufig auch die enormen Preisunterschiede erklärt.

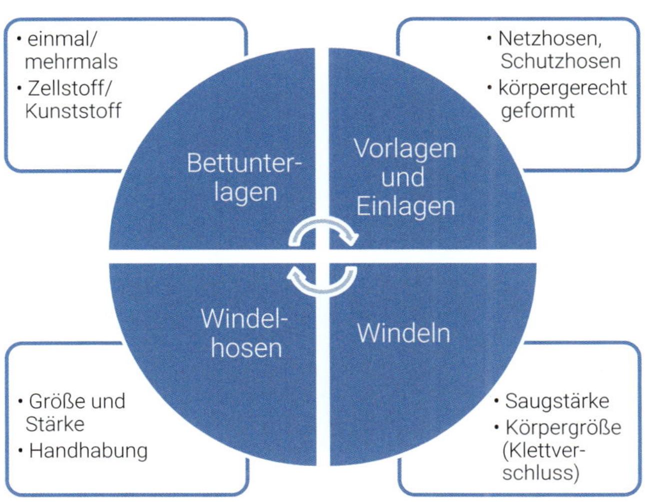

Abb. 6.7: Einteilung der Inkontinenzprodukte

Qualitätskriterien für die Auswahl von Inkontinenzprodukten

- Schweregrad der Inkontinenz (Arzt?)
- Häufigkeit und Menge des Flüssigkeitsabgangs (Miktionstagebuch?)
- Gewicht, Körpergröße bzw. Taillen- oder Bauch-/Hüftumfang des Betroffenen (XL ist meist nicht die Saugfähigkeit, sondern die Größe der Einlagen, Windelhosen usw.)
- bevorzugte Art bzw. Form des Inkontinenzprodukts, Selbstständigkeit
- Tag- und Nachtversorgung benötigt (Zusatzbettschutz für nachts?)
- Benötigte Anzahl, Häufigkeit des Wechselns
- Geruchsbelästigung?

Im Normalfall sind von allen Herstellern Produktmuster erhältlich, mit denen sich die Unterschiede in den Versorgungsformen darstellen und ggf. auch von den Kunden ausprobieren lassen.

1. Ist ein Stethoskopgerät zum Blutdruckmessen ein aktives Medizinprodukt?
2. Haben Hilfsmittel eine CE-Kennzeichnung?
3. An welche zuständige Behörde werden Vorkommnisse bei der Anwendung von Medizinprodukten gemeldet?
4. Wird bei der Konformitätsbewertung auch die Eignung des Medizinproduktes geprüft?
5. Wer ist für die Einstufung der Medizinprodukte hinsichtlich der Risikoklasse zuständig?

- Arbeitsbogen 4 „Prüfung der Fertigarzneimittel und apothekenpflichtigen Medizinprodukte“
- Arbeitsbogen 13 „Wundversorgung und Verbandmittel“
- Arbeitsbogen 14 „Inkontinenzversorgung“
- Arbeitsbogen 19 „Hilfsmittelversorgung und -beratung“

7 Haut- und Körperpflegemittel

- Über Haut- und Körperpflegemittel beraten, diese charakterisieren und beurteilen, insbesondere
- Mittel zur Reinigung und Pflege der gesunden und kranken Haut,
- der Haare und Nägel,
- Mittel zur Zahn- und Mundpflege.

§ 1a ApBetrO

Körperpflegemittel gehören – anders als reine Kosmetikprodukte zur „Verschönerung" – zum üblichen Sortiment einer Apotheke. Dabei steht der Aspekt des Erhalts der gesunden Haut oder der Wiederherstellung der Hautbarriere zum Schutz vor Krankheiten im Vordergrund. In diesem Sinne ergänzen Körperpflegemittel auch die Behandlung von Hauterkrankungen mit Arzneimitteln oder verhindern durch eine besonders geeignete Zusammensetzung beispielsweise das Auftreten von Juckreiz und Hautirritationen sowie weiterer Vorstufen einer Hauterkrankung.

Zu den Körperpflegemitteln gehören Präparate für die Reinigung und Pflege von Haaren, Gesicht, Mund und Zähnen, Körper, Händen, Füßen, Nägeln sowie sofern überhaupt notwendig dem Intimbereich. In der Apotheke werden von den Verbrauchern neben einem üblichen „Standardangebot" vor allem Präparate mit besonderen Eigenschaften für besondere Personengruppen oder Hautzustände erwartet.

7.1 Reinigung und Pflege der gesunden Haut

Gesunde Haut ist nicht nur der beste Schutz gegen das Eindringen von Schadstoffen und Keimen, sondern auch das größte Sinnesorgan unseres Körpers. Eine Vielzahl von Hautrezeptoren registriert Berührungen, Druckveränderungen, Schmerzen, Juckreiz oder Temperaturschwankungen und leitet sie an das Nervensystem weiter. Außerdem bietet gesunde Haut Schutz vor Umwelteinflüssen wie Wind, Wasser, Wärme und Sonnenlicht, so dass ihre Pflege auch der Gesundheit insgesamt dient.

Unsere Haut besteht aus der Ober-, der Leder- und der Unterhaut, die jeweils aus weiteren Schichten aufgebaut sind. Ein elastischer, leicht säurehaltiger Hydrolipidfilm mit einem pH-Wert von 4,5-5,5 auf der Hautoberfläche schützt die Haut wirkungsvoll vor Austrocknung sowie der Ausbreitung von Mikroorganismen. Dieser „Säureschutzmantel" wird von den Talg- und Schweißdrüsen tieferer Hautschichten gebildet und enthält u.a. Elektrolyte, Harnsäure, Harnstoff, bakterizide Peptide (vor allem ß-Defensin), Fettsäuren, Wachse und Milchsäure.

7

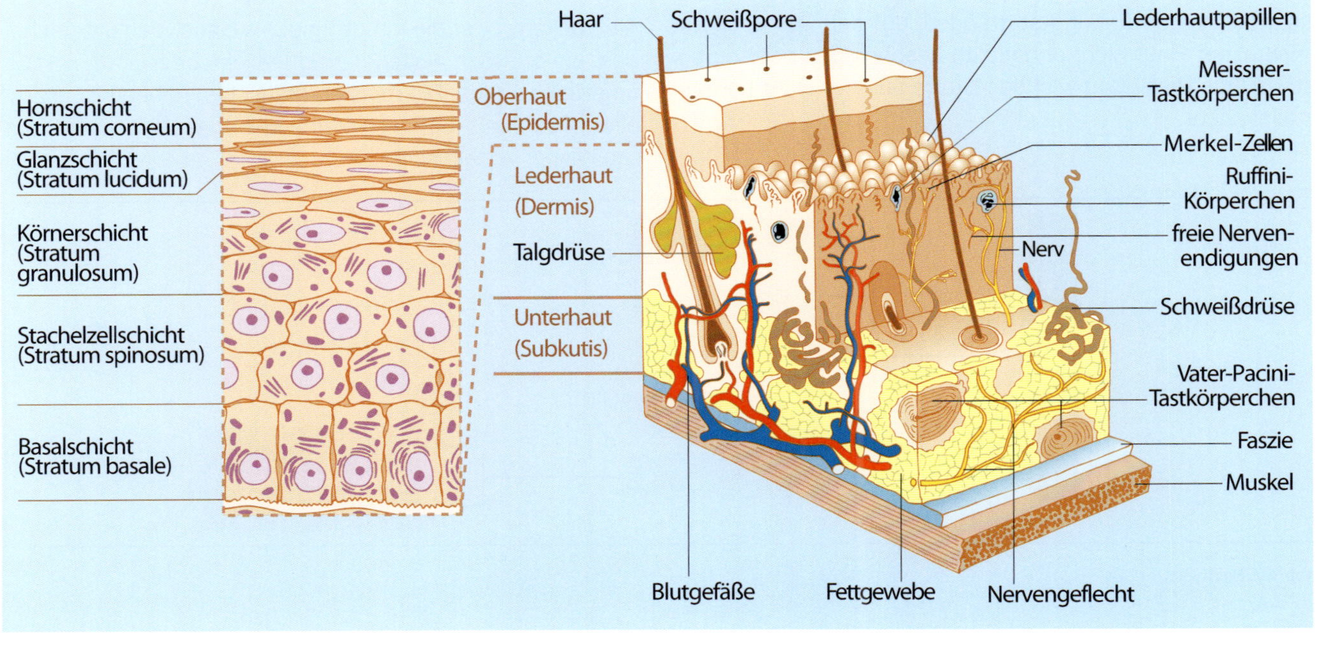

Abb. 7.1: Aufbau der Haut

Unter dieser Schutzschicht liegt die Oberhaut, die unsere dünnste Hautschicht darstellt, obwohl sie aus fünf Schichten besteht: Hornschicht, Glanzschicht (nur an der Haut von Händen und Füßen), Körnerzellschicht, Stachelzellschicht sowie der Basalzell- oder Keimschicht, in der auch die Melanin-bildenden Pigmentzellen sitzen, die für die Hautfarbe und -bräunung sorgen.

Besondere Bedeutung kommt dabei der Hornschicht (Stratum corneum) zu, die aus abgestorbenen verhornten Zellen besteht, deren Zwischenräume durch interzelluläre Lipide, vor allem Ceramide, ausgefüllt werden. So bildet die Hornschicht eine Art Schutzschild gegen chemische und mechanische Reize. Ändert sich die Zusammensetzung dieses fetthaltigen „Mörtels", wird die Haut durchlässiger und empfindlicher, weil die darunter befindlichen Nervenzellen quasi frei liegen.

Natürliche Feuchthaltefaktoren (Tabelle 7.1) sorgen dafür, dass genügend Feuchtigkeit in der Hornschicht gespeichert werden kann, die dadurch elastisch bleibt und so auch besser vor Hautschäden geschützt ist.

Natürliche Feuchthaltefaktoren
Aminosäuren
Glucose und andere Zucker
Harnstoff (Urea) und Harnsäure
Milchsäure bzw. Lactat
Pyrrolidoncarbonsäure (PCA)
Salze

Tabelle 7.1: Natürliche Feuchthaltefaktoren (Natural moisturizing factors, NMF; Beispiele)

Die Reinigung der Haut dient der Entfernung von Schmutz, Schadstoffen oder Hautschuppen. Sie sollte so oft wie nötig, aber nicht zu häufig stattfinden, um den Säureschutzmantel der Haut nicht unnötig zu beschädigen oder durch zu häufige Reinigung wichtige Stoffe aus der Haut herauszuwaschen.

Am besten geeignet für eine regelmäßige, schonende Reinigung sind seifenfreie, Haut-pH-neutrale Syndets, Wasch- oder Duschcremes sowie Reinigungsemulsionen, -lotionen, -gele oder -öle, die den Säureschutzmantel der Haut nicht angreifen, auch wenn gesunde Haut eine pH-Verschiebung nach dem Waschen mit alkalischen Seifen binnen kurzer Zeit wieder ausgleichen kann.

Präparate zur *Pflege* der Haut enthalten Basis-, Wirk- und Hilfsstoffe mit einem ausgewogenen, auf den Hauttyp abgestimmten Fett- und Feuchtigkeitsanteil. Basisstoffe sind neben Wasser verschiedene Fette und Feuchthaltefaktoren. „Wirkstoffe" vermitteln nicht nur besondere zusätzliche Eigenschaften wie Sonnenschutz oder Juckreizlinderung, sondern können auch als Antioxidanzien und Radikalfänger dienen oder wie Hyaluronsäure oder Glycerin intensive Feuchtigkeit spenden.

Zu den Hilfsstoffen gehören u.a. Duftstoffe, Emulgatoren oder auch Konservierungsmittel. Gerade bei Pflegemitteln zur Daueranwendung ist Produkten ohne Konservierungsmittel, Duftstoffe und Emulgatoren der Vorzug zu geben, um möglichst wenige allergisierend oder hautreizend wirkende Inhaltsstoffe zuzuführen.

Auch wenn oft nicht mehr generell zwischen Tages- und Nachtpflege unterschieden wird, werden tagsüber meist leichtere Cremes und zur Nacht fetthaltigere („reichhaltige") Cremes bevorzugt. Im Winter bzw. bei trockener Luft oder Kälte können diese auch als schützende Tagespflege eingesetzt werden. Häufig sind den als „Nachtcremes" deklarierten Pflegeprodukten weitere pflegende oder regenerierende Stoffe zugesetzt, die während der Reparaturphasen im Schlaf die Haut „erneuern" sollen.

7.1.1 Besondere Hauttypen und ihre Pflege

Je nach Menge, Verteilung und Produktivität der Talg- und Schweißdrüsen lassen sich neben der normalen Haut auch die trockene oder die fettige Haut als Hauttypen unterscheiden, die oft noch weiter in empfindliche oder unreine Haut unterteilt werden. Die meisten Menschen haben insgesamt eine Mischhaut, bei der verschiedene Hauttypen am ganzen Körper verteilt sind.

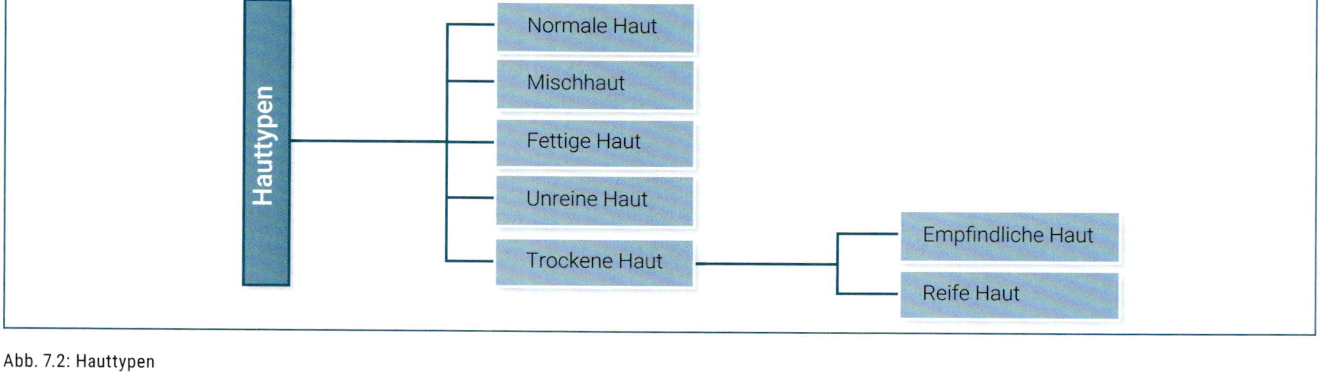

Abb. 7.2: Hauttypen

Für die *Reinigung der trockenen Haut* werden bevorzugt rückfettende Reinigungsemulsionen oder auch -öle verwendet. Peelings und (alkoholhaltige) Gesichtswasser werden gar nicht oder nur sehr zurückhaltend eingesetzt. Nach ihrer Anwendung ist der Haut über eine hautberuhigende Maske wieder genügend Feuchtigkeit und Fett zuzuführen.

Für die *Pflege der trockenen Haut* bieten sich eine rückfettende Basiscreme, -salbe oder -lotion an, die meist Linolsäure oder hochwertige Öle wie Jojoba-, Mandel-, Oliven-, Erdnuss-, Sojabohnen- oder Nachtkerzensamenöl enthält. Auch aufgrund des höheren Fettgehaltes sind oft antioxidativ wirksame Vitamine sowie verschiedene Feuchthaltefaktoren wie Glycerol, Harnstoff, Hyaluronsäure, Kollagen, Milchsäure bzw. Lactat, Sorbitol sowie Aminosäuren wie Arginin, Glutamin, Glycin, Histidin, Ornithin oder Pyrrolidoncarbonsäure (PCA) und hautberuhigende Stoffe zugesetzt.

Trockene Haut kann im Winter oder bei anderen extremen Temperaturreizen am besten mit einer W/O-Emulsion versorgt werden. Im Sommer empfehlen sich leichtere O/W-Emulsionen, die gut in die Haut einziehen und mithilfe von Feuchthaltefaktoren der Haut genügend Feuchtigkeit zuführen.

Für die *Reinigung der fettigen Haut* werden leicht saure Syndets, fettarme Reinigungsemulsionen oder fettfreie Reinigungsgele verwendet. Die fettige Haut verträgt auch antibakterielle Peelings oder alkoholhaltige Gesichtswässer, denen ggf. wegen der zu Unreinheiten neigenden Haut noch weitere desinfizierende Stoffe zugesetzt sind.

Zur *Pflege der fettigen Haut* werden leichte Cremes oder Emulsionen mit einem geringen Fettanteil in einer O/W-Emulsion oder fettfreie Gele verwendet, denen ebenfalls desinfizierende Stoffe oder Substanzen mit Schäleffekt wie Fruchtsäuren zugesetzt werden.

Für die *Reinigung der Mischhaut* wird auf ein mildes Waschgel zurückgegriffen. Für die meist fettigere T-Zone (Stirn und Nase) im Gesicht kann auch ein klärendes Gesichtswasser verwendet werden.

Für die *Pflege* stehen leichte Cremes, Lotionen oder Gele mit wenig Fett und viel Feuchtigkeit zur Verfügung.

7.1.2 Reife Haut und „Anti-Aging-Produkte“

Bereits ab dem 20. Lebensjahr lässt die Fähigkeit der Haut, Feuchtigkeit zu binden und Lipide zu bilden, nach. Reife Haut ist daher meist eine trockene Haut, die deutlich dünner und empfindlicher als normale Haut ist. Sie verliert an Spannkraft und Elastizität und bekommt Fältchen, die sich leicht zu Falten „auswachsen“. Durch rechtzeitige, regelmäßige und richtige Pflege können die Folgen der Hautalterung zumindest gemildert und das Wohlfühlen in der eigenen Haut gefördert werden.

Dazu können prinzipiell alle Reinigungs- und Pflegeprodukte verwendet werden, die auch bei trockener Haut eingesetzt werden. Für die reife Haut darf es aber oft ein „bisschen mehr“ sein: Mehr Feuchtigkeit, mehr hochwertige Fette oder Öle und mehr Anwendungen. Wo früher die einmal tägliche Hautpflege ausreichte, braucht die reife Haut oft mehrmals täglich Unterstützung.

Für die Reinigung stehen dazu hochwertige Reinigungsemulsionen und milde Gesichtswässer mit hautberuhigenden Stoffen, oft pflanzlicher Herkunft, zur Verfügung. Sanfte Peelings entfernen überschüssige Hautzellen und reichhaltige Masken mit regenerierenden und beruhigenden Inhaltsstoffen bringen Fett und Feuchtigkeit wieder in die Balance.

Für die Pflege der Haut werden häufig Tages- und Nachtcremes verwendet, wobei die Tagescreme gerne einen UV-Schutz enthalten kann, um vor den Folgen der sonnenlichtbedingten Hautalterung zu schützen. Hierbei sollte ggf. nicht nur im Winter auch der Hinweis auf eine ausreichende Vitamin-D-Versorgung gegeben werden, da UV-Filter-haltige Cremes die Vitamin-D-Bildung der Haut zu allen Jahreszeiten reduzieren. Neben hochwertigen Lipiden werden vor allem feuchtigkeitsbindende Faktoren wie Hyaluronsäure benötigt, die der Haut auch wieder mehr Volumen spenden, so dass kleine Fältchen ausgepolstert werden und scheinbar „verschwinden“.

Nicht nur den eher als Nachtcremes verwendeten Pflegeprodukten werden vermeintlich die Hautalterung zumindest verlangsamende Stoffe zugesetzt, die während der nächtlichen Regenerationsphasen der Haut zu neuer Spannkraft verhelfen sollen. Hier sind es vor allem antioxidativ wirksame Vitamine (A, C, E), Spurenelemente (Selen, Kupfer), Kollagen oder Coenzym Q10, die in Anti-Aging-Cremes Verwendung finden, um die schädlichen Wirkungen freier Radikale wie die Zerstörung von Kollagenfasern oder die verstärkte Bildung von Pigmentflecken zu verhindern. Die regelmäßig durchgeführten Tests belegen jedoch selten mehr als angenehme Pflegeeigenschaften, die immerhin dazu beitragen, dass der oder die Anwender:in sich wohl in der Haut fühlt.

7.1.3 Babypflege

Die Haut von Babys ist besonders dünn und zart und sehr empfindlich. Erst im Laufe der ersten sechs Monate bildet sich der Hydrolipidfilm auf der Hautoberfläche als Schutz vor Austrocknung oder der Ausbreitung von Mikroorganismen aus. Die Hautbarriere in der Hornschicht als Schutz vor Wind, Wetter, Chemikalien und anderen reizenden Substanzen benötigt sogar mehrere Jahre bis zur vollständigen Ausbildung.

Bis zum Aufbau dieses wirksamen Eigenschutzes können daher viele Substanzen die Haut quasi ungehindert passieren, weshalb wirkstoffhaltige Salben und Cremes ebenso zurückhaltend (falls überhaupt) anzuwenden sind wie Produkte mit Duft- oder Konservierungsstoffen. Für die Reinigung reichen Wasser und ein weicher Waschlappen aus. Wenn ab und an ein Zusatz verwendet wird, sollte er Haut-pH-neutral und frei von Duft- und Konservierungsstoffen sein. Auch ein Babyshampoo ist, sofern überhaupt Haare vorhanden sind, nur nötig, wenn die Haare schmutzig sind oder unangenehm riechen.

Spezielle Babypflegepräparate sind nur bei sehr trockener oder (z.B. im Winter durch Kälte) sehr strapazierter Haut sinnvoll. Dafür eignen sich natürliche Fette und Öle wie Mandelöl oder Sheabutter deutlich besser als synthetische Mineralöle, die schlecht einziehen und die Haut wie mit einem Film überziehen und „abdichten". Auch der Windelbereich sollte weniger durch fette Cremes als durch ausreichend häufiges Windelwechseln vor einer Pilzinfektion geschützt werden. Generell gilt bei einem gesunden Baby also: Weniger ist mehr.

7.1.4 Schutzcremes

Schutzcremes sollen die Haut vor schädlichen Umwelteinflüssen durch Wind oder Kälte schützen. Kälteschutz kann durch lipidreiche, wasserarme oder -freie Salben oder reine Lipogele erfolgen, die jedoch in geheizten Räumen wegen der Gefahr eines Wärmestaus schnell wieder entfernt werden müssen.

Ähnlich funktionieren auch Schutzpräparate vor Chemikalieneinwirkung, die meist für die Hände angewendet werden. Sie schützen vor Chemikalien gleichermaßen wie vor Wasser, denn auch durch zu viel Feuchtigkeit (z.B. bei Reinigungsarbeiten) oder häufiges Desinfizieren (berufsbedingt oder während der Corona-Pandemie) können Fette und Feuchthaltefaktoren aus der Haut ausgewaschen werden. Schutzcremes dichten die Haut daher nach außen hin ab und unterstützen somit die natürliche Hautbarriere.

Allerdings führen sie dadurch auch zu einem fehlenden oder stark verringerten Luft- und Wasseraustausch (Okklusiveffekt), so dass ihre Anwendung stets nur auf einen möglichst kurzen Zeitraum (z.B. während der Arbeit) begrenzt sein sollte. Anschließend müssen sie wie die Kälteschutzcremes von der Haut entfernt und diese mit regenerierenden Pflegeprodukten wieder in die natürliche Balance gebracht werden.

Die sicherlich bekannteste Schutzcreme besteht aus reiner Vaseline, aber auch Wachse oder synthetische Fette bzw. Öle (Paraffin, Petrol- bzw. Mineralöle) finden Verwendung.

7.1.5 Sonnenschutz

Sonnenschutz ist mindestens genauso wichtig wie der Schutz vor Wind und Wetter oder Chemikalien. Dabei ist jede Haut mehr oder weniger gut in der Lage, sich selbst zu schützen, indem sie verstärkt Pigmente bildet (Hautbräunung) und sich verdickt (Lichtschwiele). Dadurch entsteht ein Eigenschutz, der je nach Haut- bzw. Phototyp dennoch den zusätzlichen Einsatz eines Sonnenschutzmittels notwendig machen kann.

Die Eigenschutzzeit ist dabei die Zeit in Minuten, die man ungeschützt in der Sonne verbringen kann, bis ein Sonnenbrand entsteht. Sie variiert mit dem Phototyp und dem UV-Index, also der Intensität, mit der die UV-Strahlen in die Haut eindringen können. Der UV-Index ist nicht nur von der Wetterlage, sondern auch von der geographischen Lage bzw. dem Ozongehalt, der Reflexion und der Höhe über dem Meeresspiegel abhängig und somit in den Bergen, in Schneegebieten, am Wasser oder in Äquatornähe generell höher als im Flachland oder in Städten.

Der UV-Index wird in ganzen Zahlen von 0 bis 15 angegeben, die z.B. in Deutschland vom Bundesinstitut für Strahlenschutz täglich gemessen und veröffentlicht werden.

UV-Index weltweit

- www.bfs.de/DE/themen/opt/uv/uv-index/weltweit/weltweit.html

Nimmt man den UV-Index als Grundlage für die Ermittlung des notwendigen Lichtschutzfaktors, so sollte das Sonnenschutzmittel einen LSF haben, der bei hellhäutigen Menschen mindestens das Fünffache, bei dunkelhäutigen das Dreifache der Eigenschutzzeit beträgt (siehe Tabelle 7.2).

Während ein Zuviel an UV-Strahlen schädlich ist und nicht nur zu (vorzeitiger) Hautalterung, Sonnenbrand oder Altersflecken, sondern auch zu Bindehautentzündung, Augenschäden und einem erhöhten Risiko, an Hautkrebs zu erkranken führen kann, sollte dennoch nicht vergessen werden, dass UV-Strahlen nicht nur schädliche Wirkungen haben und wir sie beispielsweise auch zur Anregung der lebensnotwendigen Vitamin-D-Bildung in der Haut benötigen.

„Mallorca-Akne" und Sonnenallergie

Die „Mallorca-Akne" ist keine richtige Akne, sondern eine Entzündungsreaktion der Haut, bei der es zu juckenden Papeln oder Pusteln meist im Dekollete- und Oberarmbereich kommt.

Die Sonnenallergie ist eine echte allergische Reaktion, oft auch auf bestimmte Inhaltsstoffe von Sonnenschutzpräparaten. Davon sind phototoxische oder photosensibilisierende Reaktionen, die auch bei der Einnahme von Arzneimitteln (z.B. Johanniskraut, Diuretika, diverse NSAR) auftreten können, zu unterscheiden.

Bei Mallorca-Akne und Sonnenallergie sind fett- und emulgatorfreie Sonnenschutzmittel auf Gelbasis zu bevorzugen, die auch frei von möglicherweise reizenden Duft- und Konservierungsmitteln sein sollten. Gleiches gilt auch für die sonstigen Körperpflegeprodukte, denn es nutzt wenig, ein Spezial-Sonnenschutzmittel zu verwenden, wenn vorher eine fetthaltige Körperpflegecreme oder eine emulgatorhaltige Duschcreme verwendet wurde.

Nummer	Name	Hautfarbe	Bräunung	Sonnenbrand	Eigenschutz	Empfohlener LSF
Hauttyp 1	Keltischer Typ	sehr hell	wird nicht braun	sehr oft	< 10 Minuten	> 25
Hauttyp 2	Nordischer Typ	hell	langsam, minimal	häufig	10-20 Minuten	20-25
Hauttyp 3	Mischtyp	mittel	langsam, fortschreitend (hellbraun)	manchmal	20-30 Minuten	15-20
Hauttyp 4	Mediterraner Typ	bräunlich, oliv	schnell (mittelbraun)	selten	> 30 Minuten	15
Hauttyp 5	Dunkler Typ	hellbraun, dunkel	schnell (dunkelbraun)	kaum	> 90 Minuten	6-10
Hauttyp 6	Schwarzer Typ	dunkelbraun, schwarz	schnell (schwarz)	nie	> 90 Minuten	5

Tabelle 7.2: Haut- bzw. Phototypen und ihr Lichtschutz (mod. n. www.sonnenbrand-tipps.de)

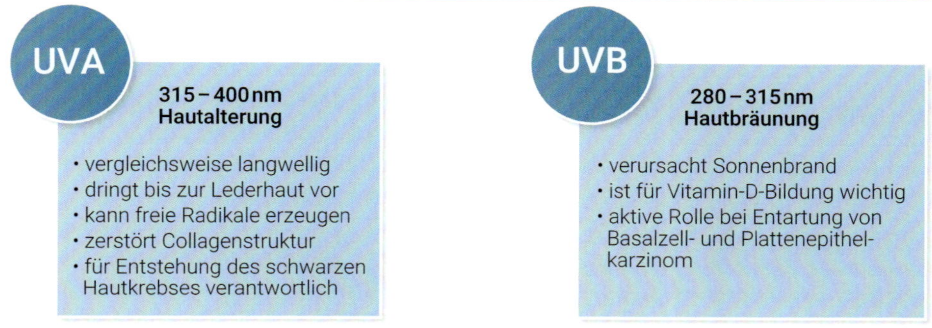

Abb. 7.3: Eigenschaften von UVA- und UVB-Strahlen

UV-Strahlen werden hinsichtlich ihrer Wellenlängen und Wirkungen unterschieden (Abb. 7.3):

Ein gutes Sonnenschutzmittel sollte daher sowohl vor UVA- als auch vor UVB-Strahlen schützen, um so die „gefahrlose" Aufenthaltszeit in der Sonne zu verlängern. Sein Lichtschutzfaktor („LSF") wird auch als Sun protection factor („SPF") bezeichnet. Er gibt an, wie viel Mal länger sich jemand in der Sonne aufhalten kann als ohne Sonnencreme. Dabei gilt:

Aufenthaltszeit = Eigenschutzzeit x Lichtschutzfaktor

Wer also eine Eigenschutzzeit (siehe Tab. 7.2) von etwa 10 Minuten hat und ein Sonnenschutzmittel mit LSF 20 kauft, sollte nicht länger als 200 min in der Sonne verbringen, was nicht nur für einen Urlaubstag am Meer zu kurz ist. Bereits vorgebräunte Haut verlängert die Eigenschutzzeit bzw. weist einen eigenen Lichtschutz auf, so dass gerade zu Beginn der Sommerzeit meist ein höherer Lichtschutzfaktor benötigt wird als am Ende, wenn die Haut bereits stärker pigmentiert ist.

Bezeichnung	Lichtschutzfaktor(en)
Basis	LSF 6 und 10
Mittel	LSF 15, 20 und 25
Hoch	LSF 30 und 50
Sehr hoch	LSF 50+

Tabelle 7.3: Einteilung der Lichtschutzfaktoren

Der Lichtschutzfaktor wird normalerweise nach der COLIPA-Methode bestimmt, bei der nach dem Auftragen einer standardisierten Menge Sonnenschutzmittel die minimale Erythemdosis ermittelt wird. Da das Erythem (bzw. ein Sonnenbrand) hauptsächlich durch UVB-Strahlen entsteht und gerade auch ein Schutz vor den langwelligeren UVA-Strahlen, die u.a. für die Hautalterung und das Hautkrebsrisiko verantwortlich sind, erwünscht ist, muss nach europäischen Richtlinien ein gutes Sonnenschutzmittel mindestens zu einem Drittel des Lichtschutzes auch einen UVA-Schutz aufweisen, was durch das UVA-Logo gekennzeichnet wird.

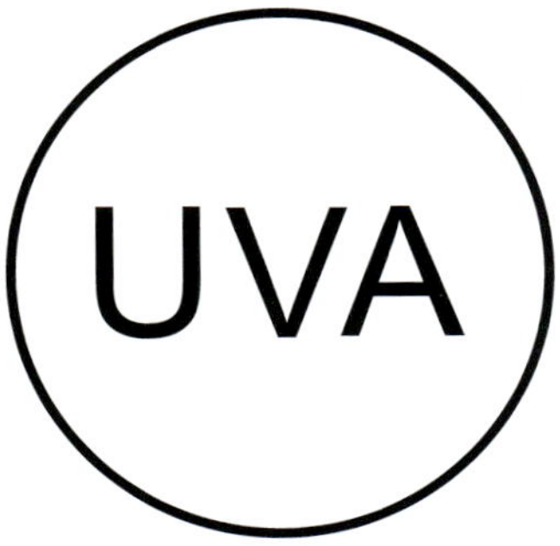

Abb. 7.4: UVA-Schutz Kennzeichen

Erste Hilfe bei Sonnenbrand

Ist es trotz eines guten Sonnenschutzmittels zu einem Sonnenbrand gekommen, ist oft erste Hilfe aus der Apotheke gefragt. Dabei kommen je nach Stärke der Beschwerden kühlende, abschwellende und entzündungshemmende Stoffe wie Panthenol, Hydrocortisonacetat oder auch Aloe vera zum Einsatz, die in Cremes, Lotionen, Gelen und Sprays verarbeitet werden.

Sprays haben den Vorteil, nicht eingerieben werden zu müssen, so dass sie quasi berührungslos auf der angespannten Haut verteilt werden können. Gele haben einen zusätzlichen Kühleffekt, der oft als sehr angenehm empfunden wird. Hände weg heißt es dagegen eher bei fetthaltigen Zubereitungen, die sonst zu einem Hitzestau führen können, der die Beschwerden verstärkt.

Wer unter einem großflächigen Sonnenbrand leidet, ist auch mit den klassischen Antiphlogistika wie Acetylsalicylsäure oder Ibuprofen in Tablettenform gut bedient. Und als Hausmittel leisten auch Quarkumschläge oder gekühlte (gerbstoffhaltige)Teebeutel gute Dienste, wenn gerade keine Apotheke in Sicht sein sollte.

Als UV- oder Lichtschutzfilter kommen dabei vor allem anorganische, chemische oder physikalische Substanzen zum Einsatz, die die Haut durch Absorption, Reflexion oder Streuung bestimmter UV-Strahlung vor deren schädlichen Wirkungen schützen. Häufig werden auch mehrere Lichtschutzfilter kombiniert, um die Haut gegen ein breiteres UV-Spektrum zu schützen. Viele Sonnenschutzmittel benötigen einige Minuten, um einen wirksamen Schutz aufzubauen. Sie sollten daher stets einige Zeit vor dem geplanten Sonnenbad aufgetragen werden.

Als natürlicher Sonnenschutz, der auch bei kleinen Kindern angewendet werden kann, werden bzw. wurden Titan- oder Zinkoxid, meist als „unsichtbare", also nicht weißende Nanopartikel verwendet. Gerade der Zusatz von Titandioxid, das als Weißmacher auch in diversen Lebensmitteln verwendet wird, steht aktuell stark in der Diskussion, die Darmflora zu schädigen. Sein Einsatz in Lebensmitteln ist daher ab 2022 verboten. Babys unter einem Jahr sollten möglichst noch gar nicht der UV-Strahlung ausgesetzt werden, da ihre Haut noch sehr dünn ist und nur eine sehr niedrige Eigenschutzzeit aufweist. Durch die noch nicht vollständig ausgebildete Hautbarriere würden chemische Sonnenschutzfilter ungehindert in die Haut eindringen und zu Hautreizungen oder Allergien führen. Babys spielen daher idealerweise auch im Sommer am besten leicht, aber langärmelig bekleidet im Schatten, ggf. durch einen mineralischen Sonnenschutz geschützt, da auch im Schatten stets eine geringe Menge UV-Strahlung auftritt.

Gerade für Kinder werden gerne wasserfeste Sonnenschutzpräparate verwendet, die dennoch nach dem Baden erneut aufgetragen werden sollten, da sie zwar das Wasser, aber nicht das Abrubbeln mit dem Handtuch überstehen. Durch erneutes Auftragen des Sonnenschutzes *verlängert sich jedoch nicht* die Schutzzeit insgesamt, es wird lediglich sichergestellt, dass noch genügend Sonnenschutzmittel in der obersten Hautschicht vorhanden ist.

Besonderen Schutz vor Sonne benötigen nicht nur Babys und Kinder, sondern vor allem auch Körperstellen mit dünner Haut wie Kopf, Stirn, Nasenrücken, Ohrläppchen oder Lippen, die ein hohes Risiko für Lichtschäden und die Entstehung des weißen Hautkrebses aufweisen. Bei bereits vorhandenen Keratosen sollte daher auf einen stets ausreichend hohen Lichtschutz der betroffenen Haut geachtet werden.

Sonnenstich

Eigentlich sollte es bei guter Vorbereitung und Information gar nicht dazu kommen, denn ein Sonnenstich reizt die Hirnhäute und kann sogar einen Krankenhausaufenthalt nach sich ziehen. Besonders gefährdet sind Babys und Kleinkinder, hellhäutige Personen und ältere Menschen (vor allem auch mit wenig oder gar keinem Kopfhaar). Gerade deshalb ist auch das Tragen eines Sonnenhutes (bzw. der Sonnenschutz bei kahlem Kopf) zur Vorbeugung wichtig.

Symptome: Starke Kopfschmerzen, Nackensteifigkeit, Fieber, Schwindel, Übelkeit, in schweren Fällen auch Bewusstseinseintrübung oder Bewusstlosigkeit, was in jedem Fall einen (Not-)Arzteinsatz erfordert. Dabei können die Beschwerden auch noch einige Stunden nach dem Sonnenbad auftreten. Während beim Sonnenstich vor allem Kopf und Nacken betroffen sind, sind beim Hitzschlag alle Körperbereiche betroffen.

Erste Hilfe: Sofort die Sonne verlassen, Hinsetzen oder -legen, Kopf und Nacken kühlen (kalte, feuchte Umschläge, Luft zufächeln).

7.2 Reinigung und Pflege der kranken Haut

Hautprobleme tauchen vor allem dann auf, wenn die Hautbarriere über längere Zeit durch innere oder äußere Faktoren gestört wird. So kommt es schnell zu trockenen Hautstellen, die leicht jucken oder sich entzünden können. Juckende und entzündete Haut ist oft genug das Einfallstor für Krankheitserreger. Auch Stoffwechselerkrankungen wie Diabetes, Nieren-, Leber- und Gallenfunktionsstörungen, Schilddrüsenunterfunktion und natürlich hormonelle Veränderungen in Pubertät, Schwangerschaft und Wechseljahren beeinflussen den Hautzustand nachteilig. Dies gilt auch für psychologischen Stress oder den übermäßigen Gebrauch von Genussgiften.

Zu häufiges und intensives Baden oder Duschen ist dabei ebenso ein Stressfaktor und genauso strapaziös für die Haut wie Flüssigkeitsmangel. Die Verwendung milder, wenig allergisierender Pflege- und Reinigungsprodukte ist nicht nur für die gestresste Haut eine Wohltat. Dabei ist es wichtig, dass der Säureschutzmantel der Haut nicht angegriffen wird, weshalb Haut-pH-neutrale Produkte bevorzugt verwendet werden.

Wer bereits unter juckender, gereizter Haut leidet, sollte zudem Rubbelcremes, Peelings und alkalische Seifen ebenso meiden wie Duftstoffe und Konservierungsmittel, die vor allem bei längerer Anwendung die Fettschicht verändern und Feuchthaltefaktoren herauswaschen können.

Grundlagenauswahl bei Dermatika für kranke Haut

- https://www.pharmazeutische-zeitung.de/ausgabe-242009/die-richtige-galenik-fuer-kranke-haut/

INCI-Liste der Kosmetikinhaltsstoffe

Für Körperpflegemittel müssen nach der Kosmetikverordnung alle Inhaltsstoffe in absteigender Menge in der so genannten INCI-Nomenklatur (INCI: International Nomenclature Cosmetic Ingredients) auf der Verpackung angegeben werden, was oft zu einer völlig andern Kennzeichnung als bei Arzneimitteln führt. Eine Liste der Inhaltsstoffe ist hier zu finden:

- www.haut.de/inhaltsstoffe-inci

Auch Arzneimittel können (je nach Dosis und Einnahmedauer) zu trockener Haut führen. Hierzu gehören:

- Antibiotika
- Chemotherapeutika und Strahlentherapie
- Cholesterinsenker
- Diuretika
- Hormonelle Verhütungsmittel
- Corticoidhaltige Hautcremes
- Retinoide (Vitamin-A-Abkömmlinge z.B. zur Aknetherapie)

Zur Linderung des Juckreizes werden Zusätze wie Polidocanol, Aloe-vera-Extrakt, kühlendes Menthol oder entzündungshemmendes Dexpanthenol verwendet. Vom Zusatz antibakteriell wirksamer Stoffe sollte zumindest auf längere Sicht eher abgeraten werden. Daher ist ein Zusatz von Triclosan in Pflegeprodukten zur regelmäßigen Anwendung inzwischen im Gegensatz zur (eher kurzfristigen oder durch einen Arzt kontrollierten) Verwendung in Arzneimitteln untersagt.

Für die Behandlung nässender Entzündungen z.B. auch nach Bestrahlungen im Rahmen einer Krebsbehandlung oder bei Sonnenbrand eignen sich Produkte mit entzündungshemmenden Wirkstoffen z.B. aus Hamamelis, Kamille, Ringelblume oder Arnika sowie natürliche oder synthetische Gerbstoffe. Kühlende Cremes oder leicht zu verteilende Schäume sowie kühle und feuchte Kompressen verschaffen ebenfalls Linderung.

Auch zur Pflege von Operationsnarben stehen inzwischen verschiedene Produkte bereit, die die Haut schützen, die Durchblutung und Wundheilung fördern und vor allem auch durch regelmäßige Massage die Narbe flacher und heller werden lassen. Sie enthalten oft durchblutungsfördernde Stoffe wie Heparin, Zwiebelextrakt oder Coffein bzw. Silikon, das die Haut glättet.

7.2.1 Hautpflege bei Akne

Die zur Akne neigende Haut ist meist fettig oder eine mit sehr fetthaltigen Stellen versehene Mischhaut, deren Talgdrüsen oft durch hormonelle Veränderungen beispielsweise während der Pubertät zu viel Lipide produzieren. Neben einer Talgdrüsenüberfunktion („Seborrhoe") kommt oft eine Verhornungsstörung im Talgdrüsengang dazu („Mitesser"), die diesen verstopfen lässt und die Ansiedlung von Bakterien fördert. Dadurch kommt es zu Entzündungen und Infektionen mit der Bildung der typischen, oft mit Eiter gefüllten Pickel.

Der konsequenten Reinigung der Akne-Haut kommt daher eine besondere Bedeutung zu, um überschüssiges Hautfett zu entfernen, verhornte Talgdrüsengänge zu reinigen und die Haut vor eindringenden Keimen zu schützen. Typische Reinigungsmittel sollten (auch zum Abschminken!) fettarm oder -frei sowie Haut-pH-neutral sein. Sie enthalten häufig entzündungshemmende Zusätze wie beispielsweise Salicylsäure, Teebaumöl oder desinfizierende Alkohole, die auch in Gesichtswässern oder -tonics eingesetzt werden.

Peelings helfen, verhornte Talgdrüsen und Mitesser zu reinigen, sollten jedoch wegen der hautreizenden Wirkung nicht zu häufig (ca. einmal pro Woche) angewendet werden. Sie enthalten entweder Schmirgelkörper zur mechanischen Reinigung oder Alpha-Hydroxysäure-haltige Schälmittel aus Fruchtsäuren wie Zitronen-, Milch- oder Apfelsäure.

Auch das oft verwendete Benzoylperoxid ist ein Schälmittel, das nicht nur keratolytisch, sondern auch desinfizierend bzw. antibakteriell wirkt. Es eignet sich (je nach Konzentration von 2,5-10 %) sowohl als Waschcreme für die (zweimal) tägliche Reinigung als auch für die intensivere tägliche oder wöchentliche Behandlung von eitrigen und entzündeten Aknepusteln, für die es beispielsweise über Nacht angewendet wird. Eine zu hohe Konzentration kann jedoch zu Hautreizungen und Rötungen führen. Bei der Verwendung von Benzoylperoxid ist neben der richtigen Anwendung auch auf die ausbleichende Wirkung auf Textilien hinzuweisen.

Soll eine Hautpflege bei Akne benutzt werden, eignen sich dafür feuchtigskeitsspendende Gele. Besonders schwere Verlaufsformen von Akne mit großen, vielen und/oder stark vereiterten Pickeln bedürfen der ärztlichen Behandlung.

7.2.2 Hautpflege bei Diabetes

Die Haut von Diabetikern ist oft eine trockene (Alters-)Haut, bei der selbst kleinere Verletzungen schlechter heilen, weil sie einerseits durch krankheitsbedingte Nervenschädigungen oft nicht bemerkt werden und andererseits die Hautbarriere durch eine schlechtere Durchblutung und eine ungünstige Beeinflussung der Bildung von Fett, Feuchtigkeit und Hornzellen verringert ist. Selbst kleine Verletzungen können sich dadurch zu großflächigen, schlecht heilenden und infektionsgefährdeten Wunden entwickeln („offenes Bein").

Der regelmäßigen „Inspektion" peripherer Körperbereiche (Füße) und der allgemeinen Hautpflege zur Stärkung der Hautbarriere kommt daher besondere Bedeutung zu.

Diabetiker-Pflegeprodukte sind meist leicht aufzutragende fett- und feuchtigkeitsspendende Lotionen oder Schäume. Häufig werden ihnen neben Harnstoff als Feuchthaltemittel auch antimykotisch und/oder antibakteriell wirksame Stoffe zugesetzt, um die Infektion auch kleiner Wunden zu verhindern.

7.2.3 Hautpflege bei Neurodermitis

Einen besonderen Beratungsbedarf haben Menschen mit Neurodermitis, bei denen eine Barrierestörung der obersten Hautschicht regelmäßig zu einem Teufelskreis aus Juckreiz, Kratzen, Entzündung und möglicher Folge-Infektion führt, wodurch sich die Ekzemschübe quasi selbst am Leben erhalten. Das Kratzen an den stark juckenden Stellen führt leicht zu nässenden Hautbereichen, die besonders infektionsgefährdet sind. Insgesamt sind deutlich mehr Kinder (ca. 13 %) von Neurodermitis betroffen als Erwachsene (ca. 3 %).

Informationen zur Neurodermitis

- www.dha-neurodermitis.de/neurodermitis.html

Gelingt es, mit passender Basispflege und juckreizlindernden, entzündungshemmenden Salben (Arzneimitteln) den Teufelskreis zu durchbrechen, ist jedoch ein Abheilen der betroffenen Stellen möglich, so dass sowohl der richtigen Pflege als auch der rechtzeitigen Behandlung betroffener Hautstellen besondere Aufmerksamkeit zu schenken ist.

*Basispflege***.** Die Haut eines Neurodermitikers ist sehr trocken. Ihr fehlen ebenso die epidermalen Lipide, die u.a. die Zellen der Hornschicht zusammenhalten und sie vor Austrocknung und äußeren Reizen schützen wie die Feuchthaltefaktoren. Die gestörte Hautbarriere hat auch eine veränderte Ansiedlung von schützenden Mikroorganismen zur Folge, weshalb die Haut leichter unter Folge-Infektionen leidet als bei anderen Menschen. Schuppige Hautareale finden sich ebenso wie eingerissene Mundwinkel, Ohrläppchen oder Finger- und Zehenkuppen. In den besonders häufig betroffenen „Beugebereichen" von Handgelenken, Ellenbogen und Kniekehlen verdickt sich die Haut zunehmend („Lichenifikation").

Zur Basispflege gehört daher neben der konsequenten Vermeidung von Provokationsfaktoren wie potenziellen Allergenen, Zigarettenrauch, Umweltschadstoffen, übermäßigem Gebrauch von Wasser und/oder Reinigungsmitteln, nicht atmungsaktiven Textilien, Stress oder extremen Witte-

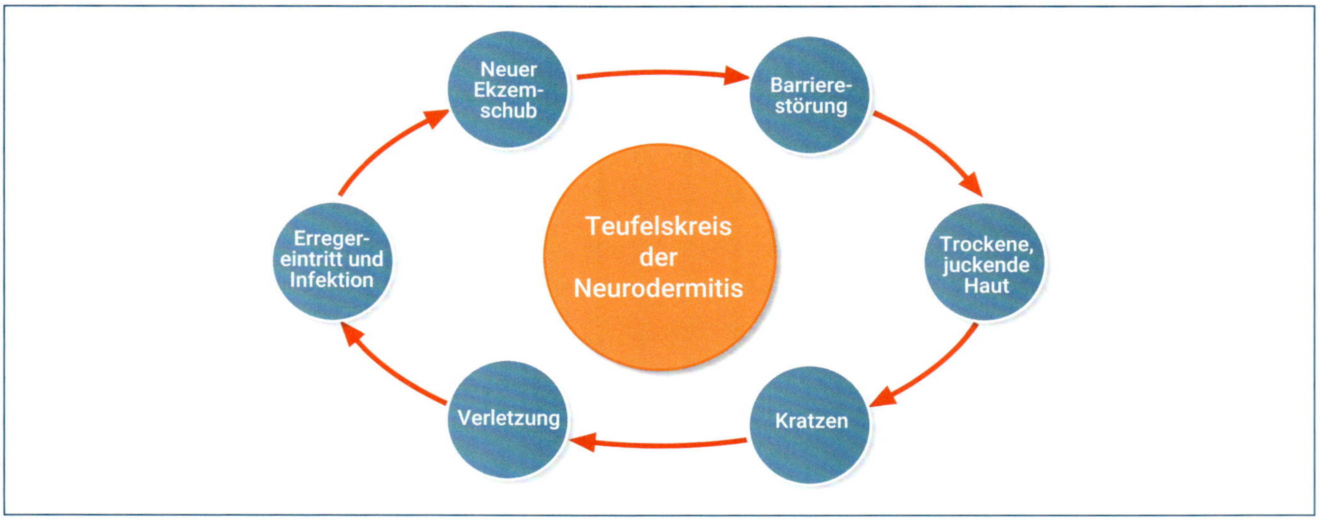

Abb. 7.5: Teufelskreis der Neurodermitis

rungsbedingungen die regelmäßige Verwendung von Hautpflegepräparaten, die der Haut Fett und Feuchtigkeit zuführen und natürlich frei von potenziell allergisierenden Stoffen sind. Sie ähneln daher sehr stark den Pflegeempfehlungen für trockene Haut.

Je trockener die Haut ist, desto höher darf der Anteil an Fetten sein. Statt feuchtigkeitsspendender O/W-Emulsionen werden dann W/O-Emulsionen mit natürlichen Fetten wie Linol- und Linolensäure, Nachtkerzenöl, Ceramiden oder Phospholipiden verwendet. Für juckende Stellen oder im Sommer bzw. bei größerer Hitze eignen sich eher leichtere O/W-Emulsionen, die oft mit natürlichen Feuchthaltefaktoren angereichert sind.

Besonders häufig wird hier neben Glycerol auch Harnstoff eingesetzt, der in Konzentrationen von 5-10 % feuchtigkeitsbindend und erst in höheren Konzentrationen (20-40 %) keratolytisch wirkt. Harnstoff kann jedoch vor allem auf sehr dünner oder bereits geschädigter Haut ein leichtes Brennen erzeugen („Stinging-Effekt"), weshalb er bei Kleinkindern gar nicht bzw. nur in niedrigeren Konzentrationen (2-5 %) verwendet wird.

Eigenschaften des Harnstoffs als Wirkstoff

- www.gd-online.de/german/veranstalt/images2013/GD_Wirkstoffdossiers_30.08.2013_Harnstoff.pdf

Zur Hautreinigung empfehlen sich neben Haut-pH-neutralen Reinigungsmitteln vor allem rückfettende medizinische Bäder und/oder Duschöle, die den fehlenden Lipidanteil bereits bei der Reinigung ergänzen, auch wenn sie eine anschließende Basispflege meist nicht vollständig ersetzen.

Bei akuten Ekzemen werden zusätzlich juckreizlindernde Stoffe wie Polidocanol oder Gerbstoffe sowie entzündungshemmende Glucocorticoide unterschiedlicher Stärken eingesetzt. Häufig werden zur Vermeidung von Infektionen antibakteriell oder zumindest desinfizierend wirkende Substanzen wie Triclosan, Chlorhexidin oder kolloidales Silber zugesetzt.

7.3 Reinigung und Pflege der Haare und Nägel

Für die Reinigung und Pflege der verschiedenen Haarzustände halten die Drogerien bereits ein riesiges Angebot an Pflegeprodukten bereit. In der Apotheke werden daher eher Shampoos zur Reinigung empfindlicher Kopfhaut sowie zur Behandlung von Kopfhautbeschwerden wie trockenen oder fettigen Schuppen, Juckreiz oder Haarausfall erwartet. Hier sind es vor allem Shampoos mit antimykotischen Zusätzen (z.B. Ketoconazol) oder Haartinkturen und -schäume mit Minoxidil oder Alfatradiol gegen Haarausfall, zu denen die Kunden Informationen suchen.

Gerade für das Wachstum gesunder Haare und Nägel gibt es ein breites Angebot an Nahrungsergänzungsmitteln. Sie enthalten häufig Vitamine der B-Gruppe, allen voran Biotin, das zu einem besseren Wachstum keratinisierter Strukturen wie Nägeln und Haaren beitragen soll und Siliciumdioxid oder Kieselsäure, das Haaren und Nägeln (unbewiesenermaßen) Festigkeit verleihen soll. Sinnvoller erscheint die unterstützende Gabe von eisen- und zinkhaltigen Präparaten, die zudem Spurenelemente und keratinbildende Aminosäuren wie Cystein enthalten.

Zum Ergänzungssortiment einer Apotheke gehören auch diverse Haut- und Nagelscheren und -zangen in unterschiedlichsten Qualitäten.

7.4 Zahn- und Mundpflege

Ein strahlend schönes Lächeln ist Zeichen für Gesundheit und Attraktivität. In Apotheken gehören Zahnpflegeprodukte daher inzwischen zum festen Sortiment.

Zahncremes reinigen nicht nur die Zähne, sondern schützen durch antibakterielle Zusätze auch das Zahnfleisch vor Parodontitiserregern oder füllen kleine Schmelzdefekte mit künstlichem Zahnschmelz wieder auf. Fluoridhaltige Zahngele für eine wöchentliche Anwendung stärken den Zahnschmelz und sind aufgrund des hohen Fluoridgehaltes als (z.T. sogar verschreibungspflichtige) Arzneimittel eingestuft.

Zahnspülungen dienen meist z.B. durch Zusatz von Chlorhexidin ebenfalls der Reduzierung der Keimzahl und eignen sich damit sowohl zur Vorbeugung als auch zur Behandlung von Entzündungen. Mundwässer mit verschiedenen Pflanzenextrakten wirken ebenfalls entzündungshemmend und desinfizierend und sorgen zudem für frischen Atem.

Nicht nur für die Pflege von Brackets und Zahnzwischenräumen stehen passende Interdentalbürsten in verschiedenen Formen (Tannenbaum und Zylinder) und Stärken zur Verfügung. Auch normale und spezielle Zahnbürsten für Prothesen oder Implantate runden das Sortiment ab. Speziell für Prothesen stehen zudem die verschiedensten Arten von Haftcremes oder -pulvern, Haftpolstern und auch Prothesenklebern als Notfalllösung zur Verfügung.

Zahnaufheller als Cremes, Lacke oder Haftstreifen sorgen für ein strahlend weißes Lächeln.

1. Wieso haben Haut-pH-neutrale Produkte nicht den pH-Wert 7,4?
2. Wieso sind Konservierungsmittel in Produkten zur Pflege schädlich?
3. Warum ist trockene Haut behandlungsbedürftig?
4. Wie lange kann sich eine Person mit Hauttyp II und einer Eigenschutzzeit von 10 Minuten bei Verwendung eines Sonnenschutzmittels mit LSF 30 in der Sonne aufhalten?
5. Kann sich ein Neurodermitis-Patient mit Pflegepräparaten für bzw. gegen trockene Haut pflegen?
6. Welche Personengruppen haben trockene Haut?
7. Warum soll man gesunde Babyhaut nur sehr sparsam mit Pflegeprodukten behandeln?

- Arbeitsbogen 12 „Körperpflegemittel"

8 Impfstoffe und Sera

- Über Impfungen und Reiseimpfungen beraten
- Besonderheiten beim Erwerb und der Abgabe von Blut und Blutprodukten erklären, z. B. Dokumentationspflichten

8.1 Impfstoffe und Sera

Bis zum Beginn der Corona-Pandemie war vielen Menschen die Notwendigkeit von Impfungen als Schutz der Gesamtbevölkerung (Gemeinschaftsschutz oder „Herdenimmunität") vor dem (Wieder-)Ausbruch von gefährlichen Krankheiten nicht mehr gegenwärtig, weil wir lange von solchen schweren, lebensbedrohlichen Epi- oder Pandemien fast vollständig verschont geblieben sind. Geimpft wurde nur, wenn gerade eine Fernreise anstand oder Kleinkinder bei Routineuntersuchungen geimpft wurden. Die stellenweise Impfmüdigkeit hatte so nicht nur zum Wiederaufflammen fast vergessener, aber gefährlicher Krankheiten wie der Masern geführt. Die Corona-Pandemie entfachte das Interesse an Impfungen sowie die Diskussion über Pro und Contra neu.

Gemeinschaftsschutz bzw. Herdenimmunität

- https://www.impfen-info.de/wissenswertes/gemeinschaftsschutz/
- https://www.impfen-info.de/fileadmin/impfen-info.de/Downloads/ii_Infografik-Herdenimmunitaet-farbe.pdf

Daher kommt dem Apotheker als Gesundheitsberater neben der reinen Versorgung mit Impfstoffen auch die wichtige Funktion des neutralen und unabhängigen Beraters über Sinn und Zweck, Nutzen und Risiken der Standard- und Indikationsimpfungen zu. Apotheken sind auch gut geeignet, Unterstützung für regionale und überregionale Impfkampagnen zu leisten. In vielen Ländern dürfen Apotheker inzwischen auch Impfungen selbst verabreichen. In Deutschland wurden seit den im VOASG verankerten Modellprojekten zur Grippeschutzimpfung und nun mit den zeitlich zunächst begrenzten Möglichkeiten, als Apotheker gegen Corona zu impfen, erste Anfänge gemacht.

Dabei sind Sera und Impfstoffe rechtlich betrachtet nicht einfach „nur" Arzneimittel, sondern gehören zu einem besonderen Bereich mit vielen eigenen Regeln, die es zu beachten gilt.

8.1.1 Impfstoffe zur aktiven Immunisierung

Ein „richtiger" Impfstoff („Vakzine") besteht aus biologisch oder gentechnisch hergestellten Antigenen, Antigengemischen oder Teilen davon. Ein Vorteil der Impfstoffe liegt in der spezifischen Aktivierung des körpereigenen Immunsystems, das nach einer Latenzzeit von meist wenigen Tagen mit der Ausbildung von Antikörpern und Gedächtnis- bzw. T-Helferzellen reagiert, die einen jahre- oder sogar lebenslangen Schutz vor dem Erreger erzeugen.

Werden „richtige" Erreger (meist Viren, seltener auch Bakterien) eingesetzt, können diese entweder abgetötet oder abgeschwächt („attenuiert"), also in der Pathogenität verändert sein. Wird ein Impfstoff aus abgetöteten Erregern oder Toxinen (also Giftstoffen) hergestellt, nennt man ihn „*Totimpfstoff*", werden für den Impfstoff abgeschwächte Erreger verwendet, wird der Impfstoff „attenuierter *Lebendimpfstoff*" genannt. Impfstoffe, die nur ein Antigen binden können, heißen „*monovalent*". Impfstoffe, die mehrere Antigene binden können, sind „*polyvalent*".

Die *Attenuierung*, also die Verringerung der krank machenden Wirkung erreicht man beispielsweise über eine Immunisierung artfremder Versuchstiere, Zellkulturen oder bebrüteter Hühnereier mit anschließender mehrfacher Selektion noch vermehrungsfähiger Virusstämme, die jedoch weniger pathogen, also krankheitserregend auf Menschen wirken. Einige Krankheitserreger lassen sich auch durch Änderung der Anzuchtbedingungen wie eine Veränderung der Temperatur in ihrer Pathogenität abschwächen. Zum Abtöten von Erregern wird derzeit meist noch eine stark verdünnte Formaldehyd-Lösung verwendet, wenn auch Versuche mit kurzzeitiger Elektronenbestrahlung als Alternative bereits vielversprechende Ergebnisse geliefert haben.

Immer häufiger werden Impfstoffe auch mithilfe gentechnischer Methoden hergestellt, wenn das Gen bzw. die Aminosäuresequenz für die typischen Oberflächenantigene des Erregers bekannt sind. Da derartige Impfstoffe statt abgetöteter oder abgeschwächter Erreger lediglich Bruchstücke bzw. Oberflächenantigene davon enthalten, sind sie nicht mehr pathogen. Durch den rekombinanten Herstellungsprozess ohne „echte" Blutbestandteile sind gentechnisch hergestellte Impfstoffe aufgrund des Herstellungsverfahrens frei von übertragbaren anderen Krankheitserregern. Eine Sonderform bilden die mRNA-Impfstoffe, deren für die Krebstherapie entwickeltes Grundprinzip erstmalig in der Corona-Pandemie für Impfstoffe eingesetzt wurde. Ihr Wirkprinzip beruht darauf, dass die mRNA, die für das Oberflächenprotein des Virus bzw. große Teile davon codiert, mithilfe eines Plasmids als Vektor in menschliche Zellen eingeschleust und dort vermehrt wird. Dabei entsteht jedoch kein lebensfähiges Virus, sondern es werden lediglich das inaktive Oberflächenprotein bzw. große Teile davon produziert, die das Immunsystem zur Bildung von Antikörpern anregen.

Eine spezielle Gruppe bilden die (wenigen) *„Toxoidimpfstoffe"*: Sie enthalten statt abgeschwächter Erreger inaktivierte Toxine, also Giftstoffe bzw. Stoffwechselprodukte krankheitserregender Mikroorganismen. Da Toxine vor allem von Bakterien (und Pilzen) gebildet werden, bieten Toxoidimpfstoffe eine Möglichkeit, Abwehrkräfte gegen bakterielle Infektionen aufzubauen, sofern die Krankheitssymptome nicht von dem Erreger selbst, sondern von seinen Toxinen hervorgerufen werden.

Eine weitere besondere Gruppe von Impfstoffen stellen Impfstoffe gegen lebensgefährliche bakterielle Erkrankungen wie Pneumonie, Sepsis oder Meningitis dar, die durch verkapselte Bakterien wie Pneumokokken, Meningokokken oder Haemophilus influenzae verursacht werden. Viele Impfstoffe gegen solche Bakterien enthielten früher lediglich gereinigte Polysaccharide (*„Polysaccharid- oder PS-Impfstoffe"*) der Bakterienkapsel, die nur die B-Zellen der Abwehr aktivieren und damit keine Langzeitimmunität erzeugen können. Bei kleinen Kindern unter zwei Jahren sind derartige Impfstoffe noch unzureichender wirksam, da deren Immunsystem erst „trainiert" werden muss.

Eine effektivere Weiterentwicklung dieser Impfstoffe ist durch die Konjugation (Koppelung) der Polysaccharide an Trägerproteine entstanden (*„Konjugat-Impfstoffe"*). Solche Konjugat-Impfstoffe aktivieren die B- und T-Zellen, so dass sie neben einer guten Immunogenität auch eine Langzeitwirkung aufweisen und auch bei Säuglingen und Kleinkindern eingesetzt werden können. Eine mehrmalige Impfung mit einem Konjugat-Impfstoff führt zu einer Verstärkung der Impfantwort („Booster-Effekt").

Eine derartige Verstärkung der Immunantwort wird auch durch sogenannte *„Adsorbatimpfstoffe"* erreicht, bei denen das (kleine) Antigen zur Steigerung der Immunität an einen Hilfsstoff („Adjuvans") gebunden wird. Durch diese Bindung erhöht sich u.a. die Kontakt- bzw. Reaktionszeit für das Immunsystem, so dass dadurch eine effektivere Immunantwort erzeugt wird. Dies macht man sich beispielsweise bei vielen Grippeimpfstoffen und auch bei einigen Corona-Impfstoffen zunutze, die durch die Zugabe von Adjuvantien auch bei immunschwächeren Patienten (z.B. in der Geriatrie) zur Ausbildung ausreichend hoher Antikörpertiter führen.

Als Adjuvantien bzw. Wirkungsverstärker („Booster") kommen Stoffe wie Aluminiumhydroxid, Aluminiumphosphat oder die O/W-Emulsionen mit Squalen, Polysorbat 80 oder Vitamin E zum Einsatz, die pro Impfdosis nur in äußerst geringen Mengen zugesetzt werden. Sie haben sich bisher als unproblematisch erwiesen, da ihre Aufnahme aus anderen Quellen deutlich höher ist als ihre Zufuhr durch Impfungen. Allerdings sind diese Adjuvantien häufiger für leichte Lokalreaktionen an der Einstichstelle wie Rötungen, Schwellungen oder Gewebeverhärtungen verantwortlich.

Neben den antigenen Bestandteilen sowie dem Lösungsmittel „Wasser für Injektionszwecke" enthalten Impfstoffe noch weitere Hilfsstoffe zur Stabilisierung und Konservierung sowie möglicherweise auch Reste von Hilfsstoffen aus dem Herstellungsprozess, die bei vielen Menschen Fragen nach der Verträglichkeit aufwerfen, da sie tatsächlich Ursache von Unverträglichkeiten sein können. Zu solchen Stoffen gehören neben Aminosäuren und Peptiden u.a. auch Gelatinederivate, Phenol, Thiomersal, Phenoxyethanol, Polysorbate, Tenside, Hühnereiweiß, Nanopartikel, Aluminiumsalze und Formaldehyd (zum Inaktivieren von Viren). Sowohl die Art als auch die Maximalkonzentrationen oder Grenzwerte solcher Hilfsstoffe werden in Monographien des europäischen Arzneibuchs geregelt und auch entsprechend überprüft.

Werden nach einer Impfung keine Antikörper gebildet, spricht man von einem (sehr seltenen) „Impfversagen", das meist genetische Ursachen hat. Eine Antikörper-Titer-Bestimmung kann über die Effektivität von aktiven Immunisierungen Auskunft geben.

Die Diskussion um das Für und Wider von Impfungen dreht sich immer wieder vor allem um das Auftreten von Nebenwirkungen oder möglichen Impfschäden als Folge der Aktivierung des Immunsystems. Hier sind die zwar häufigeren, aber harmlosen und nur vorübergehenden Reaktionen an der Einstichstelle wie Schwellungen, Verhärtungen, Rötungen oder auch Entzündungen und möglichen zentralen Begleiterscheinungen wie Abgeschlagenheit, Kopf- und Gliederschmerzen und leichtem Fieber als Anzeichen der Aktivierung des Immunsystems deutlich von den sehr seltenen anderen (bleibenden) Impfschäden abzugrenzen.

Lediglich bei Lebendimpfstoffen kann es in sehr seltenen Fällen durch eine Rückmutation („Reversion") zu einer impfbedingten Infektion kommen, die jedoch sehr viel milder verläuft als eine echte Infektion, da die zur Impfung eingesetzten Erregerstämme weniger pathogen sind.

So sind es vor allem Zusatzstoffe wie Aluminium oder Quecksilber, deren Verwendung oft kritisch hinterfragt wird, auch wenn die applizierte Menge pro Impfdosis äußerst gering ist und diese durch die übliche i.m.-Applikation auch nicht in vollem Umfang in den Blutkreislauf gelangen kann.

Aluminiumsalze werden in Impfstoffen bereits seit ca. 80 Jahren als Adjuvantien, also als Wirkverstärker verwendet, so dass eine große Anwendungserfahrung vorliegt. Die Menge an Aluminium pro Impfdosis ist auf 1,25 mg begrenzt, was jedoch von allen derzeit im Handel befindlichen Impfstoffen deutlich unterschritten wird. Durch die intramuskuläre Applikation gelangt das Aluminium nicht in voller Konzentration in den Blutkreislauf. Allerdings können die Aluminiumsalze zu (i.A. reversiblen) Granulomen oder Entzündungen an der Einstichstelle führen.

Quecksilber in Impfstoffen stammt aus dem Konservierungsmittel Thiomersal, das heutzutage nur noch in einigen wenigen pandemischen Influenzaimpfstoffen verwendet wird. Das aus Thiomersal freigesetzte Ethylquecksilber wird schneller aus dem Körper eliminiert als Methylquecksilber, das mit der Nahrung aufgenommen wird und von dem die

Aufnahme von 1,6 µg/kg Körpergewicht pro Woche (z.B. aus Fisch) selbst für Schwangere als unbedenklich gilt. Ein statistisch relevanter Zusammenhang mit dem Auftreten von Autismus (wie vom Impfgegnern gerne behauptet) ist hingegen bis heute nicht nachweisbar.

Adjuvanzien

- https://www.pharmazeutische-zeitung.de/mit-adjuvanzien-das-immunsystem-auf-trab-bringen-121164/

Impfkritische Fragen

- https://www.pei.de/DE/service/faq/faq-node.html

8.1.2 Corona-Impfstoffe

Impfstoffe gegen SARS-CoV-2-Viren präsentieren als Antigen das Hüll- oder Spikeprotein des Virus bzw. Teile davon. Sie unterscheiden sich in der Art und Weise, wie und wo diese Spikeproteinbestandteile synthetisiert werden und wie sie in den menschlichen Körper gelangen. Je nach Größe des Hüllproteinbestandteils sind zudem leicht unterschiedliche Wirkungen gegenüber verschiedenen Virusmutationen denkbar. Anzahl und Abstände der notwenidgen Impfungen für eine wirkungsvolle Grundimmunisierung sowie empfohlene Auffrischimpfungen (Booster) unterliegen einer ständigen Aktualisierung und werden an die jeweils gewonnenen Daten angepasst.

STIKO-Empfehlung zur COVID-19-Impfung

- https://www.rki.de/DE/Content/Infekt/Impfen/ImpfungenAZ/COVID-19/Impfempfehlung-Zusfassung.html

Nanotechnologie der Corona-Impfstoffe

- https://www.pharmazeutische-zeitung.de/nanotechnologie-der-covid-19-vakzinen-124828/

mRNA-Impfstoffe

- https://www.pharmazeutische-zeitung.de/mrna-als-neues-impfstoffprinzip-123495/

mRNA-Impfstoffe

- mRNA des Hüllproteins wird injiziert
- Hüllprotein wird in Zellen des menschlichen Körpers gebildet
- Methode bekannt aus der Krebstherapie
- Comirnaty® von BioNTech/Pfizer, Spikevax® von Moderna

Vektor-Impfstoffe

- mRNA des Hüllproteins wird in für Menschen nicht pathogene Viren (Vektoren, meist Adenoviren) eingebaut
- so veränderte Viren produzieren im menschlichen Körper die Hüllproteine
- Methode bekannt von Impfstoffen gegen Dengue-Fieber oder Ebola
- Vaxzevria® von AstraZeneca, Covid19-Vaccine Janssen® von Johnson&Johnson

Proteinbasierte VLP-Impfstoffe

- VLP: virus like particles
- Virusähnliche Hüllproteine werden im Labor synthetisiert
- Methode bekannt von HPV- und Grippe-Impfungen
- Nuvaxovid® von Novavax

Abb. 8.1: Varianten der Corona-Impfstoffe

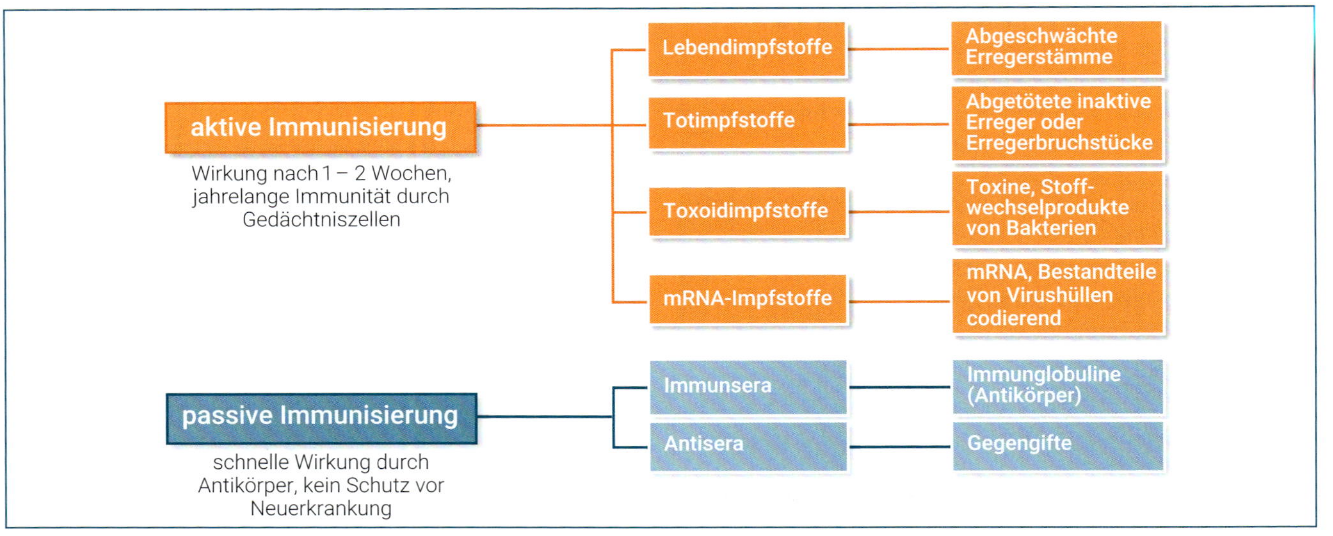

Abb. 8.2: Aktive und passive Immunisierung

	Ohne Adjuvantien	Adsorbatimpfstoffe (mit Adjuvantien)	Konjugatimpfstoffe
Lebendimpfstoffe	Gelbfieber	Masern Mumps Röteln Rotaviren Windpocken	
Totimpfstoffe		FSME Hepatitis A Polio Tollwut	
mRNA-Impfstoffe	Corona		
Rekombinante Impfstoffe		Hepatitis B Influenza Papilloma (HPV) Typhus	
Toxoidimpfstoffe		Diphtherie Pertussis Tetanus	
Polysaccharid-Impfstoffe	Typhus	Meningokokken Pneumokokken Typhus	HIB Meningokokken
Immunsera	Anti-D (Rhesus-Faktor) Botulismus Cytomegalie Hepatitis B Tetanus Tollwut Varizella Zoster		

Tabelle 8.1: Beispiele für verschiedene Impfstoff-Formen (modifiziert nach Roter Liste)

8.1.3 Sera zur passiven Immunisierung

Sera (auch Immun- oder Impfsera genannt) enthalten gereinigte Antikörper bzw. Immunglobuline, die schnell verfügbar, aber nur temporär wirksam sind, da sie nicht zur Ausbildung von Gedächtniszellen führen und vom Körper meist innerhalb von einigen Wochen wieder abgebaut werden. Diese schnelle Wirkung macht man sich vor allem bei Infektionskrankheiten oder Vergiftungen zunutze, wenn zu befürchten (oder bewiesen) ist, dass bereits ein Antigen-Kontakt stattgefunden hat und die körpereigene Abwehr schnelle und effektive Unterstützung braucht. So enthält das Notfalldepot jeder Apotheke beispielsweise nicht nur einen Impfstoff gegen Wundstarrkrampf (Tetanus), sondern auch ein entsprechendes, schnell wirksames Immunserum.

Antikörper bzw. Immunglobuline werden aus den Blutsera von Säugetieren gewonnen, die mehrfach mit dem entsprechenden Antigen geimpft bzw. immunisiert wurden. Handelt es sich bei den Säugetieren beispielsweise um Pferde, Schweine oder Kaninchen, werden die Sera *„heterologe Sera"* genannt, werden sie dagegen von immunisierten Menschen gewonnen, nennt man sie *„homologe Sera"*.

8.1.4 Lagerung und Transport

Sera und Impfstoffe sind im Allgemeinen nicht lange haltbar, zudem gelten bestimmte Lager- und Transporthinweise hinsichtlich der einzuhaltenden Temperaturen. Alle Sera und Impfstoffe müssen kühl, also definitionsgemäß zwischen 2 bis 8 °C, gelagert werden. Eine Sonderform bilden die mRNA-Impfstoffe gegen Covid, die aufgrund der empfindlichen Struktur der in Nanopartikel eingebetteten mRNA sogar tiefgekühlt gelagert und möglichst auch tiefgekühlt und vor allem quasi erschütterungsfrei transportiert werden müssen.

Für den (kurzfristigen) Transport zum Arzt können unterschiedliche Regeln gelten, wobei Lebendimpfstoffe generell in lückenloser Kühlkette, also mithilfe von Kühlakkus und Kühltaschen transportiert werden müssen. Die meisten Impfstoffe (mit Ausnahme der mRNA-Impfstoffe) dürfen allerdings auch nicht gefrieren, so dass beim Transport darauf zu achten ist, dass die Impfstoffpackung nicht direkt auf einem eingefrorenen Kühlakku platziert wird.

Dokumentation der Kühlschranktemperatur mit Min-Max-Thermometer

Die einwandfreie Lagerung der Impfstoffe (und anderer Kühlartikel) wird über die tägliche Kontrolle der Kühlschranktemperatur sowie der aufgetretenen Minimum- und Maximum-Werte dokumentiert. Dies dient dazu, auch während längerer Schließzeiten der Apotheke (beispielsweise am Wochenende oder an Feiertagen) die Einhaltung der Temperaturgrenzen zu kontrollieren. Sollte das Minimum-Maximum-Thermometer Werte über 8 °C oder unter 2 °C anzeigen, müssen die Impfstoffe (und andere temperaturempfindliche Arzneimittel) vernichtet werden, sofern der Hersteller keine anderen Angaben zur Haltbarkeit bei kurzfristig abweichender Lagertemperatur macht.

8.2 Impfungen

Bei den verfügbaren Impfungen unterscheidet man zwischen *Standardimpfungen*, die jeder in Deutschland lebende Mensch haben sollte, um darüber auch die entsprechende „Herdenimmunität" zu erreichen und *Indikationsimpfungen*, die für eine bestimmte Bevölkerungsgruppe indiziert sind. Zu den Indikationsimpfungen gehören neben den typischen Reiseimpfungen beispielsweise auch die Grippeschutz- und die Pneumokokkenimpfung für besonders disponierte Personen oder Menschen mit schlechtem Gesundheitszustand oder die Impfung gegen FSME, die Frühsommer-Meningo-Enzephalitis, die nicht in allen Gebieten Deutschlands bzw. Europas notwendig ist.

FSME und seine Endemiegebiete

- www.infektionsschutz.de/erregersteckbriefe/fsme/
- https://www.zecken.de/de/fsmerisikogebiete-deutschland

8

Grippeimpfung

Die Grippeschutzimpfung ist jährlich zu erneuern, da die Variabilität der Erreger keinen dauerhaften Schutz ermöglicht. Aktuelle Informationen zum Auftreten von Grippefällen, zur Zusammensetzung des Impfstoffes sowie zu dessen Anwendung bei besonders disponierten Personengruppen werden u.a. vom Robert-Koch-Institut (RKI) herausgegeben, das sich vor allem mit der Erkennung, Verhütung und Bekämpfung von Infektionskrankheiten beschäftigt und damit auch als „Antenne mit Frühwarnfunktion" dient. Als bevorzugter Zeitraum für eine Grippeimpfung gelten die Monate Oktober und November, die Impfung ist aber auch später noch möglich.

- https://influenza.rki.de/
- Allgemeine Hinweise zu Influenza:
  www.rki.de/SharedDocs/FAQ/Impfen/Influenza/faq_ges.html?nn=2375548
- Grippeimpfen in Apotheken
  Besonders geschulte Apotheker können in einigen Modellregionen an Modellprojekten für Grippeimpfungen in Apotheken nach § 132j SGB V teilnehmen. Informationen darüber erhalten Sie bei den jeweiligen Landesapothekerverbänden.
  https://www.gesetze-im-internet.de/sgb_5/__132j.html
  https://www.abda.de/fileadmin/user_upload/assets/Praktische_Hilfen/Leitlinien/Grippeschutzimpfung__Modellvorhaben_/LL_Grippeschutzimpfung_Apotheke.pdf
  https://www.abda.de/themen/pilotprojekt-grippeschutzimpfungen/
  https://www.abda.de/fileadmin/user_upload/assets/Impfungen/Pilotprojekt_Grippeschutzimpfungen/2021-11-Modellvorhaben-Grippeschutzimpfungen-in-Apotheken-Uebersicht-Regionen.pdf

Für den Aufbau des vollständigen in unseren Breitengraden benötigten Impfschutzes sind in vielen Fällen mehrere Teilimpfungen zur „Grundimmunisierung" sowie Auffrischungsimpfungen in regelmäßigen Abständen notwendig. Gerade der erfolgreiche Abschluss der Grundimmunisierung ist für den eigenen Schutz und die Herdenimmunität besonders wichtig, so dass damit rechtzeitig und frühzeitig auch und gerade bei Säuglingen begonnen werden sollte. Die einzelnen Impfzeitpunkte sind im so genannten „Impfschema" festgelegt.

Ein einfacher Husten oder Schnupfen ohne hohes Fieber ist übrigens kein Grund, einen anstehenden Impftermin zu verschieben. Aber auch, wenn nicht immer alle Impfungen regelmäßig erfolgt sind bzw. erfolgen konnten: Jede Impfung zählt!

Impfkalender der STIKO

Der jeweils aktuelle Impfkalender für Kinder und Jugendliche bzw. Erwachsene findet sich auf den Seiten der sogenannten „Ständigen Impfkommission" des Robert-Koch-Instituts und stellt übersichtlich die aktuellen Standardimpfungen sowie die empfohlenen Zeitabstände für Auffrischimpfungen dar. Impfkalender und Poster (ebenfalls auf der Homepage des RKI, www.rki.de) eignen sich gut zur Unterstützung von Aufklärungskampagnen oder Beratungen in der Apotheke und sind in vielen Sprachen erhältlich.

Aktuelle Empfehlungen zu den als in Deutschland notwendig erachteten Impfungen werden von der Ständigen Impfkommission (STIKO) des Robert-Koch-Instituts entwickelt und regelmäßig aktualisiert. Diese STIKO-Empfehlungen sind auch Grundlage für die Erstattungsfähigkeit seitens der gesetzlichen (und privaten) Krankenkassen. Für beruflich veranlasste Impfungen sind dagegen die Berufsgenossenschaften zuständig. Rein privat veranlasste Impfungen beispielsweise aufgrund einer Fernreise sind normalerweise von den Patienten selbst zu zahlen.

Impfempfehlungen der STIKO

- https://www.rki.de/DE/Content/Kommissionen/STIKO/Empfehlungen/Impfempfehlungen_node.html

Verordnung von Impfstoffen

Für die Verordnung von Impfstoffen können entweder Rezepte der Berufsgenossenschaft oder der gesetzlichen Krankenversicherung oder Privatrezepte ausgestellt werden. Soll eine Impfung zu Lasten der GKV erfolgen, kann je nach Impfstoff entweder eine Sprechstundenbedarfsverordnung (bei Impfstoffen nach STIKO-Empfehlung) ausgestellt werden mit Kennzeichnung der Felder „8" und „9" oder – in Einzelfällen vor allem bei Indikationsimpfungen – eine personifizierte Verordnung für den Versicherten mit Kennzeichnung des Feldes „8".
Näheres erfahren Sie in den individuellen Regelungen der in Ihrem Bundesland gültigen Arzneimittellieferverträge, in denen auch die jeweils gültigen, meist nach Mengen gestaffelten Abrechnungspreise für Impfstoffverordnungen zu finden sind, da Impfstoffe von der Preisbindung nach § 1 (3a) der Arzneimittelpreisverordnung ausgenommen sind.
Den Impfpass erhalten übrigens seit 2016 alle GKV-Versicherten kostenlos bei ihrem Arzt. Apotheken können Internationale Impfausweise auch (kostenpflichtig) z.B. beim Deutschen Grünen Kreuz bestellen. Eine europaweit gültige digitale Version des Impfausweises ist in der Projektierung („green pass").

- www.dgkshop.de/de/Ausweise/Impfausweis/

8.2.1 Nebenwirkungen

Viele Menschen haben Angst vor Nebenwirkungen von Impfungen, die wie bei allen Arzneimitteln auftreten können und je nach Art des verwendeten Impfstoffes unterschiedlich häufig und ausgeprägt sind. Gerade lokal begrenzte Reaktionen an der Einstichstelle (vor allem bei größeren Flüssigkeitsmengen und/oder reizenden Hilfsstoffen) sowie leichte Allgemeinreaktionen als Zeichen der Immunantwort sind häufiger zu erwarten. Bei Säuglingen und Kleinkindern kann es in Einzelfällen aufgrund einer vorübergehenden Temperaturerhöhung zu einem meist harmlosen Fieberkrampf als Zeichen der Immunantwort kommen.

Allergische Reaktionen auf das Antigen oder Hilfsstoffe im Impfstoff sind sehr selten, aber natürlich möglich und treten wenn dann binnen weniger Minuten oder Stunden nach der Impfung auf. Gerade bei Personen mit einem Allergiepass ist darauf in der Beratung besonders zu achten bzw. auch danach zu fragen. Über alle bisher bekannten möglichen Nebenwirkungen geben Beipackzettel und Fachinformationen sowie die Informationsseiten diverser Gesundheitsportale und natürlich auch des RKI und des PEI Auskunft.

Kombination von Impfungen – Impfabstände

Totimpfstoffe können jederzeit auch in Kombination geimpft werden, unterschiedliche Lebendimpfstoffe sollten entweder gleichzeitig oder im Abstand von mindestens vier Wochen geimpft werden, um eine bestmögliche Immunantwort zu erhalten.
Durch den Einsatz von „Kombinationsimpfstoffen" lässt sich eine schnellere umfassende Immunität gegen diverse Erkrankungen erreichen und die psychologische Belastung des Impfens verringern. Eine „Überforderung" auch eines kindlichen Organismus durch Mehrfachimpfstoffe ist, wegen der großen Leistungsfähigkeit des Immunsystems, nicht zu befürchten.

Liste zugelassener Kombinationsimpfstoffe

- https://www.pei.de/DE/arzneimittel/impfstoffe/kombinationsimpfstoffe/kombinationsimpfstoffe-node.html

8.2.2 Schwangerschaft und Stillzeit

Besonderen Beratungsbedarf gibt es bei Impfungen während der Schwangerschaft und Stillzeit, die besonders bei bisher unzureichender Immunität gerade auch zum Schutz des (ungeborenen) Kindes bzw. der gesamten Familie als „kleiner Herde" wichtig sind.

Impfungen in der Schwangerschaft

Totimpfstoffe können im zweiten und dritten Schwangerschaftsdrittel sowie in der Stillzeit geimpft werden. Lebendimpfstoffe sollten kurz vor und während der gesamten Schwangerschaft nicht zum Einsatz kommen. Weitere Informationen enthalten natürlich auch die Packungsbeilagen und die Fachinformationen.

8.2.3 Reiseimpfungen

Zu den klassischen privat veranlassten Indikationsimpfungen zählen natürlich die Reiseimpfungen, vor allem, aber nicht nur bei Fernreisen. Dazu können neben Hepatitis auch Impfungen gegen „exotischere" Krankheiten wie Typhus,

Cholera oder Gelbfieber gehören. Die für das jeweilige Reiseland aktuell notwendigen und empfohlenen Impfungen finden sich nicht nur in (regelmäßig zu aktualisierenden) Reiseimpfprogrammen, sondern auch auf der Homepage des Auswärtigen Amtes oder beim Centrum für Reisemedizin (CRM). Viele Reiseveranstalter bieten inzwischen ebenfalls eine Reiseimpfberatung an, bei der die Apotheke die Aktualität und Eignung der Empfehlungen kontrollieren sollte.

Eine Fernreise ist stets ein guter Zeitpunkt, neben den für das jeweilige Reiseland zusätzlich notwendigen Impfungen auch den allgemeinen Impfschutz zu kontrollieren und ggf. auffrischen zu lassen. Bleibt vor der Reise nicht mehr genügend Zeit für eine komplette Grundimmunisierung, werden oft (zusätzlich) Immunglobuline als kurzwirksamer passiver Schutz geimpft.

LeiKa – Leistungskatalog der Beratungs- und Serviceangebote in Apotheken

Im Mitgliederbereich der ABDA (Einloggen mit login und password, siehe Impressum der Pharmazeutischen Zeitung) findet sich der LeiKa - Leistungskatalog der Beratungs- und Serviceangebote in Apotheken mit jeder Menge Tipps, Links und Hinweisen auch für die praktische Umsetzung einer Impf- und Reiseberatung.

- https://www.abda.de/fuer-apotheker/leika/leika-leistungen-und-umsetzungshilfen/

(C2 Impfberatung; C3 Reiseberatung)

Aktuelle Impfempfehlungen für Auslandsreisen

- https://www.auswaertiges-amt.de/de/ReiseUndSicherheit/reise-gesundheit
- https://www.crm.de/laender/laender.asp?Domain=CRM&Sprache=de&Bereich=laender&Klientel=laie&Auspraegung=kurz&Auswahl=A-Z
- https://www.rki.de/DE/Content/Kommissionen/STIKO/Reiseimpfung/reiseimpfung_node.html

Eine nur von besonders geschulten Ärzten vorzunehmende Impfung stellt die Gelbfieberimpfung dar. Zum Beispiel beim Centrum für Reisemedizin (www.crm.de) ist eine Liste der aktuellen Beratungs- und Impfstellen erhältlich.

8.3 Reiseapotheke

Eine bevorstehende (Fern-)Reise ist immer ein guter Anlass, neben den Standard- und Indikationsimpfungen auch die Haus- bzw. Reiseapotheke zu kontrollieren bzw. mit fachmännischer Hilfe der Apotheke neu und individuell zusammen zu stellen. Auch wenn die stellenweise angebotenen „Fertigkombinationen" für Reiseapotheken verführerisch einfach aussehen, sind sie in den seltensten Fällen ausreichend und passend für eine individuelle Reise. Manchmal können solche „Fertigpackungen" jedoch einen guten Grundstock darstellen.

Vorschläge für die Zusammenstellung von Reiseapotheken finden sich viele, die sich jedoch an der Art der geplanten Reise und vor allem der Individualität der Reisenden immer wieder neu orientieren müssen. Es macht nicht nur einen Unterschied, ob Einzelpersonen, Senioren oder (junge) Familien verreisen. Auch die Art der Reise (Rucksack, Camping, Luxushotel) und natürlich die Gesundheitsversorgung im Reiseland haben Einfluss auf Umfang und Zusammenstellung der Reiseapotheke. Eine gute Reiseapotheke ist mindestens ebenso wichtig wie eine gute Auslandskrankenversicherung und wer an der Reiseapotheke spart, spart mit Sicherheit am falschen Ende.

Vorschläge für Reiseapotheken

Beachten Sie bei der individuellen Zusammenstellung einer Reiseapotheke neben Urlaubsziel, Anzahl und Alter der Reisenden auch die Verwendung geeigneter Packungsgrößen und Darreichungsformen. Es macht wenig Sinn, wenn das Sonnenschutzmittel nach zwei Tagen leer ist, die Fieberzäpfchen geschmolzen oder die Hälfte des Koffers mit Mono- statt Kombinationsarzneimitteln gefüllt ist.

- Vorschlag ABDA
  https://www.abda.de/fileadmin/user_upload/assets/Oeffentlichkeitsarbeit/Reiseapotheke/Checkliste_Reiseapotheke.pdf
- Checkliste Reiseapotheke für Kinder
  www.crm.de/reiseapotheke/1007_Reiseapotheke_Kinder.pdf
- Reiseapotheke des Auswärtigen Amtes (mit Empfehlungen für verschreibungspflichtige Arzneimittel)
  https://www.auswaertiges-amt.de/blob/200194/0b9ec302b101287bef542fc2ad46770f/hausapotheke-data.pdf

Neben dem Impfschutz sollte gerade auch bei Fernreisen die Notwendigkeit einer Malariaprophylaxe oder die Mitnahme von Malaria-Mitteln als „Stand-by-Medikation" besprochen werden, die zur Vermeidung von Resistenzen der Standard-Vorbeugung vorzuziehen ist, zumal einige Malariamittel eine Reihe unangenehmer Nebenwirkungen haben. Natürlich kommt auch der Vermeidung einer Malariainfektion durch zweckmäßige Kleidung, Moskitonetze und die regelmäßige und ausreichende Verwendung geeigneter Repellents eine besondere Bedeutung zu.

Aktuelle Informationen zu Malaria

- Länderliste
  www.handbuch-reisemedizin.de/files/gen/DTG-Malaria.pdf

Zudem gehören in eine Reiseapotheke natürlich auch alle regelmäßig einzunehmenden Medikamente (Verhütungsmittel!), die sich die Patienten rechtzeitig und in ausreichender Menge vom Hausarzt verordnen lassen müssen (cave: Lieferengpässe!).

Reisen mit Betäubungsmitteln

Einen Sonderfall stellen Betäubungsmittel (beispielsweise gegen starke Schmerzen) auf Reisen dar, die nur für den persönlichen Bedarf in der entsprechenden Menge für die Dauer der Reise mitgeführt werden dürfen, sofern zusätzlich eine ärztliche Bescheinigung über die Notwendigkeit der Verordnung vorgelegt werden kann.

- Nähere Informationen und Formulare:
- https://www.bfarm.de/DE/Bundesopiumstelle/Betaeubungsmittel/Reisen-mit-Betaeubungsmitteln/_node.html
- Bescheinigung: https://www.bfarm.de/SharedDocs/Downloads/DE/Bundesopiumstelle/Betaeubungsmittel/Reisen/reise_scheng_formular.pdf;jsessionid=4FF483FC064BD8E51907E6A24302CE07.intranet381?__blob=publicationFile

8.4 Erwerb und Abgabe von Blut und Blutprodukten (Dokumentation)

Blut und Blutprodukte, also auch Sera und Impfstoffe, sind ganz besondere Waren. Ihre Zulassung erfolgt nicht wie bei den „normalen" Arzneimitteln und Medizinprodukten durch das BfArM, sondern durch eine eigene Behörde, das Paul-Ehrlich-Institut (PEI), das neben der Zulassung auch für die Erforschung und Bewertung von Impfstoffen in Deutschland zuständig ist. Dieses Institut nimmt außerdem die staatliche Chargenprüfung gemäß § 32 des Arzneimittelgesetzes (AMG) vor. Diese ist für Allergene, aus Blutplasma hergestellte Produkte, Immunglobuline und Impfstoffe vorgeschrieben, denn ebenfalls anders als bei Arzneimitteln muss vor dem Inverkehrbringen jede Charge eines entsprechenden Produktes vom PEI freigegeben werden.

Aufgaben des PEI

- https://www.pei.de/DE/institut/institut-node.html

Die Pflicht zur lückenlosen Dokumentation des Erwerbs und der Abgabe bzw. Verwendung von Blut und Blutprodukten ist im Transfusionsgesetz (TFG) geregelt. Für die Apotheke ergibt sich aufgrund der Festlegungen in § 17 (6a) der ApBetrO die Verpflichtung zur Dokumentation von Erwerb und Abgabe jeder Charge von Blutprodukten, um eine lückenlose Kontrolle und Rückverfolgung bei Zwischenfällen gewährleisten zu können. Für die Form der Dokumentation gibt es keine vorgegebenen Standards, lediglich für die zu dokumentierenden Punkte.
Diese sind:

- Bezeichnung des Arzneimittels (Blutzubereitung, Serum aus menschlichem Blut und Zubereitung aus anderen Stoffen menschlicher Herkunft sowie gentechnisch hergestellte Plasmaproteine zur Behandlung von Hämostasestörungen)
- Chargenbezeichnung und Menge des Arzneimittels
- Datum des Erwerbs und der Abgabe
- Name und Anschrift des verschreibenden Arztes
- Name oder Firma und Anschrift des Lieferanten
- Name, Vorname, Geburtsdatum und Adresse des Patienten (oder bei Sprechstundenbedarf Name und Anschrift des verschreibenden Arztes)

Nach § 22 (4) ApBetrO sind diese Aufzeichnungen mindestens dreißig (!) Jahre aufzubewahren oder zu speichern, aber zu vernichten oder zu löschen, wenn die Aufbewahrung oder Speicherung nicht mehr erforderlich ist. Grund für die lange Frist ist die Furcht vor eventuell enthaltenen, bisher unbekannten Krankheitserregern mit langer Inkubationszeit. Die Vernichtungsanordnung wiederum folgt aus der im Datenschutz verankerten Datensparsamkeit. Bei Schließung der Apotheke müssen die Unterlagen für den Rest der Aufbewahrungsfrist weiter verwahrt werden, was nur in einigen Bundesländern zentral bei der zuständigen Landesapothekerkammer erfolgen kann.

- TFG, §§ 17a, 22 ApBetrO

8

1. Nach dem (alten) Impfschema waren drei Impfungen mit einem trivalenten abgeschwächten Polioimpfstoff als Grundimmunisierung notwendig. Würden Sie die beiden Impfschema gegen Polio als gleichwertig bewerten?
    - Neue Bundesländer (DDR): 3 x monovalent (Typen I-III) und 2 x trivalent
    - Alte Bundesländer (BRD): 3 x trivalent
2. Benötigen Lebendimpfstoffe ein Adjuvans?
3. Warum dürfen/sollen Schwangere im ersten Schwangerschaftsdrittel nicht mit Lebendimpfstoffen geimpft werden?
4. Können Impfungen gegen bakterielle Infektionen auch während einer Antibiotika-Therapie durchgeführt werden, ohne den Impferfolg zu gefährden?
5. Warum ist die Anwendung von Impfsera bzw. Immunglobulinen streng genommen eigentlich keine richtige Impfung?
6. In welcher Reihenfolge werden bei einem Infektionsverdacht auf Tetanus der Impfstoff und das Immunglobulin gespritzt?
7. Wo bekomme ich Informationen zur Erstellung von Reiseimpfberatungen?
8. Ist ein mRNA-Impfstoff gegen Covid ein Lebendimpfstoff?
9. Kann ein mRNA-Impfstoff gegen Covid das Genom des Menschen verändern?

„Arbeitsbogen 25: Impfberatung“

9 Apothekenübliche Dienstleistungen

9.1 Maßnahmen zur Gesundheitsförderung sowie Beratungs- und Serviceangebote in der Apotheke

- Maßnahmen zur Gesundheitsförderung beurteilen
- Beratungs- und Serviceangebote in der Apotheke beschreiben

9.1.1 Maßnahmen zur Gesundheitsförderung

Gesundheit ist nach einer Definition der Weltgesundheitsorganisation WHO „ein Zustand vollkommenen körperlichen, geistigen und sozialen Wohlbefindens und nicht allein das Fehlen von Krankheit und Gebrechen."

Gesundheitsförderung hat als Hauptziel die Stärkung dieser Gesundheit eines Individuums oder einer Gruppe. Damit unterscheidet sich Gesundheitsförderung von der *Prävention*, bei der die Vorbeugung und Früherkennung von Krankheiten im Vordergrund steht. Nicht immer ist jedoch die Abgrenzung zwischen Prävention und Gesundheitsförderung einfach und eindeutig: So dienen beispielsweise Impfungen der Verhinderung von Krankheiten (=Prävention) und stärken gleichzeitig über die Aktivierung des Immunsystems die Gesundheit des Einzelnen und über die Herdenimmunität die Gesundheit einer Gruppe.

Die Grundzüge der Gesundheitsförderung wurden von der WHO bereits 1986 entwickelt und in der so genannten „Ottawa-Charta" zusammengefasst. Die dort niedergelegten wichtigsten Handlungsfelder und Aktionsstrategien wurden und werden stetig weiterentwickelt, um durch aktive Beteiligung („Partizipation") der Menschen und Anpassung von Arbeits-, Umwelt- und Lebensbedingungen („Setting-Ansatz") bessere Bedingungen für ein gesundes Leben durch Verständnis und Wissensvermittlung („Empowerment") und gesundes Verhalten in einer gesunden Umgebung zu schaffen.

Verbindliche Grundlagen für die Umsetzung der Ziele der Gesundheitsförderung in Deutschland finden sich vor allem im SGB V in den §§ 20a-c (Prävention und Selbsthilfe) als auch im Arbeitsschutz- und –sicherheitsgesetz. Außerdem wird im „Leitfaden Prävention" der GKV festgelegt, welche Handlungsfelder besonders gefördert werden. Dazu gehören derzeit Bereiche der Primärprävention wie Bewegungsgewohnheiten, Ernährung, Stressmanagement und Suchtmittelkonsum sowie Beratung zur gesundheitsförderlichen Arbeitsgestaltung, gesundheitsförderlicher Arbeits- und Lebensstil und überbetriebliche Vernetzung und Beratung als Teile der betrieblichen Gesundheitsförderung.

Im Präventionsleitfaden ist außerdem festgelegt, dass durch die GKV nur gesundheitsförderliche Maßnahmen unterstützt werden, die von einem Anbieter mit einem anerkannten Berufs- oder Studienabschluss in einer der vorgegebenen Fachrichtungen erbracht wird. Der Bereich „Pharmazie" gehört jedoch bisher nicht dazu, so dass Apotheken keine Präventions- oder Gesundheitsförderungsmaßnahmen erbringen können, die durch die GKV erstattet werden.

So sind die Apotheken auch im 2015 verabschiedeten Präventionsgesetz, das sich u.a. die Erhöhung der gesundheitlichen Kompetenz der Menschen vor allem durch die Stärkung der Gesundheitsförderung und Prävention in Kindertagesstätten und Schulen, die Förderung des Impfwesens, die Früherkennung von Depressionen und Diabetes, die Erhöhung der Lebensqualität bei Brustkrebs, die Reduktion von Tabak- und Alkoholkonsum und viele weitere Ziele auch im Bereich der betrieblichen Gesundheitsförderung zur Aufgabe macht, nicht als „offizielle" Anbieter von Präventionsdienstleistungen aufgeführt. Die inzwischen auch in Apotheken möglichen Angebote für Grippe- und Covid-19-Impfun-

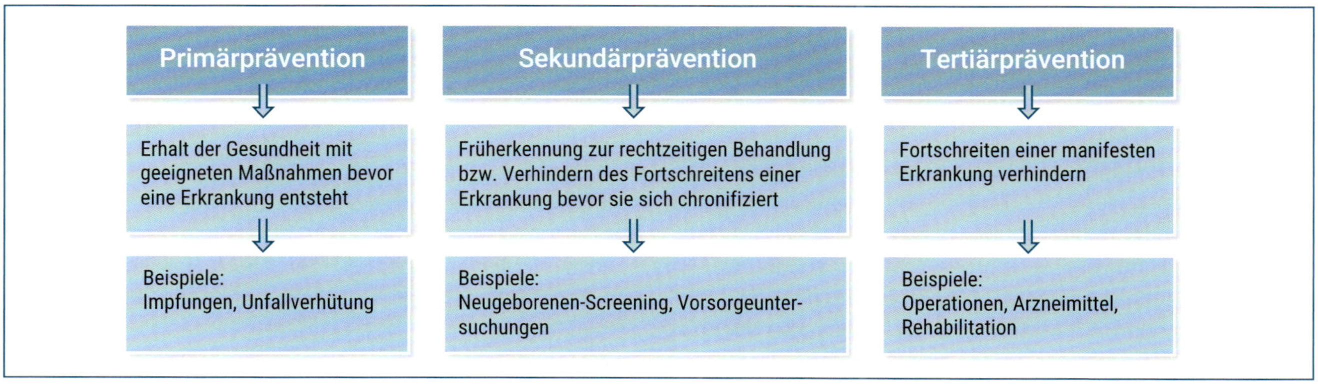

Abb. 9.1: Formen der Prävention

gen sind als zunächst befristete „Sonderaufgaben" der Apotheken im VOASG bzw. im Infektionsschutzgesetz als zeitlich begrenzte (Modell-)vorhaben hinterlegt.

Weitere Präventionsangebote und Maßnahmen zur Gesundheitsförderung gehören dennoch zum Leistungsspektrum vieler Apotheken, so lange sie sich im Rahmen der apothekenüblichen Dienstleistungen einordnen lassen wie sie in § 1a der ApBetrO definiert sind.

9.1.2 Beratungs- und Serviceangebote in Apotheken

Zu den apothekenüblichen Dienstleistungen, die der Gesundheit von Menschen oder Tieren dienen oder diese fördern, gehören laut § 1a Abs. 11 ApBetrO insbesondere die Beratung in Gesundheits- und Ernährungsfragen, im Bereich der Gesundheitserziehung und -aufklärung, zu Vorsorgemaßnahmen, die Durchführung einfacher Gesundheitstests und die Vermittlung von gesundheitsbezogenen Informationen. Dabei ist jedoch stets darauf zu achten, dass der Vorrang der Arzneimittelversorgung sowie ein ordnungsgemäßer Apothekenbetrieb durch andere apothekenübliche Leistungen nicht gefährdet wird (§ 2 Abs. 4 ApBetrO).

§§ 1a, 2 ApBetrO

- https://www.gesetze-im-internet.de/apobetro_1987/__1a.html

Während der Corona-Pandemie haben sich weitere Beratungs- und Serviceangebote wie Desinfektionsmittelherstellung, Maskenverteilung, Schnelltests oder Ausstellung von digitalen Impfzertifikaten in den Apotheken etabliert bzw. wurden den Apotheken seitens des Gesetzgebers übertragen, die nur teilweise mit den bereits üblichen Dienstleistungen einer Apotheke beschrieben werden können und zeitweise auch den üblichen Apothekenbetrieb stark belasteten, aber aufgrund der übergeordneten Zielsetzung der Pandemie-Eindämmung begründet waren. Für sie mussten daher zunächst entsprechende Rechtsgrundlagen geschaffen und deren Gültigkeit teilweise auch zeitlich begrenzt werden.

Während die Information und Beratung zur Anwendung von Arzneimitteln zum „Pflichtprogramm" einer Apotheke gehört, handelt es sich bei den Informations- und Beratungsangeboten im Rahmen der apothekenüblichen Dienstleistungen um freiwillige, zusätzliche Angebote, die eine Apotheke im Rahmen ihrer Möglichkeiten zu einem frei zu vereinbarenden Honorar anbieten kann. Dazu können Informationen zum Impfschutz, Raucherentwöhnungs- und Diätprogramme, Tests und Check-Ups, Blutwertebestimmungen, Bestimmung von Körperparametern wie Blutdruck oder BMI, Seminarangebote und Ähnliches gehören. Ein neuer Bereich wird mit den honorierten pharmazeutischen Dienstleistungen eröffnet werden, die wohl ebenfalls freiwillig von Apothekern bzw. in Apotheken angeboten werden können.

„Apotheke macht Schule" und „Apotheke ist Klasse!"

Ein sehr umfassendes Programm zur Gesundheitsförderung in Schulen und Kitas ist das von der Apothekerkammer Baden-Württemberg entwickelte Vortragsangebot „Apotheke macht Schule", bei dem bundesweit einheitliche Vorträge für Eltern, Lehrer und Schüler (jeweils in altersgerechter Form) zu diversen Themen zur Verfügung gestellt werden. Apotheker als Referenten können diese fertigen Vorträge an Schulen und Kitas halten, sofern die entsprechende Apothekerkammer dieses Angebot inhaltlich und finanziell unterstützt.
Erkundigen Sie sich bei Interesse bei Ihrer Apothekerkammer, welche Voraussetzungen an Apotheke-macht-Schule-Referenten gestellt werden.
Mit „Apotheke ist Klasse!" findet sich ein ähnliches Angebot auch beim WIPIG, dem Wissenschaftlichen Institut für Prävention im Gesundheitswesen.

- https://www.lak-bw.de/service/praevention/apotheke-macht-schule/ams-login.html?L=0
- https://www.wipig.de/materialien/projekte-downloads/item/apotheke-macht-schule-und-apotheke-ist-klasse

9.1.3 LeiKa – Leistungskatalog für Beratungs- und Serviceangebote in Apotheken

Gute Hinweise zur Ausgestaltung, Organisation und Aufwandsberechnung solcher Dienstleistungen liefert der „Leistungskatalog für Beratungs- und Serviceangebote in Apotheken (LeiKa)", der auch als online-Version im geschützten Mitgliederbereich der ABDA-Homepage zu finden ist. (Zugangsdaten siehe Impressum der Pharmazeutischen Zeitung).

- https://www.abda.de/fuer-apotheker/leika/

Der LeiKa enthält Informationen über Dienstleistungen, die über den bisherigen gesetzlichen Versorgungsauftrag der Apotheken hinausgehen wie arzneimittelbezogene Leistungen, Leistungen zur Bestimmung physiologischer Parameter, individuelle und sonstige Leistungen, durch deren Berücksichtigung ein gleichbleibend hohes und einheitliches Qualitätsniveau in den Apotheken dauerhaft gesichert und das Vertrauen der Kunden in den Wert der pharmazeutischen Leistung gestärkt werden soll.

Zu allen Dienstleistungen gehören ablauforientierte Beschreibungen der Leistungen, Informationen über inhaltlichen und zeitlichen Umfang, praktische Hinweise zur Vorbereitung und Durchführung, Anforderungen an die Qualifikation und sächliche Ausstattung der Apotheke sowie Berechnungstools für Kosten und Aufwand. Als weitere Umsetzungshilfen stehen u.a. Hinweise auf die zugrunde liegenden Leitlinien der Bundesapothekerkammer bzw. anerkannter Fachgesellschaften, Standardarbeitsanweisungen (SOP), Checklisten und Dokumentationsbögen und an den Kunden gerichtete Materialien wie Patienteninformationen und Marketingmaterialien zur Verfügung.

A: Arzneimittelbezogene Leistungen	B: Bestimmung physiologischer Parameter und anderer Messwerte
A1 Medikationsgespräch A2 Führen der Patientendatei A3 Führen des Medikationsprofils A4 - nicht belegt A5 Arzneimittelinformation A6 Überprüfung der häuslichen Arzneimittelvorräte A7 Anleitung zur richtigen Anwendung von Inhalationssystemen A8 Beratung über Arzneimittel und Verkehrstüchtigkeit A9 Beratung über Arzneimittel und Lebensmittel A10 Medikationsanalyse A 11 Sichtbezug bei Opiatsubstitution	B1 Blutdruckbestimmung B2 Blutzuckerbestimmung B3 Bestimmung des Gesamtcholesterols B4 Bestimmung des Lipidprofils B5 Bestimmung des BMI B6 Bestimmung des Taillenumfangs B7 Bestimmung des Taille-Hüft-Quotienten B8 Bestimmung des Peak-Flow
C: Beratungsleistungen	**D: Weitere Leistungen**
C1 Ernährungsberatung C2 Impfberatung C3 Reiseberatung C4 Beratung zur Tabakentwöhnung C5 Beratung zur Blutzuckerselbstkontrolle C6 Qualitätscheck der Blutzuckerselbstkontrolle C7 Beratung zur Blutdruckselbstkontrolle C8 Beratung zu sozialen Fragen C9 Beratung bei Pflegebedürftigkeit C10 Risikoermittlung mittels Findrisk	D1 Versorgung im häuslichen Umfeld D2 Vermietung von Medizinprodukten D3 Überprüfung der Verbandkästen

Tabelle 9.1: Dienstleistungen der Apotheken nach LeiKa

1. Muss jede Apotheke Blutdruck messen?
2. Gehört das Halten von Kundenvorträgen zu den Präventions- oder Gesundheitsförderungsleistungen?
3. Ist die Vermittlung von Krankenversicherungen eine apothekenübliche Leistung?
4. Ist eine Reiseimpfberatung eine freiwillige oder eine Pflichtberatungsleistung der Apotheke?

- Arbeitsbogen 21 „Bestimmung physiologischer Parameter – Blutuntersuchungen“
- Arbeitsbogen 22 „Bestimmung physiologischer Parameter – Blutdruckmessung“
- Arbeitsbogen 23 „Bestimmung physiologischer Parameter – Bestimmung der Körperfettverteilung“

9.2 Ernährungsberatung in der Apotheke

Über Ernährung beraten, Produkte charakterisieren und beurteilen, insbesondere bei

- Säuglings- und Kinderernährung
- Diäten zur Gewichtsreduktion
- Ernährungsmaßnahmen bei Erkrankungen
- Lebensmittelunverträglichkeiten
- Nahrungsergänzungsmitteln
- enteraler und parenteraler Ernährung

9.2.1 Ernährung allgemein

Eigentlich sollte gesunde Ernährung für den „Allesfresser Mensch" heutzutage ganz einfach sein, denn es gibt bei uns nichts, was es nicht gibt! Statt Mangelernährung ist eher der Umgang mit dem Überfluss an Nahrungsmitteln unser Problem. Verschiedene Regeln sollen dabei helfen, aus dem umfangreichen Nahrungsmittelangebot die die „richtigen" Lebensmittel in den „richtigen" Mengen auszuwählen, um unsere Körper mit der notwendigen Energie und den Grundbausteinen unserer Nahrung, den Fetten, Kohlenhydraten, Eiweißen, Vitaminen, Mineralstoffen und Spurenelementen sowie ausreichend Flüssigkeit zu versorgen. Ziel ist es, das Normalgewicht zu erreichen, zu halten und gesund zu bleiben. Hinzu kommen inzwischen nicht nur bei vegetarischer oder veganer Ernährungsweise weitere Aspekte bzw. Anforderungen an Nahrungsmittel wie die Nachhaltigkeit bei ihrer Gewinnung bzw. Produktion und die Berücksichtigung weiterer Aspekte des Klimaschutzes und des Tierwohls.

Eiweiße oder Proteine sind dabei die Hauptlieferanten der 20 Aminosäuren, die wir zum Aufbau von Proteinen und Enzymen benötigen. Es wird zwischen essentiellen oder lebenswichtigen und nichtessentiellen Aminosäuren unterschieden, die unser Körper auch selbst bilden kann.

Essentielle Aminosäuren	Nicht essentielle Aminosäuren
• L-Isoleucin	• L-Alanin
• L-Leucin	• L-Arginin
• L-Lysin	• L-Asparagin
• L-Methionin	• L-Cystein
• L-Phenylalanin	• L-Glycin
• L-Threonin	• L-Histidin
• L-Tryptophan	• L-Serin
• L-Valin	• L-Tyrosin

Tabelle 9.2: Essentielle und nicht essentielle Aminosäuren

Kohlenhydrate lassen sich in einfache und komplexe Kohlenhydrate unterscheiden. Einfache Kohlenhydrate oder Monosaccharide bestehen aus einem Zuckermolekül wie Schleimzucker (Galactose), Fruchtzucker (Fructose) oder Traubenzucker (Glucose). Zweifachzucker (Disaccharide) wie Haushaltszucker (Saccharose), Malzzucker (Maltose) und Milchzucker (Lactose) sind ebenso wie die Einfachzucker Bausteine komplexerer Kohlenhydrate. Allen einfachen Kohlenhydraten ist gemeinsam, dass sie schnell Energie zur Verfügung stellen, weil sie ohne Umwandlung gleich resorbiert werden können.

Komplexe Kohlenhydrate, also Oligo- oder Polysaccharide wie Stärke, Glykogen oder Dextrine müssen erst von den Darmbakterien aufgespalten werden und haben dadurch einen langsameren und langanhaltenderen Einfluss auf den Blutzuckerspiegel und die Energielieferung. Sie dienen daher meist als Speicherform. Auch Ballaststoffe gehören zu den komplexen Kohlenhydraten.

Fette oder Lipide sind nicht einfach nur „Dickmacher", sondern auch Geschmacksträger, Lieferanten für fettlösliche Vitamine, Bausteine für Hormone, Vitamine und Zellwände sowie Energiespeicher. Fette lassen sich in gesättigte, einfach- und mehrfach ungesättigte Fettsäuren unterteilen. Ein Zuviel an gesättigten Fettsäuren meist tierischen Ursprungs macht dick und wird für Zivilisationskrankheiten wie Arteriosklerose oder Bluthochdruck verantwortlich gemacht. Viele mehrfach ungesättigte Fettsäuren (meist aus Pflanzenölen) sind hingegen eher gesundheitsfördernd für den Fettstoffwechsel. Einige Fettsäuren wie die Linol- und die Alphalinolensäure gehören zu den lebenswichtigen essentiellen Fettsäuren, die unser Körper nicht selbst bilden kann.

Baustein	Anteil an der Nahrung	Energiedichte
Kohlenhydrate	50-60 %	4,1 kcal/g = 17,2 kJ/g
Eiweiß	15-20 %	4,1 kcal/g = 17,2 kJ/g
Fett	25-30 %	9,3 kcal/g = 39 kJ/g

Tabelle 9.3: Energiedichte der Nahrungsbausteine

Der tägliche Energiebedarf ist individuell je nach Stoffwechsel und Aktivität unterschiedlich und beträgt meist zwischen 2000-3000 kcal pro Tag. Verschiedene Tabellen und Rechner helfen dabei, die passende Menge abzuschätzen.

Energiebedarfsrechner

- https://www.tk.de/service/app/2004134/kalorienrechner/einstieg.app?tkcm=aaus

Wer gesund ist, die Vielfalt unserer Lebensmittel genießt, Getreideprodukte, täglich Obst und Gemüse isst, sich fettarm ernährt, tierische Lebensmittel nur in Maßen zu sich nimmt, sparsam mit Zucker und Salz umgeht, viel trinkt, die Speisen schonend zubereitet und sich Zeit für ihren Genuss nimmt, der sollte gesund und munter bleiben, weil er alle wichtigen Nährstoffe in ausreichender Menge zu sich nimmt. Der Tagesbedarf an Nährstoffen wird als „D-A-CH-Referenzwert" für Deutschland (D), Österreich (A) und die Schweiz (CH) von der Deutschen Gesellschaft für Ernährung DGE ermittelt.

Referenzwerte und Leitlinien zu gesunden Ernährung

- https://www.dge.de/wissenschaft/referenzwerte/?L=0
- https://www.dge.de/wissenschaft/leitlinien/?L=0

Mithilfe der Ernährungspyramide oder des Ernährungskreises wird versucht, die Menge und Zusammensetzung einer gesunden, vollwertigen Ernährung anschaulich zu beschreiben. Dabei geht es nicht um Verbote, sondern vielmehr um die Mengenverhältnisse der konsumierten Lebensmittel. Ob reichlich, mäßig oder sparsam gegessen werden soll, zeigen die Größen der Pyramidenebenen und die Ampelfarben grün, gelb oder rot. Von unten nach oben aufgezählt sollten in absteigender Menge konsumiert werden:

- Getränke
- Gemüse, Salat und Obst
- Brot, Getreide und Beilagen
- Milch und Milchprodukte und Fleisch, Wurst, Fisch oder Ei
- Fette und Öle
- Extras (Süßigkeiten, Alkohol, fette Snacks)

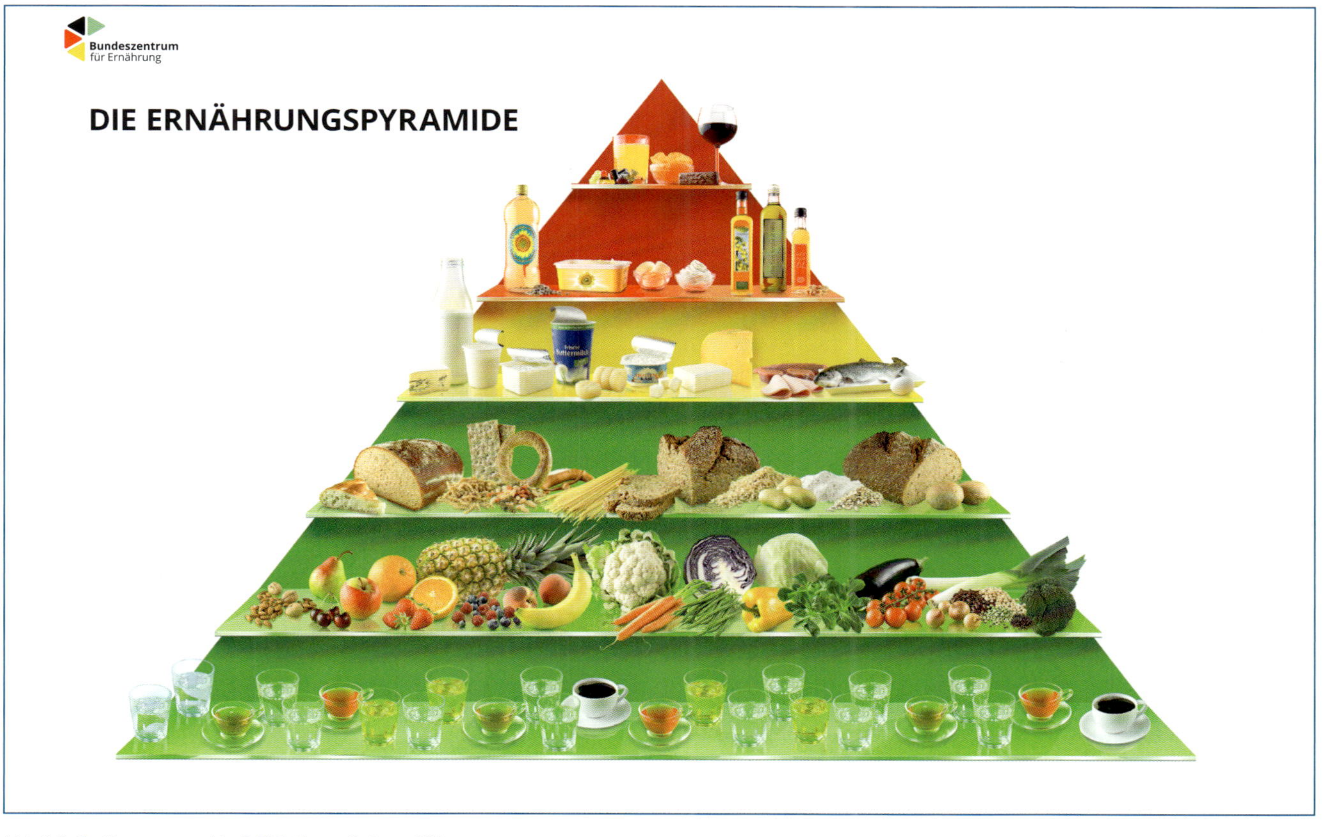

Abb. 9.2: Ernährungspyramide © BLE, Fotos: K. Arras, Köln

Ernährungskreis der Deutschen Gesellschaft für Ernährung

- https://www.dge-ernaehrungskreis.de/wissenswertes/

9.2.2 Säuglings- und Kinderernährung

Eigentlich hält die Natur mit der Muttermilch alles bereit, was ein Säugling zum gesunden Wachsen und Gedeihen braucht. Neben Nährstoffen sind das vor allem Vitamine, Mineralstoffe und Spurenelemente sowie immunaktive Stoffe. Aber nicht jede Mutter kann oder will ihr Kind stillen, so dass viele junge Familien gerade auch in der Apotheke Rat und Hilfe suchen.

Prinzipiell wird zwischen Säuglingsanfangsnahrung (Pre- oder 1-Nahrung), Folgenahrung (2- oder 3-Nahrung) und Beikost wie pürierten Obst- oder Gemüsebreien unterschieden. Zudem gibt es spezielle Kindernährmittel bei Allergien oder Stoffwechselerkrankungen.

Säuglinge haben im Verhältnis zu ihrem Körpergewicht einen höheren Energiebedarf als Erwachsene, den sie vor allem mit einem Fettanteil von 35-50 % und einem Kohlenhydratanteil von etwa 45 % decken. Sie haben aufgrund der vergleichsweise großen Körperoberfläche außerdem einen höheren Flüssigkeitsbedarf als Erwachsene. Durch die sich erst langsam entwickelnde Darmflora ist die Verdauung in den ersten Lebensmonaten noch nicht voll ausgereift. Gerade jüngere Säuglinge dürfen daher nur mit Muttermilch oder spezieller, der Muttermilch nachempfundener Säuglingsanfangsnahrung ernährt werden.

Erst nach etwa sechs Monaten soll auf Folgenahrung oder Folgemilch umgestellt werden. Für die Herstellung von Babynahrung gelten strenge Richtlinien hinsichtlich der Zusammensetzung sowie der Prüfung auf Schadstoffe und Bakterien. Dies bestimmt die Diätverordnung, in der auch der Zusatz von Vitaminen und Mineralstoffen geregelt ist. Säuglingsnahrung auf Pulverbasis wird mit (abgekochtem) Leitungswasser hergestellt. Wer kein Trinkwasser oder nur Leitungswasser aus bleihaltigen Rohren zur Verfügung hat, kann auf natriumarmes Mineralwasser oder spezielles Wasser für Säuglingsnahrung zurückgreifen.

Kinder, die unter besonderen Stoffwechselerkrankungen leiden (die stets vom Arzt diagnostiziert sein müssen), benötigen spezielle Nahrung, deren Kosten ggf. auch von den Krankenkassen übernommen werden. Kinder mit Allergierisiko in der Familie sollten so lange wie möglich (wenigstens sechs Monate lang) gestillt oder mit hypoallergener Säuglingsnahrung (HA-Nahrung) gefüttert werden. Derartige Nahrung enthält stark aufgespaltenes, weniger allergenes Eiweiß, das jedoch den Geschmack der Nahrung von süß zu leicht bitter verändert.

Einen weiteren Sonderfall stellen Durchfallnahrungen dar, die den Mineralstoffverlust ausgleichen und leicht stopfend wirken sollen. Sie sind (bei einem entsprechenden Mineralstoffgehalt) nicht für gesunde Kinder gedacht, sodass Reste nicht einfach weiter verwendet werden sollen. Ohnehin gehören Kleinkinder und Säuglinge mit starkem Flüssigkeitsverlust durch Durchfall oder Erbrechen schnell in die Hand eines Arztes.

Prinzipien der Säuglingsernährung

- https://www.dge.de/ernaehrungspraxis/bevoelkerungsgruppen/saeuglinge/
- §§ 14, 14c, 14d DiätV

9.2.3 Diäten zur Gewichtsreduktion

Diverse Tabellen regeln den Unterschied zwischen Normal-, Unter- und Übergewicht, das oft am sogenannten Body-Mass-Index (BMI) festgemacht wird. Da der BMI jedoch den Körperfettanteil nicht direkt erfasst, ist auch der BMI genau wie das Taille-Hüfte-Verhältnis nur ein Richtwert, mit dem man den Bereich des (gesunden) Normalgewichts von krankhaftem oder krankheitsförderndem Über- und Untergewicht abzugrenzen versucht.

Für all diejenigen, die mit ihrem Körpergewicht nicht zufrieden sind, hält die Industrie ein großes Angebot an sogenannten „Formuladiäten" bereit, die in Fernseh- und Zeitschriftenwerbung bzw. in Social-Media-Kanälen häufig sogar als wahre Wundermittel angepriesen werden und sich mit der Apotheke als Vertriebskanal die Seriosität der Beratung zunutze machen wollen, obwohl es sich bei diesen Mitteln meist nicht um Arzneimittel, sondern um Lebensmittel oder Medizinprodukte handelt.

Wirkprinzip der meisten Formuladiäten ist der Ersatz einer (oder mehrerer) Mahlzeiten durch die entsprechende Diätnahrung mit genau definiertem Energiegehalt (ca. 1000 kcal) und einem Zusatz von Vitaminen, Mineralstoffen und Spurenelementen, so dass kein Nährstoffmangel entstehen kann. Durch den vergleichsweise hohen Eiweißgehalt kommt es anders als bei einer Nulldiät oder einer Nährstoffreduzierung nach dem "FdH-Prinzip („Friss die Hälfte") nicht zu einem Abbau von Muskelmasse. Allerdings funktionieren derartige Diäten nur so lange, wie sie angewendet werden. Hört man mit der Diät auf und behält seine vorherigen Ernährungsgewohnheiten bei, sind die verlorenen Kilo schnell wieder „gut gemacht". Während Formuladiäten üblicherweise als Lebensmittel eingestuft werden, sind andere Diätprodukte, die vor allem über einen Sättigungseffekt durch Quellwirkung funktionieren sollen, Medizinprodukte.

Die beste Möglichkeit, dauerhaft abzunehmen, ist also, seinen Lebensstil zu verändern und mehr Kalorien zu verbrauchen als aufzunehmen. Das kann durch mehr Bewegung und weniger Essen oder eine Mischung aus beidem realisiert werden. Auf der Homepage der ABDA bzw. BAK finden sich diverse Leitlinien und Arbeitshilfen zur Ernährungsberatung.

- § 14a Diätverordnung
- BAK-Leitlinie Ernährungsberatung: https://www.abda.de/fileadmin/user_upload/assets/Praktische_Hilfen/Leitlinien/Ernaehrungsberatung/LL_Ernaehrungsberatung.pdf
- Leitlinien-Kommentar: https://www.abda.de/fileadmin/user_upload/assets/Praktische_Hilfen/Leitlinien/Ernaehrungsberatung/LL_Ernaehrungsberatung_Kommentar.pdf

9.2.4 Ernährungsmaßnahmen bei Erkrankungen

Gerade bei schweren und/oder chronischen Erkrankungen ist eine ausreichende Versorgung der Betroffenen mit allen notwendigen Nährstoffen, Vitaminen und Mineralstoffen sowie einer entsprechenden Energiemenge zur Wiedererlangung der Gesundheit besonders wichtig. Zudem machen einige Stoffwechselerkrankungen den Einsatz speziell zusammengesetzter Ernährungsmischungen notwendig, die trotz der vorliegenden Funktionsstörung verarbeitet werden können. Derartige diätetische Lebensmittel für besondere medizinische Zwecke werden „bilanzierte Diäten" genannt. Je nachdem, ob sie den Tagesbedarf an Energie und Nährstoffen ganz oder nur teilweise decken, werden sie als „vollständig oder teilweise bzw. ergänzende bilanzierte Diäten" bezeichnet. Auch Formuladiäten zur Gewichtsreduktion gehören zu den bilanzierten Diäten, da sie über eine spezifische Zusammensetzung den (Tages-)Bedarf an Nährstoffen bei reduzierter Energiedichte decken.

Zu den indikationsspezifischen bilanzierten Diäten gehören beispielsweise Spezialprodukte bei Niereninsuffizienz, Fettverwertungsstörungen, Malassimilationssyndromen, Defekten im Aminosäuren-, Kohlenhydrat- und Fettstoffwechsel oder ketogene Diäten unter ärztlicher Aufsicht (wie z.B. als Ernährungsform bei Epilepsie, wenn keine ausreichende Anfallskontrolle möglich ist). Die meisten als bilanzierte Diäten eingesetzten Produkte sind hochkalorische Trinknahrungen mit einer Energiedichte von mindestens 1,5 kcal/ml.

§§ 1, 3 DiätV

Bilanzierte Diäten zu medizinischen Zwecken dienen der Zufuhr flüssiger, energiereicher Nährsubstrate als Trink- oder Sondennahrung, die den Arzneimitteln gleichgestellt sind, so dass ihre Verordnungsfähigkeit in den Arzneimittelrichtlinien geregelt ist. Sie werden immer dann eingesetzt, wenn die Fähigkeit zur ausreichenden Ernährung fehlt oder eingeschränkt ist und eine Nährstoffversorgung über die übliche Nahrungsaufnahme nicht oder nicht ausreichend möglich ist. Solche Ernährungsmischungen sind zudem so zusammengesetzt, dass sie als alleinige Nährstoffquelle dienen können, die enteral oder parenteral verabreicht wird.
Enterale Produkte dienen der Nährstoffversorgung über den Magen-Darm-Trakt entweder als Trinknahrung oder über die Applikation mittels einer Magen- oder Nasensonde. Enterale Ernährung als Trinknahrung ist stets die Form der Wahl, um Eigenständigkeit und physiologische Darmflora u.a. auch durch Zusatz von Ballaststoffen zu erhalten. Enterale Ernährung über eine Sonde erfolgt beispielsweise bei neurologischen Störungen nach Schlaganfall, Parkinson, Wachkoma oder auch bei Alzheimer-Patienten, bei denen anderweitig keine regelmäßige Nährstoffzufuhr sichergestellt werden kann.

Bei *parenteralen Ernährungsmischungen* erfolgt die Zufuhr unter Umgehung des Magen-Darm-Trakts beispielsweise bei starkem Erbrechen oder Behinderungen im Magen-Darm-Trakt durch Infusion. Derartige Mischungen müssen steril, frei von Partikeln und von geeigneter Viskosität sein. Ihre Zusammensetzung variiert und wird situationsbedingt immer wieder neu festgelegt, weshalb die Ernährungsmischungen stets individuell unter aseptischen Bedingungen hergestellt werden.

Sowohl für die Applikation per Sonde als auch für die Applikation per Infusion werden spezielle Hilfsmittel benötigt.

Bei enteralen und parenteralen Ernährungsmischungen handelt es sich um individuell zusammengesetzte Produkte, die eine definierte Nährstoffzusammensetzung und einen bestimmten, am Grundumsatz orientierten Nährstoffgehalt aufweisen, der normalerweise vom Arzt festgelegt wird. Als Faustregel für den täglichen Energiebedarf gilt dabei ein Wert von 24 kcal/kg KG für bettlägerige Patienten und 30 kcal/kg KG für mobile Personen. Für detaillierte Berechnungen stehen diverse Rechenalgorithmen wie z.B. die Harris-Benedict-Formel zur Verfügung.

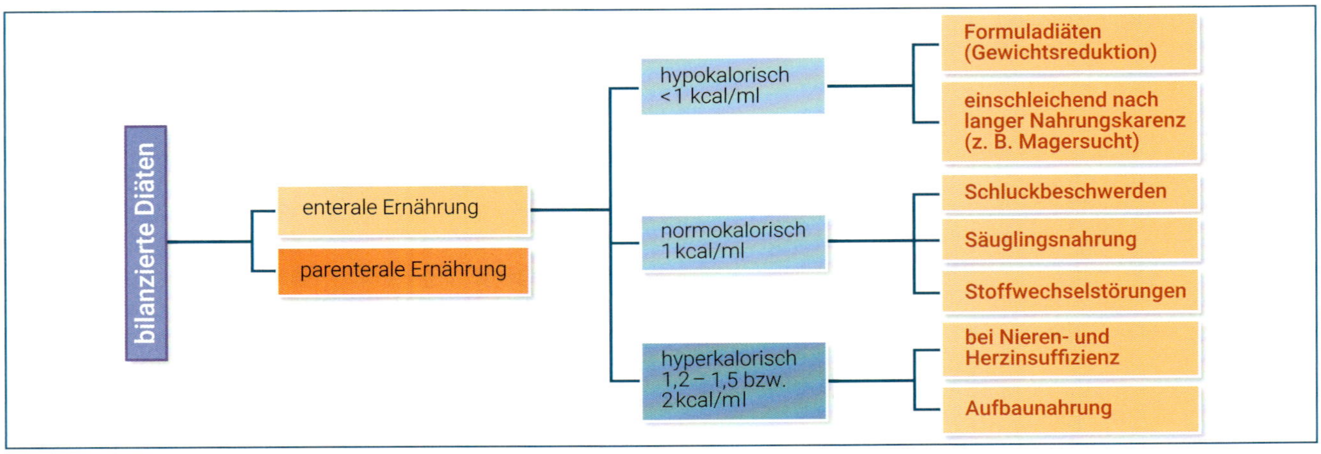

Abb. 9.3: Einteilung bilanzierter Diäten

Neben normokalorischen Ernährungsmischungen mit einer Energiedichte von 1 kcal/ml stehen auch hypo- und hyperkalorische Mischungen zur Verfügung (Abb. 9.3). Hypokalorische Ernährungslösungen kommen nicht nur zur Gewichtsreduktion, sondern auch zum langsamen Wiederaufbau eines normalen Stoffwechsels nach längerer Nahrungskarenz (z.B. bei Magersucht) zum Einsatz.

Hyperkalorische Ernährungsmischungen (oft mit dem Zusatz „energy“ oder „plus“) verfügen meist über eine Energiedichte von 1,2-1,5 bzw. sogar 2 kcal/ml und werden als Aufbaunahrung z.B. bei kachektischen Erkrankungen verwendet. Auch bei Erkrankungen, die aufgrund einer reduzierten Flüssigkeitsaufnahme eine erhöhte Nährstoffdichte verlangen wie Nieren- oder Herzinsuffizienz oder COPD, können hyperkalorische Ernährungslösungen (teilweise auch mit einem erhöhten Anteil an Eiweißen) eingesetzt werden, so dass stets genau auf die Angaben auf der Verordnung zu achten ist bzw. die Wünsche des Kunden genau zu hinterfragen sind.

Den Nährstofflösungen können auch Ballaststoffe zur Stoffwechselregulierung, Unterstützung der Darmflora und zur Verbesserung der Magen-Darm-Passage zugesetzt sein. Derartige Produkte tragen oft Zusätze wie „faser“, „fibre“, „BS“ im Namen. Bei einigen Erkrankungen ist neben einer erhöhten Nährstoffdichte auch ein erhöhter Eiweißanteil („protein“, „HP“) sinnvoll wie beispielsweise bei kachektischen Zuständen, Diabetes oder neurologischen Erkrankungen.

Erkrankung	Ernährungslösung
Diabetes	Vermehrter Anteil an Kohlenhydraten wie Fructose und Stärke, reduzierter Zuckeranteil
Lebererkrankung	Höherer Anteil verzweigtkettiger Aminosäuren („hepa“)
Nierenerkrankung	Eiweiß- und elektrolytreduziert Nährstoffdichte erhöht, Flüssigkeitsmenge verringert
Oligopeptiddiät	Schneller verwertbare Ernährung durch vorgespaltene Eiweiße, MCT, chemisch definierte niedermolekulare Lösungen
Verdauungs- und Resorptionsstörungen	Erhöhter Anteil mittelkettiger Triglyceride (MCT)

Tabelle 9.4: Ernährungsmischungen bei bestimmten Stoffwechselerkrankungen

Grundlagen der parenteralen Ernährung

- https://www.pharmazeutische-zeitung.de/arzneimittel-und-nahrung-per-sonde-126585/

Nach der Arzneimittel-Richtlinie sind derartige bilanzierte Diäten als enterale Ernährung bei fehlender oder eingeschränkter Fähigkeit zur ausreichenden normalen Ernährung verordnungsfähig, wenn eine Modifizierung der normalen Ernährung oder sonstige Maßnahmen zur Verbesserung der Ernährungssituation nicht ausreichen.Einige Krankenkassen verlangen vor der Abgabe solcher Ernährungsmittel einen Genehmigungsantrag bzw. Kostenvoranschlag, der automatisch als genehmigt gilt, wenn die Krankenkasse nicht binnen einer bestimmten Frist den Antrag negativ bescheinigt. Ab Januar 2022 sollen Trink- und Sondennahrungen im neuen Versorgungsbereich 03F15 zudem vergleichbar den Hilfsmitteln präqualifizierungspflichtig werden.

9.2.5 Lebensmittelunverträglichkeiten

Nahrungsmittelunverträglichkeiten wie Lactose- und Fructoseintoleranz oder Glutenunverträglichkeit gehören zu den häufigsten Auslösern von unspezifischen, mengenabhängigen Magen-Darm-Beschwerden.

Zu den bekanntesten Unverträglichkeiten gehört die Lactoseintoleranz, bei der durch einen Mangel an dem eiweißabbauenden Enzym Lactase und/oder einem Zuviel an Milchzucker (Lactose) in der Nahrung Magen-Darm-Beschwerden mit Durchfall, Blähungen und Schmerzen entstehen. Durch einfache diätetische Maßnahmen bzw. die

Zufuhr von Lactase in Form von Tabletten lässt sich einer derartigen Unverträglichkeit meist gut begegnen.

Ohnehin werden kleine Mengen Lactose meist problemlos toleriert, dennoch schätzen es Betroffene sehr, wenn in der Apotheke darauf geachtet wird, stets möglichst lactosefreie Darreichungsformen anzubieten, die es mittlerweile sogar schon für homöopathische Tabletten oder Globuli gibt.

Lactase-Ersatz

Lactase ist ein Enzym, dessen Aktivität in FCC-Einheiten („food chemical codex") gemessen wird. 1000 FCC-Einheiten Lactase können unter optimalen Bedingungen 5 Gramm Lactose aufspalten. Das ist etwa die Menge, die in einem Glas Milch oder einer halben Tafel Schokolade enthalten ist. Lactase-Tabletten zur Nahrungsergänzung werden stets zum Essen eingenommen.

Von derartigen Unverträglichkeiten sind echte Nahrungsmittelallergien abzugrenzen, bei denen es sich um sehr seltene, immunologische Erkrankungen mit im Blut nachweisbaren Antikörpern handelt, die zu starken, mitunter lebensbedrohenden allergischen Reaktionen führen können, die entsprechend diagnostiziert und therapiert werden müssen. Zu den häufigsten Nahrungsmittelallergenen gehören gemäß einer EU-Liste Erdnüsse, Fisch, glutenhaltige Getreide, Hühnerei, Krustenschalentiere, Lupine, Milch, Nüsse, Schwefeldioxid, Sulfit, Sellerie, Senfsamen, Soja und Weichtiere (Muscheln, Schnecken).

9.2.6 Nahrungsergänzungsmittel

Wer gesund ist und sich gesund ernährt, braucht bei abwechslungsreicher Vollkost keine Nahrungsergänzungsmittel. Anders sieht das jedoch bei Personen aus, die entweder keine ausreichende vollwertige Ernährung zu sich nehmen können oder durch (chronische) Erkrankungen und/oder die regelmäßige Einnahme von Arzneimitteln einen Mangel oder einen erhöhten Nährstoffbedarf aufweisen.

Nahrungsergänzungsmittel sind dann geeignet, dem Mangel vorzubeugen oder ihm zu begegnen, weshalb sie häufig eine Menge an Mikronährstoffen enthalten, die über den Tagesbedarf Gesunder hinausgeht.

Ein weiteres Einsatzgebiet von Nahrungsergänzungsmitteln sind diätetische oder ernährungsphysiologische Besonderheiten oder Lebensweisen wie vegetarischer oder veganer Lebensstil, der zu einem Mangel an essenziellen Mikronährstoffen, hier vor allem Vitamin B_{12}, Vitamin D und Eisen führen kann.

Nahrungsergänzungsmittel unterliegen den Bestimmungen des Lebensmittelrechts und müssen bei der zuständigen Behörde, dem Bundesamt für Verbraucherschutz und Lebensmittel angemeldet werden, das eine BVL-Nummer für die Anzeige vergibt. Für ihre Kennzeichnung gelten ebenso umfangreiche Richtlinien wie für eine mögliche krankheitsbezogene „Werbung", die innerhalb Europas in den so genannten „Health-Claims" geregelt wird. Als Health-Claims sind bestimmte Formulierungen vorgegeben bzw. erlaubt wie: „Calcium ist wichtig für gesunde Knochen.", „Eine ausreichende Calcium-Zufuhr kann zur Verringerung des Osteoporose-Risikos beitragen.", „Weizenkleie trägt zur Beschleunigung der Darmpassage bei.".

Gesundheitliche Bewertung von Nahrungsergänzungsmitteln

- www.bfr.bund.de/de/gesundheitliche_bewertung_von_nahrungsergaenzungsmitteln-945.html

1. Wieso soll hypoallergene Säuglingsnahrung hypoallergen wirken?
2. Dürfen Nahrungsergänzungsmittel gesundheitsbezogene Aussagen oder Werbung enthalten?
3. Können bilanzierte Diäten auch bei Nahrungsmittelintoleranzen eingesetzt werden?
4. Müssen Ernährungslösungen zur enteralen Ernährung steril sein?
5. Ist bei einer Lactoseintoleranz die Abgabe von lactosehaltigen Tabletten erlaubt?

- Arbeitsbogen 23 „Bestimmung physiologischer Parameter – Bestimmung der Körperfettverteilung"

9.3 Untersuchungen von Körperzuständen und physiologisch-chemische Untersuchungen

Laut § 1a ApBetrO zählen zu den apothekenüblichen Dienstleistungen solche, die der Gesundheit von Menschen oder Tieren dienen oder diese fördern wie insbesondere auch die Beratung zu Vorsorgemaßnahmen, die Durchführung von einfachen Gesundheitstests und die Vermittlung von gesundheitsbezogenen Informationen. Somit sind sowohl Messungen bzw. Untersuchungen von Körperzuständen als auch physiologisch-chemische Untersuchungen apothekenübliche Dienstleistungen, die eine Apotheke anbieten kann.

Außer auf die Apothekenüblichkeit ist bei derartigen Dienstleistungen auch auf eine deutliche Abgrenzung zur ärztlichen Tätigkeit zu achten, damit keine Diagnosen gestellt, sondern lediglich die gemessenen Werte sowie übliche „Normwerte“ von (ärztlichen) Fachgesellschaften mitgeteilt werden.

§ 1a ApBetrO

9.3.1 Untersuchungen von Körperzuständen

Die Untersuchung von „Körperzuständen“ erfolgt üblicherweise durch Messung von Eigenschaften bzw. physikalischen Größen, von denen der Blutdruck sicherlich eine der am häufigsten in der Apotheke bestimmte Größe ist. Weitere Körperzustände, die in der Apotheke untersucht werden können, sind das Gewicht (oder die Masse), die Größe, Taille- und Hüftumfang sowie sich daraus ableitende Werte wie der Body-Mass-Index (BMI). Daneben werden vor allem im Rahmen von Screening-Aktionen Peak-Flow- oder Knochendichte- und Venenfunktionsmessungen, aber auch physiologisch-chemische Untersuchungen angeboten.

Bei allen angebotenen Messungen ist sicherzustellen, dass mit validen Methoden und validierten Geräten gearbeitet wird, die korrekt bedient werden, wozu die Apotheke auch im Rahmen der Medizinproduktebetreiberverordnung verpflichtet ist. Im Zweifelsfall sollte man auf die Verwendung eines ungeeigneten Gerätes oder einer umstrittenen Messmethode verzichten, um nicht das Vertrauen der Kunden in die Kompetenz der Apotheke zu erschüttern oder durch umstrittene Ergebnisse unrealistische Erwartungen zu wecken.

§§ 3, 4, 10 MpBetreibV

Gewicht bzw. Körpermasse sowie Körpergröße sind zwei einfach zu ermittelnde „Körperzustände“, für die teilweise auch spezielle Waagenkombinationen angeboten und verwendet werden wie moderne Fitnesswaagen, mit denen die Messung des Muskel-, Fett- und Wasseranteils meist über eine Impedanzmessung möglich ist.

Eichpflicht von Personenwaagen

Nur Personenwaagen, die zur „Bestimmung der Masse bei der Ausübung der Heilkunde beim Wiegen von Patienten aus Gründen der ärztlichen Überwachung, Untersuchung und Behandlung“ eingesetzt werden, müssen und können geeicht werden. Personenwaagen, die in Apotheken verwendet werden, müssen also nicht geeicht werden, da hier keine Heilkunde stattfindet. Stellt die Apotheke eine Personenwaage auf, ist vor allem auf eine ausreichend hohe Mindestlast zu achten, denn ab und an kommen auch Menschen in die Apotheke, die auf einer „gewöhnlichen“ Haushaltspersonenwaage keinen Platz mehr finden würden.

BMI. Der Body-Mass-Index (BMI) ist definiert als Quotient aus der Körpermasse in Kilogramm und dem Quadrat der Körpergröße in Metern und spielt beispielsweise bei der Ernährungsberatung eine wichtige Rolle. Ein erhöhter BMI wird als Risikofaktor für die Entstehung von Adipositas und damit verbundenen kardiovaskulären und metabolischen Komplikationen angesehen. Zur Interpretation des BMI-Wertes gibt es verschiedene Tabellen, in denen meist auch das Alter und Geschlecht berücksichtigt werden. Sehr umfangreiche Arbeitsanweisungen und Patienteninformationen zur BMI-Bestimmung finden sich im Leistungskatalog der Beratungs- und Serviceangebote in Apotheken LeiKa (B5: Bestimmung des BMI).

Taillenumfang und Taille-Hüft-Quotient. Neben dem BMI werden auch der Taillenumfang sowie der Taille-Hüft-Quotient zur Ermittlung des Risikos für Übergewichts-assoziierte Folgeerkrankungen herangezogen. Dabei wird der Taillenumfang an der schlanksten und der Hüftumfang an der breitesten Stelle der Hüfte gemessen. Manche Experten ziehen diese Parameter dem BMI vor, weil sie das sehr relevante Fettverteilungsmuster für Apfel- und Birnentyp, und nicht nur das Körpergewicht beurteilen. Im LeiKa (https://www.abda.de/fuer-apotheker/leika/leika-leistungen-und-umsetzungshilfen/) finden sich dazu unter B6 und B7 ebenfalls sehr praxisnahe Umsetzungshilfen und Hintergrundinformationen.

LeiKa

- B5 Bestimmung des BMI
- B6 Bestimmung des Taillenumfangs
- B7 Bestimmung des Taille-Hüft-Quotienten

Peak-Flow. Der Peak-Flow ist ein Maß für die Lungenfunktion. Das sogenannte „Peak-Flow-Meter" bestimmt die maximale Ausatmungsgeschwindigkeit einer Person (Volumenstrom in Litern pro Minute).

Auch wenn der Peak-Flow immer wieder bei Screening-Aktionen verwendet wird, sind statt der Messung der absoluten Werte vor allem Vergleichsmessungen bei einer Person stets mit dem gleichen Gerät sinnvoll, um Veränderungen in der Lungenfunktion (beispielsweise bei einem drohenden Asthmaanfall) rechtzeitig bemerken und entsprechend (medikamentös) darauf reagieren zu können.

Weitere Informationen und Umsetzungshilfen zur Peak-Flow-Messung finden sich im LeiKa.

LeiKa B8 Bestimmung des Peak-Flow

Die *Blutdruckmessung* gehört in fast allen Apotheken zum Standard-Dienstleistungsangebot. Sie eignet sich sowohl für Screening-Aktionen als auch für die situative Messung bei Befindlichkeitsstörungen oder als Verlaufskontrolle beispielsweise bei der Neueinstellung oder beim Wechsel eines Medikamentes im Rahmen einer Bluthochdrucktherapie.

Bietet eine Apotheke Blutdruckmessen als Dienstleistung an, ist auf die richtige Durchführung sowie die Verwendung eines geeigneten Gerätes zu achten. Auch wenn Handgelenkgeräte einfacher zu bedienen und vor allem „anzulegen" sind, sind mögliche Fehlerquellen und Einschränkungen bei der Verwendung (siehe auch Kapitel 6) häufiger als bei Oberarmgeräten, so dass in der Apotheke meist Oberarmgeräte eingesetzt werden. Soll es besonders „medizinisch" wirken, ist auch die Verwendung eines klassischen Stethoskop-Gerätes „wie beim Arzt" möglich, bei dem der Blutdruck über das Auftreten bzw. Verschwinden der Korotkow-Geräusche gemessen wird (siehe auch Kapitel 6.2.2.1).

Generell ist zu beachten, dass die Blutdruckwerte nicht nur von Gerät zu Gerät, sondern vor allem auch von Methode zu Methode geringfügig voneinander abweichen können. Wird der Blutdruck mit einem oszillometrisch messenden Gerät bestimmt, muss zudem eine für den Patienten geeignete Manschette mit passendem Umfang verwendet werden.

Viele weitere hilfreiche Informationen finden sich sowohl im LeiKa als auch in den Leitlinien und Arbeitsanweisungen der BAK sowie in Kapitel 6.2.2.1.

LeiKa B1 Blutdruckbestimmung
Leitlinien und SOP der BAK

- https://www.abda.de/fileadmin/user_upload/assets/Praktische_Hilfen/Leitlinien/Blutdruckmessung/SOP_Blutdruckmessung_in_der_Apotheke.pdf
- https://www.abda.de/fileadmin/user_upload/assets/Praktische_Hilfen/Leitlinien/Blutdruckmessung/SOP_Patientenberatung_zur_Blutdruckselbstmessung_2020.pdf

Patienteninformation über den „richtigen" Blutdruck

Viele Menschen haben die Erwartung, dass ihr Blutdruck immer gleich hoch sein müsse und sind besorgt bzw. halten das Messgerät für kaputt, wenn sie durch Selbstmessungen feststellen, dass der Blutdruck im Laufe des Tages schwankt oder auch einmal sehr hohe oder niedrige Werte annehmen kann. Hier ist zunächst Aufklärungsbedarf notwendig, der sich mindestens auf die Eigenschaften des Blutdrucks, die Fehlerquellen und Einflussfaktoren beim Messen sowie die Weitergabe der aktuell üblichen Normwerte und die eventuell notwendige Empfehlung eines Arztbesuches erstreckt. Die Interpretation der gemessenen Werte hinsichtlich möglicherweise zugrundeliegender Krankheiten ist stets eine heilberufliche Aufgabe des Arztes, die in der Apotheke nur durch allgemeine Informationen unterstützt werden kann. Eine Messung zur Ermittlung eines aktuellen Blutdruckzustandes sollte durch mindestens drei Messungen an zwei Tagen verifiziert werden. Zur medizinischen Beurteilung eignet sich eine 24-Stunden-Blutdruckmessung.

- Normwerte der European Society of Hypertension (ESH) und der European Society of Cardiology (ESC)
- https://leitlinien.dgk.org/2019/pocket-leitlinie-management-der-arteriellen-hypertonie-2/

Zur Dokumentation des Blutdrucks im Tagesverlauf stehen Geräte mit Speicherfunktion, PC-Anschluss oder der klassische Blutdruckpass, in dem die Werte manuell eingetragen werden, zur Verfügung.

Ist die Apotheke die Anwenderin bzw. Betreiberin des Medizinproduktes „Blutdruckmessgerät" zur Blutdruckmessung bei Kunden, hat sie auf die Einhaltung der Forderungen der Medizinproduktebetreiberverordnung zu achten, die u.a. in § 14 die Verwendung von geeigneten Geräten mit regelmäßig durchgeführter messtechnischer Kontrolle (und entsprechender Dokumentation) sowie die Messung durch geeignetes Personal verlangt.

§ 14 MpBetreibV

Eichung oder Vergleichsmessung von Blutdruckmessgeräten

Blutdruckmessgeräte als Medizinprodukte müssen nach dem Medizinprodukterecht nicht geeicht werden, aber eine messtechnische Kontrolle (MTK) erfolgreich absolviert haben, deren Gültigkeitsdauer durch einen Datumsaufkleber dokumentiert wird. Bis zu diesem Zeitpunkt garantiert der Hersteller eine einwandfreie Funktion, die bei den meisten Geräten auch noch über viele weitere Monate gegeben ist.

Geräte im Privatgebrauch müssen – im Gegensatz zu Blutdruckmessgeräten, die beispielsweise in Apotheken „betrieben" werden – nicht nachgeprüft werden, können aber natürlich erneut kontrolliert oder sogar beim zuständigen Eichamt geeicht werden. Kontrolle und Eichung können Kunden helfen, wieder Vertrauen in die fehlerfreie Funktion des Gerätes und die damit gemessenen Werte zu bekommen.

Auch für die Apotheke eignen sich solche Überprüfungen gut als Dienstleistungsangebot im Rahmen von Aktionstagen, bei denen entweder eine qualifizierte Person die Geräte vor Ort in der Apotheke überprüft oder die Apotheke die „eingesammelten" Geräte an eine entsprechende Stelle zur MTK schickt. Unterstützung bei derartigen Aktionen bieten auch viele Landesapothekerverbände an.

Eine „einfache" Vergleichsmessung in der Apotheke mit dem dort vorhandenen Gerät ist nicht empfehlenswert, da sie gerade auch bei verschiedenen Geräten oder Messmethoden leicht zu Fehlinterpretationen Anlass gibt und eigentlich nur der Überprüfung der richtigen Handhabung des Gerätes durch den Patienten dienen kann. Egal, ob die Vergleichsmessung nacheinander oder an verschiedenen Armen vorgenommen wird, ist je nach Wartezeit und Gefäßelastizität mit unterschiedlichen Blutdruckwerten je Gerät zu rechnen.

9.3.2 Physiologisch-chemische Untersuchungen

Physiologisch-chemische Untersuchungen sind Untersuchungen von Körperflüssigkeiten wie Urin oder Blut und gehören zu den historisch gewachsenen Aufgabenbereichen von Apothekern, die früher den Urin sogar noch organoleptisch untersuchten, um so beispielsweise eine Zuckerkrankheit festzustellen.

Glücklicherweise stehen heutzutage für diese Untersuchungen fertige Testkits zur Verfügung, so dass das grundlegende analytische Verständnis und die umfangreiche praktische Laborerfahrung der Apotheker für ein sehr breites Angebot analytischer Untersuchungen eingesetzt werden kann. Neben den „klassischen" Urintests und der Bestimmung von Standard-Blutwerten bieten einige Apotheken auch Wasser- oder Umweltuntersuchungen sowie ein breites Sortiment an Screening- und Check-Up-Tests für zu Hause an. Im Rahmen der Corona-Pandemie haben sich zudem in vielen Apotheken Corona-Antigen-Schnelltests im PoC- und PCR-Verfahren etabliert.

9.3.2.1 Urinuntersuchungen

Urinuntersuchungen in Apotheken haben seit der Entwicklung preisgünstiger und einfach zu „bedienender" Heimtests an Bedeutung verloren, auch wenn die Auswertung der teilweise komplexen Teststreifen oft genug den Rat des Apothekers oder des pharmazeutischen Personals erfordern kann. Eher sehr vereinzelt werden dazu noch Schwangerschafts- oder Urintests angeboten, die auch in vielen Arztpraxen für erste Screening-Überblicke eingesetzt werden. Die dafür notwendigen Urinprobenbecher und Teststreifen sind auch in kleinen Mengen über den pharmazeutischen Großhandel zu beziehen und liefern teilweise sogar halbquantitativ Aufschluss über das Vorhandensein von Glucose, Leukozyten, Nitrit, Protein, Keton, Urobilinogen, Bilirubin, Erythrozyten bzw. Hämoglobin im Urin einschließlich seiner Dichte und des pH-Wertes.

Mit diesen Parametern lassen sich wertvolle Hinweise auf die Ursache bzw. die Behandlungsbedürftigkeit bestimmter Beschwerden gewinnen sowie Verlaufskontrollen beispielsweise bei Harnwegsinfektionen durchführen. Dabei sind ggf. störende Einflüsse von Nahrungsmitteln (meist mit Vitamin C) auf das Ergebnis zu beachten und entsprechende Hinweise an die Kunden weiterzugeben, besonders, wenn diese den Test selbst zu Hause durchführen (und interpretieren) wollen. Auch für die Untersuchung des Urins auf Chlamydien, eine Bakterienart, die bei Männern und Frauen ohne Behandlung zu Unfruchtbarkeit führen kann, stehen Urintests zur Verfügung, mit denen sich eine akute Infektion etwa zwei bis drei Wochen nach der Ansteckung nachweisen lässt.

Klassische Urintests					
Wert	**Pathologische Bedeutung**	**Diabetes**	**Infektion**	**Leber/ Galle**	**Niere**
Bilirubin	Hinweis auf Leber- oder Gallenerkrankung			x	
Dichte	Steigt bei Harnblasensteinen an				x
Erythrozyten bzw. Hämoglobin	Unspezifischer Hinweis auf Nierenschäden oder Harnsteine				x
Glucose	Diabetes-Screening (Nierenschwelle bei 150-180 mg/dL)	x			
Keton	Hinweis auf Kohlenhydratmangel (Diät, Diabetes)	x			
Leukozyten	Entzündung, bakterielle Infektion		x		
Nitrit	Erhöht bei bakterieller Infektion		x		
pH-Wert	> 7,4 (alkalisch) bei Infektionen		x		
Protein	Hinweis auf Nierenerkrankung				x
Urobilinogen	Hinweis auf eingeschränkte Leberfunktion			x	

Tabelle 9.5: Parameter von Urintests und pathologische Bedeutung

- Übersicht Urintests https://www.gesundheitsinformation.de/urintests-verstehen.html

Bei allen Tests ist darauf zu achten, dass die Apotheke Hinweise zur Durchführung und Auswertung sowie Auskunft über die Genauigkeit der Tests und mögliche Störfaktoren geben kann. Das bedeutet nicht, dass damit eine Diagnose gestellt wird. Der gemessene Wert wird lediglich in entsprechende „Normbereiche" eingeordnet bzw. eine Abweichung davon festgestellt, die ggf. als Grundlage für einen notwendigen Arztbesuch dienen kann.

Drogentests

Drogentests, die mit Urin, Blut oder teilweise auch als Abklatschtest durchgeführt werden können, „erfreuen" sich immer noch großer Nachfrage, sei es, dass sich besorgte Familienmitglieder oder skeptische Arbeitgeber Gewissheit über Art und Umfang eines möglichen Drogenkonsums verschaffen wollen. Inzwischen stehen für nahezu alle gängigen Drogen empfindliche Einzel- oder Gruppentests zur Verfügung, die teilweise auch zur Identitätsbestimmung von Rezeptur-Ausgangsstoffen eingesetzt werden.
Hier ist es gut, wenn die Apotheke die zur Verfügung stehenden Tests kennt und mit Informationen zur Anwendung und Auswertung dienen kann. Viele Testkits sind einzeln oder in kleinen Mengen über den pharmazeutischen Großhandel zu beziehen. Mit Ausnahme eines Abklatschtests ist jedoch stets die „Mitarbeit" der Testperson notwendig.

Die qualitative und quantitative Analyse einzelner Tabletten und Pulver ist zuverlässig nur in entsprechend ausgestatteten Laboratorien möglich und meist sehr kostenintensiv. Teilweise organisieren einige Apothekerkammern Aktionen oder bieten die Weiterleitung von derartigen Anfragen an geeignete (Landes)Labore zu Sonderkonditionen an. Auch Drug-Checking-Projekte einiger Bundesländer gehören zu derartigen Angeboten. Fragen Sie bei Bedarf bei Ihrer Apothekerkammer nach.
Beispiele für Drogenteststreifen:

- https://www.gabmed.de/drogendiagnostik.html

Sonstige Tests

Neben Tests auf Nahrungsunverträglichkeiten oder Mangelerscheinungen sind auch Ovulations-, DNA- und Vaterschaftstests inzwischen relativ einfach zu Hause bzw. in der Apotheke durchführbar. Hierbei ist neben der Handhabung und den Kosten auch auf rechtliche Voraussetzungen zu achten und natürlich die Frage nach der Ergebnismitteilung bzw. -übermittlung zu klären.

9.3.2.2 Blutuntersuchungen

Blutuntersuchungen wie die Bestimmung von Glucose, Cholesterol oder dem Gesamtlipidprofil mit Triglyceriden, Gesamtcholesterol, HDL und LDL (meist mit einer rechnerischen Ableitung) werden von vielen Apotheken als Serviceleistung angeboten, bei der Kapillarblut aus dem Finger oder Ohrläppchen zur Untersuchung entnommen wird. Für diese Tätigkeiten sind diverse Hygiene- und Arbeitsschutzmaßnahmen zu beachten und in einem Qualitätsmanagementsystem für diesen Bereich festzuhalten. Informationen und Arbeitshilfen finden sich dazu auch im LeiKa sowie bei der BAK.

Leika

- Leika B2 Blutzuckerbestimmung
- Leika B3 Bestimmung des Gesamtcholesterols
- Leika B4 Bestimmung des Lipidprofils

BAK Leitlinien und Arbeitshilfen

- https://www.abda.de/fileadmin/user_upload/assets/Praktische_Hilfen/Leitlinien/Blutuntersuchungen/LL_Blutuntersuchung_Kommentar.pdf
- https://abda.de/fileadmin/user_upload/assets/Praktische_Hilfen/Leitlinien/Hygienemanagement/FB_Hygienemanagement_Blutuntersuchung.doc

Apothekenleiter, die Blutuntersuchungen in der Apotheke durchführen lassen, müssen vor Beginn dieser Tätigkeit eine Gefährdungsbeurteilung für diesen Arbeitsplatz nach den Maßgaben der *Biostoffverordnung* erstellen. Dabei sind Arbeitsschutzmaßnahmen für die Mitarbeiter wie Hepatitis-Impfungen, regelmäßige Vorsorgeuntersuchungen und Schutzausrüstungen wie Kittel und Handschuhe anzubieten und deren Benutzung in Betriebsanweisungen festzuhalten. Des Weiteren müssen Material und Gerätschaften für die Probenahme geeignet sein und eine Stichverletzung bei ihrer Verwendung sowie bei der Entsorgung vermieden werden, was durch den Einsatz steriler Einmallanzetten sowie deren Entsorgung in speziellen Kanülensammelbehältern erreicht wird.

Stehen für die Glucosebestimmung inzwischen einfach und schnell messende amperometrische Geräte zur Verfügung, die mit geringsten Blutmengen auskommen, werden für die Messung weiterer Parameter wie Cholesterol, Triglyceride, Hämoglobin, die „Leberwerte" GGT, GOT, GPT oder die „Nierenwerte" Harnsäure und Kreatinin Messgeräte auf der Basis reflexionsphotometrischer Methoden eingesetzt, die größere Blut- oder Serummengen benötigen, so dass mit Kapillaren gearbeitet wird, die mit gerinnungshemmenden Stoffen beschichtet sind. Weitere Informationen erhalten Sie auch bei Herstellern entsprechender Geräte.

Bei der Entnahme des Kapillarblutes ist darauf zu achten, dass die Patienten saubere, möglichst gut durchblutete Finger haben, das Desinfektionsmittel verdunstet ist und der erste Blutstropfen, der oft auch noch Zellbestandteile enthält, ggf. abgewischt wird. Gerade, wenn mehrere Parameter gemessen werden sollen und entsprechend größere Blutmengen benötigt werden, ist unbedingt ein zu starkes Quetschen des Fingers zu vermeiden, damit etwa austretendes Plasmawasser nicht die Werte verfälscht. Stattdessen ist ein vorheriges leichtes Massieren des Fingers sinnvoller, um das „Anstechen" mehrerer Finger zu vermeiden.

Hinweise zu Blutuntersuchnungen in der Apotheke

- https://www.pharmazeutische-zeitung.de/ausgabe-202011/das-ist-zu-beachten/
- https://www.abda.de/fileadmin/user_upload/assets/Praktische_Hilfen/Leitlinien/Blutuntersuchungen/SOP_Durchfuehrung_Blutuntersuchung.docx

Die für Blutuntersuchungen benötigten Geräte sind Medizinprodukte, bei deren Anwendung neben diversen Arbeitsschutzmaßnahmen auch Regelungen des Medizinprodukterechts und hier vor allem die Medizinproduktebetreiber-Verordnung (MPBetreibV) zu beachten sind. Danach hat sich der Betreiber bzw. die die Blutwertebestimmung durchführende Person vor Beginn der Messung von der Funktionsfähigkeit und der Eignung der Messgeräte und Teststreifen (z.B. Lagerungsbedingungen, Haltbarkeit auch nach Anbruch!) zu überzeugen und alle benötigten Utensilien bereitzulegen.

Des Weiteren verlangt die MPBetreibV insbesondere die regelmäßige interne und externe Kontrolle der Messwerte, die Instandhaltung (also auch Reinigung) die regelmäßige messtechnische Kontrolle der Medizinprodukte sowie das Führen eines Medizinproduktebuches bzw. Bestandsverzeichnisses. In den meisten Apotheken wird ein Medizinproduktebuch sehr „dünn" ausfallen, da es nur für Blutdruckmessgeräte zu führen ist, sofern nicht weitere Messgeräte der Anlagen 1 und 2 in der Apotheke verwendet werden. Nähere Angaben über die notwendigen Inhalte finden sich in

§ 12 der MPBetreibV. Größere Apotheken mit regelmäßig mehr als 20 Beschäftigten müssen zudem einen Beauftragten für Medizinproduktesicherheit bestellen und auf der Homepage nennen.

Für alle aktiven (nichtimplantierbaren) Medizinprodukte, die in der Betriebsstätte „Apotheke" an Kunden angewendet oder verliehen werden, ist ein Bestandsverzeichnis zu führen, in dem die in § 13 MpBetreibV aufgeführten Informationen enthalten sein müssen. Aktive Medizinprodukte sind neben den Blutdruckmessgeräten, für die auch ein Medizinproduktebuch geführt werden muss, vor allem Blutzuckermessgeräte, Inhaliergeräte und Milchpumpen.

Beispiel für ein Medizinprodukte-bestandsverzeichnis

- https://www.bgw-online.de/resource/blob/9072/c34c26bb9b198b93307afce3e63be37e/5_02_Bestandsvereichnis_MP_08-2021.dotx

Für die interne Kontrolle verschiedener Messgeräte zur Blutwertebestimmung stehen Check-Up-Streifen oder Testflüssigkeiten zur Verfügung, deren Messwerte in einem definierten Bereich liegen müssen. Die Häufigkeit der Kontrollmessungen richtet sich nach den Empfehlungen der BAK sowie der Häufigkeit der durchgeführten Messungen und ist entsprechend im QMS festzulegen. Für die externe Qualitätskontrolle der durchgeführten Messungen eignet sich der Ringversuch „Blut" des Zentrallaboratoriums Deutscher Apotheker (ZL), der für diverse Gerätetypen als Vergleichsmessung angeboten wird.

Blutzucker-Risiko-Check als Aktion

Ein einfaches Screening zur Ermittlung des Diabetes-Risikos sowie weiterer kardiovaskulärer Risiken lässt sich mithilfe der Messung von Glucose, Blutdruck, Gesamtcholesterol und weiterer Lipidwerte, sowie der Ermittlung von Gewicht und Köpergröße (zur BMI-Ermittlung) durchführen. Dazu hat die ABDA zusammen mit der Deutschen Diabetes Gesellschaft einen einfachen Übersichtsbogen erstellt, der die Grundlage für die Risikoermittlung und einen eventuell notwendigen Arztbesuch darstellt. Er eignet sich auch gemeinsam mit dem Fragebogen nach FINDRISK oder dem Informationsbogen zur Blutdruckmessung gut zur Verwendung für Aktionstage oder zur pharmazeutischen Betreuung entsprechend disponierter Personen.

- https://abda.de/fileadmin/user_upload/assets/Praktische_Hilfen/Leitlinien/Diabetes/Informationsbogen_Blutzucker.pdf
- https://www.diabetesstiftung.de/files/paragraph/fileupload/dds_findrisk_final_prv.pdf
- https://www.abda.de/fuer-apotheker/qualitaetssicherung/leitlinien/informationsboegen-blutdruck/

9.3.2.3 Genetische Testverfahren

Zu den genetischen Testverfahren gehören alle Methoden, die mithilfe einer DNA-Analyse Informationen über die genetische Ausstattung eines Organismus („Genom") in Teilen oder in Gänze geben können und mit praktisch jeder Form genetischen Materials wie Speichel, Haaren oder Blut möglich sind.

In den allermeisten Fällen gibt ein genetischer Test lediglich Auskunft über die Disposition für eine bestimmte Krankheit, denn neben der genetischen Ausstattung eines Menschen sind es vor allem die vielfältigen Umweltfaktoren sowie der Lebensstil der Person, die den einen mehr, den anderen weniger gesund durch das Leben gehen lassen. Wird ein Gentest „prädiktiv", also ohne vorliegende klinische Verdachtsdiagnose bzw. bereits vorhandene Krankheitssymptome durchgeführt, stellt die Interpretation der Ergebnisse nicht nur eine medizinisch-statistische, sondern vor allem eine große ethische Herausforderung dar, denn manchmal kann das Wissen um die Möglichkeit einer (schwerwiegenden) Erkrankung das Leben der betroffenen Person und der Angehörigen möglicherweise mehr belasten als die Erkrankung selbst.

Ein derartiges belastendes „Wissen" über eine erhöhte Erkrankungswahrscheinlichkeit kann zu gesellschaftlichen (oder auch „nur" familiären) Nachteilen führen, wenn die betroffene Person aus Angst vor einer Erkrankung bestimmte Lebensziele nicht mehr anstrebt („Ich kann doch jetzt keine Familie mehr gründen, ich werde bestimmt bald an xyz sterben!", „Für mich lohnt sich die teure Ausbildung doch gar nicht, ich werde doch bald an xyz erkranken."). Eine derartige Benachteiligung soll durch das Gendiagnostikgesetz (GenD) zumindest rein rechtlich ausgeschlossen werden.

Der Arztvorbehalt gilt auch für gendiagnostische Verfahren, die erlauben, die Reaktion des Patienten auf ein bestimmtes Arzneimittel konkret vorherzusagen, etwa bei Arzneistoffen, die über Cytochrom-P450-Enzyme verstoffwechselt werden („Stratifizierte Pharmakotherapie") und die nicht bei allen Menschen in gleicher Menge vorhanden sind. Ein Beispiel ist die Unverträglichkeit für Simvastatin infolge eines CYP3A4-Mangels, der a priori bestimmt werden kann. Die Wahl eines anderen, nicht CYP3A4-abhängig metabolisierten Wirkstoffs kann dem Patienten unangenehme Nebenwirkungen ersparen. Inzwischen sind solche Tests für einige relevante Wirkstoffe in der Apotheke erhältlich, der Apotheker darf allerdings aufgrund des Arztvorbehalts bisher selbst weder einen Test veranlassen noch interpretieren. Demgegenüber gibt es auch bestimmte andere Arzneimittel, die nur wirksam sind, wenn der Patient über eine bestimmte genetische Ausstattung verfügt. Daher sind bei einigen, überwiegend onkologischen Arzneimitteln genetische Tests vor einem Arzneimitteleinsatz inzwischen vorgeschrieben.

Pränatale Gentests	Postnatale Gentests
• Polkörperdiagnostik • Präimplantationsdiagnostik • Huntington-Test • Trisomie-21-Test	• Vaterschaftstest • Diagnostische genetische Tests (bei bereits vorhandenen Krankheitssymptomen) • Pharmakogenetische bzw. -genomische Tests zur individuellen Arzneistoffauswahl

Tabelle 9.6: Beispiele für prä- und postnatale Gentests

- Prädiktive gentechnische Verfahren
  https://www.drze.de/im-blickpunkt/praediktive-genetische-testverfahren
- Stratifizierte Pharmakotherapie
  Dingermann, T.; Zündorf, I.:
  Stratifizierte Pharmakotherapie, Govi 2017
  https://www.stratipharm.de/apotheken/das-ist-stratipharm

1. Müssen alle Apotheken Blutzuckerwerte bestimmen können?
2. Welche Methoden stehen zur Bestimmung der Körperfettverteilung zur Verfügung?
3. Dürfen Apotheken auch Drogentests durchführen oder verkaufen?
4. Sind Blutzuckermessgeräte Medizinprodukte oder Elektrogeräte?
5. Dürfen Apotheken mit nicht geeichten Personenwaagen messen?
6. Ist eine Apotheke verpflichtet, an Ringversuchen zur Blutwertebestimmung teilzunehmen?
7. Müssen die Leitlinien der BAK für die Blutdruckmessung beachtet werden?
8. Kann man zum Blutzuckermessen in der Apotheke jede beliebige Stechhilfe verwenden?
9. Darf in Apotheken auch Blut aus der Armvene entnommen werden?

- Arbeitsbogen 10 „Dokumentation des Betriebs von Medizinprodukten"
- Arbeitsbogen 21 „Bestimmung physiologischer Parameter – Blutuntersuchungen"
- Arbeitsbogen 22 „Bestimmung physiologischer Parameter – Blutdruckmessung"
- Arbeitsbogen 23 „Bestimmung physiologischer Parameter – Bestimmung der Körperfettverteilung"

10 Allgemeine Maßnahmen bei Unfällen und Vergiftungen

- Allgemeine Maßnahmen bei Unfällen und Vergiftungen erläutern, insbesondere Erste Hilfe
- Informations- und Behandlungszentren für Vergiftungsfälle kennen einschließlich der Notfalldepots der Apothekerkammern
- Antidote (Vorratshaltung, Verwendung)

Unfälle und Vergiftungen können eine Apotheke sowohl „intern" als auch „extern" betreffen: „Intern", wenn - wie in jedem anderen Betrieb auch - Mitarbeiter von einem Unfall oder einer Vergiftung mit den beispielsweise in Labor und Rezeptur vorhandenen Gefahrstoffen betroffen sind und „extern", wenn Kunden bzw. Passanten die Apotheke in einer Gefahrensituation um Hilfe bitten oder ein Arzt ein Notfallmedikament für einen Patienten benötigt, dass nicht zur Ausstattung seines „Arztkoffers" gehört.

Im Allgemeinen sind nur die Grundlagen der fachgerechten Versorgung dieser „externen" Fälle Thema bei der Prüfung zum Dritten Staatsexamen, da die interne Versorgung zum Arbeitsschutz gehört, der zwar sehr wichtig, aber nicht Prüfungsthema der pharmazeutischen Fachprüfung ist.

10.1 Allgemeine Maßnahmen bei Unfällen und Vergiftungen

Apotheken bzw. Apotheker und alle weiteren Mitarbeiter in Apotheken sind als Teil der Rettungskette in die allgemeinen Maßnahmen bei Unfällen und Vergiftungen eingebunden, egal, ob die Gefahrensituation innerhalb oder außerhalb der Apotheke aufgetreten ist. Die fünf-, manchmal auch sechsgliedrige Rettungskette erläutert, wer welche Erste-Hilfe-Maßnahmen durchführen bzw. einleiten soll. Die wichtigste Maßnahme neben der Sicherung der Unfallstelle ist dabei stets die Alarmierung professioneller Rettungskräfte.

Weitergehende Erste-Hilfe-Kenntnisse bzw. deren Auffrischung werden in Kursen vermittelt, die für alle Apothekenmitarbeiter kostenfrei sind, wenn sie über die für Apotheken zuständige Berufsgenossenschaft für Gesundheitsdienst und Wohlfahrtspflege (bgw) bzw. eine entsprechend autorisierte Organisation gebucht werden.

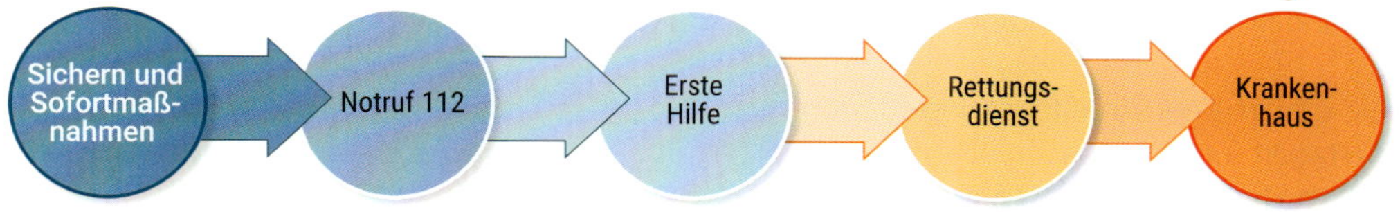

Abb. 10.1: Fünfgliedrige Rettungskette

10.1.1 Interne Unfälle

Für den Umgang mit Unfällen innerhalb der Apotheke finden sich die Grundlagen vor allem in Regelungen des Arbeitsschutzes, die (in Abhängigkeit von der Betriebsgröße) u.a. die stets aktuelle Ausbildung eines betrieblichen Ersthelfers (§ 10 ArbSchG und § 26 der DGUV Vorschrift 1) sowie das Bereithalten eines Betriebsverbandskastens entsprechender Größe und („frischer") Füllung nach DIN 13157 verlangen.

Zudem ist in jeder Apotheke eine Gefährdungsbeurteilung für alle im Betrieb auftretenden potenziellen Gefahren vom Apothekenleiter zu erstellen, regelmäßige Schulungen über den Umgang mit Gefahren und Gefahrstoffen im Betrieb abzuhalten sowie ein Alarmplan für Brand- und Notfälle aufzustellen, dessen Umsetzung ebenso wie der (theoretische) Gebrauch der Feuerlöscher regelmäßig geschult werden muss.

ArbStättV

- www.din13157.de/
- https://www.baua.de/DE/Angebote/Rechtstexte-und-Technische-Regeln/Regelwerk/ASR/pdf/ASR-A4-3.pdf?__blob=publicationFile&v=7

Gefährdungsbeurteilungen und Alarmplan

Einen Musteralarmplan sowie Hinweise zur Erstellung von Gefährdungsbeurteilungen hinsichtlich des Arbeitsschutzes sowie der Gefahren durch Umgang mit Gefahrstoffen erhält man beispielsweise im umfangreichen download-Bereich der auch für die Apotheken zuständigen Berufsgenossenschaft für Gesundheitsdienst und Wohlfahrtspflege (bgw) sowie in den Arbeitshilfen der Bundesapothekerkammer.

- https://www.abda.de/fuer-apotheker/arbeitsschutz/arbeitsschutzmassnahmen/
  https://www.bgw-online.de/bgw-online-de/themen/sicher-mit-system/erste-hilfe

Jeder Arbeitsunfall, also sowohl Unfälle im Betrieb als auch auf dem Weg dorthin bzw. nach Hause, müssen in ein Verband- oder Unfallbuch eingetragen werden, das man kostenlos von der zuständigen Berufsgenossenschaft erhält. Das Unfallbuch dient zum Nachweis des Unfallhergangs sowie der getroffenen Maßnahmen, was im Einzelfall wichtig für etwaige Zahlungen und Berufsunfähigkeitsrenten sein kann.

Arbeitsunfälle, die zu einer Arbeitsunfähigkeit von mehr als drei Kalendertagen führen, müssen ebenso wie tödlich ausgegangene Arbeitsunfälle der Berufsgenossenschaft gemeldet werden. Dazu sollen Mitgliedsnummer und Kontaktdaten der bgw in der Apotheke bzw. im Ausbildungsbetrieb aushängen.

10.1.2 Externe Unfälle

Auch bei externen Unfällen oder Gefahrensituationen kann die Hilfe der Apothekenmitarbeiter notwendig werden, da viele Passanten in der Apotheke besonders fachkundige Hilfe erwarten, auch wenn Erste-Hilfe-Leistungen an sich natürlich erst einmal nichts mit Arzneimitteln und pharmazeutischem Fachwissen zu tun haben. Bieten Sie nur diejenige Unterstützung an, die Sie selbst auch wirklich leisten können. Das Minimum an Erster Hilfe, das „Hilfeholen", also die Alarmierung von Feuerwehr oder Krankenwagen über die zentrale Notrufnummer 112, kann und muss natürlich nicht nur jede Apotheke zu jeder Zeit leisten.

Natürlich gehören auch diverse Artikel für die Erstversorgung von Verletzungen zum Sortiment einer Apotheke, so dass einige Kunden erwarten, dass die Apotheke diese Leistung (Versorgung von Verletzungen) zusätzlich und kostenlos erbringt, auch wenn das nicht Sinn und Zweck des Apothekenbetriebes ist und der Inhalt des Betriebsverbandskastens – wie der Name sagt – für Unfälle im Betrieb gedacht ist. Trotzdem wird man im Einzelfall immer wieder abwägen müssen, wie weit Nächstenliebe und Hilfeleistung gehen und wo ggf. das Ausgenutztwerden anfängt.

Erste Hilfe bei Kunden

Erkundigen Sie sich, wie in „Ihrer" Apotheke mit derartigen Anfragen von Kunden nach einer (kostenlosen) Versorgung kleiner Verletzungen umgegangen wird. Arzneimittel sind übrigens nicht Bestandteil eines Erste-Hilfe-Kastens und dürfen auch nicht im Rahmen der ersten Hilfe bei fremden Personen angewendet werden, obwohl sich sicherlich im einen oder anderen „Apothekenkasten" durchaus auch ein Schmerzmittel oder eine Wundsalbe finden lassen. Sie dürfen nur von den in Apotheken arbeitenden Fachkräften bei sich selbst angewendet werden.

10.2 Informations- und Behandlungszentren für Vergiftungsfälle

Als Gesundheitsfachleute sind die Apotheker auch Ansprechpartner (und Lotsen) bei Verdacht auf Vergiftungen, wobei es in jedem Fall richtig ist, den Fragesteller an den aktuellen Giftnotruf zu verweisen, statt selbst zu recherchieren oder vermeintliche Botanikkenntnisse anzuwenden. Alle Bundesländer bzw. Zusammenschlüsse einzelner Bundesländer unterhalten dazu zentrale Giftnotrufnummern, bei denen Betroffene rund um die Uhr fachkundigen Rat und Hilfe erhalten.

Die Telefonnummer des regionalen Giftnotrufs muss ebenfalls in jeder Apotheke an prominenter Stelle – also am besten in der Nähe des Telefons – aushängen. Die Nummern der Giftnotrufe finden Sie als Service der Pharmazeutischen Zeitung (auf Aktualität achten!) sowie häufig auch auf Merkblättern der Apothekerkammern.

Listen der Giftnotrufzentren

- https://www.pharmazeutische-zeitung.de/service/giftinfo/

Pilzberatung

Wenn Sie kein ausgewiesener Pilzfachmann sind, lassen Sie sich auch nicht als Apotheker zu einer Pilzbestimmung und -beratung „verleiten". Verweisen Sie interessierte Kunden an die dafür zu Beginn der Pilzsaison in vielen Städten und Gemeinden eingerichteten „Pilzsprechstunden" oder „Pilzberatungen", die die Pilzsammler (meist kostenlos) nutzen können. Erkundigen Sie sich bei Ihrer Gemeinde (Homepage) nach Terminen und Standorten, wenn Sie diese Informationen als Service an Ihre Kunden weitergeben möchten.

10.3 Notfallsortiment und Antidote

In der Apothekenbetriebsordnung (ApBetrO) wird in § 15 festgelegt, dass Apotheken den durchschnittlichen Bedarf an Arzneimitteln und Medizinprodukten für mindestens eine Woche vorrätig halten müssen, um die Bevölkerung jederzeit adäquat versorgen zu können. Je nach Apothekengröße und -lage ist dieser durchschnittliche Bedarf natürlich sehr unterschiedlich, dennoch wird mit dieser Reglung sichergestellt, dass keine Apotheke eine reine Bestellannahmestelle mit leeren Regalen sein kann und darf.

§ 15 ApBetrO

Darüber hinaus spezifiziert § 15 (1) ApBetrO weitere Arzneimittel bzw. Arzneimittelgruppen oder Medizinprodukte, die jede Apotheke unabhängig vom Wochenbedarf mindestens mit der Menge „eins" an Lager haben muss. Damit wird sichergestellt, dass jede Apotheke jederzeit, also auch im Notdienst, eine ärztliche Notfallanforderung bedienen kann. Neben Arzneimitteln gehören heutzutage auch Hilfsmittel, die Apotheken teilweise mangels Hilfsmittellieferverträgen unter Normalbedingungen gar nicht (mehr) abgeben können, zum Pflichtsortiment.

Nach § 15 (1) ApBetrO sind in der Apotheke vorrätig zu halten:

1. *Analgetika,*
2. *Betäubungsmittel, darunter Opioide zur Injektion sowie zum Einnehmen mit unmittelbarer Wirkstofffreisetzung und mit veränderter Wirkstofffreisetzung,*
3. *Glucocorticosteroide zur Injektion,*
4. *Antihistaminika zur Injektion,*
5. *Glucocorticoide zur Inhalation zur Behandlung von Rauchgas-Intoxikationen,*
6. *Antischaum-Mittel zur Behandlung von Tensid-Intoxikationen,*
7. *medizinische Kohle, 50 Gramm Pulver zur Herstellung einer Suspension,*
8. *Tetanus-Impfstoff,*
9. *Tetanus-Hyperimmun-Globulin 250 I. E.,*
10. *Epinephrin zur Injektion,*
11. *0,9 prozentige Kochsalzlösung zur Injektion*
12. *Verbandstoffe, Einwegspritzen und -kanülen, Katheter, Überleitungsgeräte für Infusionen sowie Produkte zur Blutzuckerbestimmung.*

Diese Aufzählung enthält die früher als „Notfallsortiment" und „Antidote" bekannten Listen, wobei gerade die Anzahl an vorrätig zu haltenden Antidoten stark reduziert worden ist.

Zu diesem „Notfallsortiment" gibt es ein von der Arzneimittelkommission Deutscher Apotheker erstelltes Merkblatt, das Beispiele für entsprechende Präparate, Angaben zur Anwendung der Stoffe sowie zur Dosierung bei Erwachsenen und eine praxisorientierte Interpretation des vorrätig zu haltenden Katheters enthält. Das Pflichtsortiment enthält nicht mehr nur für Notfälle anzuwendende Mittel, sondern mit Analgetika, Entschäumungs- und Verbandmitteln auch im normalen Apothekenalltag benötigte Arzneimittel bzw. Medizinprodukte, weshalb eine getrennte Lagerung und Kennzeichnung der „Notfallmedikamente" nicht mehr notwendig, ggf. jedoch weiterhin sinnvoll ist.

Merkblatt Notfallsortiment

- https://www.pharmazeutische-zeitung.de/fileadmin/pdf/ApBetrO_Merkblatt_Notfall.pdf

10.4 Notfalldepots der Apothekerkammern

Über diese stets in jeder Apotheke vorrätig zu haltenden Mittel hinaus listet die Apothekenbetriebsordnung in § 15 (2) noch weitere auf, die jede Apotheke in Deutschland kurzfristig beschaffen können muss. Dazu gehören vor allem Antitoxine, die entweder sehr teuer sind oder nur in geringen Stückzahlen produziert werden (und daher schwierig einzukaufen sind) sowie Betäubungsmittel in weiteren Darreichungsformen:

1. *Botulismus-Antitoxin vom Pferd,*
2. *Diphtherie-Antitoxin vom Pferd,*
3. *Schlangengift-Immunserum, polyvalent, Europa,*
4. *Tollwut-Impfstoff,*
5. *Tollwut-Immunglobulin,*
6. *Varizella-Zoster-Immunglobulin,*

7. *C1-Esterase-Inhibitor,*
8. *Hepatitis-B-Immunglobulin,*
9. *Hepatitis-B-Impfstoff,*
10. *Digitalis-Antitoxin,*
11. *Opioide in transdermaler und in transmucosaler Darreichungsform.*

Mit Ausnahme der Betäubungsmittel werden diese weiteren „Notfallmedikamente" in jedem Bundesland an zentralen Stellen in so genannten „Notfalldepots", meist in Krankenhausapotheken, vorrätig gehalten. Über ein Notfallsystem können diese Medikamente allen anfordernden Apotheken des jeweiligen Bundeslandes kurzfristig (also binnen Minuten bzw. Stunden) zur Verfügung gestellt werden.

Die unter 11. aufgelisteten Darreichungsformen der Betäubungsmittel werden u.a. in der Palliativmedizin benötigt und müssen daher ebenfalls in der Apotheke vorrätig gehalten werden, da eine kurzfristige Beschaffung aus Notfalldepots aufgrund betäubungsmittelrechtlicher Vorschriften nicht oder nicht zu jeder Zeit möglich ist und auch die teilweise von pharmazeutischen Großhändlern angebotene Lieferung zu bestimmten Zeitfenstern im Notdienst (auf Kosten der Apotheke) nicht ausreicht, die Versorgung rund um die Uhr sicherzustellen.

Liste regionaler Notfalldepots

Eine Liste der regionalen Notfalldepots, in der sowohl die Standorte als auch die Kontaktadressen für den Notfall und die dort eingelagerten Mengen an Medikamenten enthalten sind, erhalten Sie über die zuständige Apothekerkammer, die die Listen im Allgemeinen auch auf ihrer Homepage (teilweise Passwort-geschützt) zur Verfügung stellt. Diese Liste der „Notfalldepots nach § 15 ApBetrO" muss in jeder Apotheke an „prominenter" Stelle aushängen. Ihre Existenz und Benutzung muss allen Apothekenmitarbeitern bekannt sein. Erkundigen Sie sich, wo die Liste in „Ihrer" Apotheke aushängt.

Anforderung von Arzneimitteln aus dem Notfalldepot

Die Tatsache, dass bestimmte Arzneimittel aufgelistet sind, die verpflichtend zur Ausstattung einer Apotheke oder in das regionale Notfalldepot gehören, bedeutet übrigens nicht, dass diese in Notfällen kostenlos abzugeben sind. Die Notfallversorgung ist eine Gemeinwohlaufgabe und erfolgt nur nach Vorlage einer gültigen ärztlichen Verordnung, mit der die Notwendigkeit dokumentiert und der zuständige Kostenträger (Krankenkasse) benannt wird. Erkundigen Sie sich am besten in der Apotheke oder bei der Apothekerkammer (Homepage?) nach den genauen Entnahmemodalitäten, um für einen echten Notfall gerüstet zu sein.

10.5 Notdienstbereitschaft

Durch die gesetzliche Verpflichtung jeder Apotheke zur Teilnahme am Apothekennotdienst wird sichergestellt, dass pharmazeutische (Dienst)Leistungen der Bevölkerung jederzeit zur Verfügung stehen. Apotheken sind nämlich – anders als andere Gewerbebetriebe – nach § 23 ApBetrO zur steten Offenhaltung verpflichtet und müssen (mit Ausnahme der Nachtstunden, der Samstagnachmittage und Sonn- und Feiertage) einen Antrag auf Schließung der Apotheke bei der zuständigen Behörde stellen, wenn sie zusätzlich beispielsweise auch während etwaiger Betriebsferien schließen möchten.

- § 23 ApBetrO

1. Welche Norm regelt die Bestückung eines Betriebsverbandskastens? Ist der Verbandskasten in „Ihrer" Apotheke ausreichend bestückt und der Inhalt lange genug haltbar/steril?
2. Wie heißt die für Apotheken zuständige Berufsgenossenschaft?
3. Nennen Sie die fünf Glieder der Rettungskette!
4. Welche Betäubungsmittel muss eine Apotheke mindestens vorrätig halten?
5. Was ist ein „Notfalldepot"? Wer ist für die Pflege verantwortlich? Wer zahlt die Einrichtung?
6. Wie verhalten Sie sich, wenn jemand befürchtet, dass sich sein Kind mit Giftpflanzen vergiftet haben könnte?
7. Nennen Sie Beispiele für Antidote bei Vergiftungen, die jede Apotheke vorrätig haben muss.
8. Wofür kann die von allen Apotheken vorrätig zu haltende Kochsalzlösung zur Injektion gedacht sein?

Bisher sind keine eigenen Arbeitsbögen zur gesamten Thematik des Kapitel 10 vorhanden.

- „Arbeitsbogen 1" enthält auf den Seiten 5 und 6 Fragen zum Notfallsortiment, Notfalldepot sowie zu Dienstbereitschaftsregeln des Bundeslandes.

11 Vom ersten Praktikumstag zum Dritten Abschnitt der Pharmazeutischen Prüfung

11.1 Die Approbationsordnung für Apotheker (AAppO)

Den Rechtsrahmen für die Gliederung der „pharmazeutischen Ausbildung" insgesamt und die praktische Ausbildung sowie ihre wichtigsten Inhalte bildet die Approbationsordnung. Nach § 1 (1) AAppO gehört nach dem Bestehen des zweiten Abschnitts der Pharmazeutischen Prüfung noch ein zwölfmonatiges Praktikum, von dem mindestens sechs Monate in einer öffentlichen Apotheke abzuleisten sind, sowie das Bestehen des Dritten Prüfungsabschnitts der Pharmazeutischen Prüfung („3. Staatsexamen") zur pharmazeutischen Ausbildung. Allgemein wird eine Reform der Ausbildung sowohl hinsichtlich der Länge als auch der Inhalte im Berufsstand für dringend geboten angesehen. In den zuständigen Gremien werden derzeit entsprechende Vorschläge erarbeitet, die auf dem im November 2019 verabschiedeten Thesenpapier basieren.

- § 1 Approbationsordnung für Apotheker https://www.abda.de/fileadmin/user_upload/assets/Ausbildung_Studium_Beruf/Thesen_Novell_AAppO_BAK_MAV_19_11_13.pdf

§ 1 (2) AAppO legt fest, dass während der ganztägigen (also einer Vollzeitstelle entsprechenden) praktischen Ausbildung die im Studium erworbenen pharmazeutischen Kenntnisse vertieft, erweitert und praktisch angewendet werden sollen, wobei sich die Ausbildung hinsichtlich der prüfungsrelevanten Themen auch auf Bereiche wie apothekenübliche Medizinprodukte beziehen kann, die bisher nicht Bestandteil des Pharmaziestudiums sind und ausschließlich während der praktischen Ausbildung bzw. des praktikumsbegleitenden Unterrichts vermittelt werden.

Dabei muss die Ausbildung, egal in welcher Einrichtung sie erfolgt, von einem Apotheker, der hauptberuflich in der Ausbildungsstätte tätig ist, geleitet werden, damit nicht nur die notwendige inhaltliche Kompetenz, sondern vor allem auch die Beurteilung und Organisation der Inhalte und ihrer Vermittlung gesichert sind. Das bedeutet natürlich nicht, dass nur dieser verantwortliche Apotheker allein die fachliche Ausbildung übernimmt, aber er ist im Regelfall auch der Ansprechpartner für alle Fragen und Probleme.

Der „Auszubildende", wie der Pharmazeut im Praktikum in § 4 der Approbationsordnung genannt wird, hat seine „Arbeitskraft zu regelmäßiger Mitarbeit zur Verfügung zu stellen und sich auf den Dritten Abschnitt der Pharmazeutischen Prüfung vorzubereiten", was natürlich ebenso wenig bedeutet, den ganzen Tag in Fachbüchern zu lesen wie den ganzen Tag zu „schuften". „Dabei darf er nur zu Tätigkeiten herangezogen werden, die seine Ausbildung fördern", was nicht so auszulegen ist, dass ein Pharmazeut im Praktikum ausschließlich pharmazeutische Tätigkeiten ausführen soll, denn es ist sicherlich auch insgesamt ausbildungsfördernd, Zusammenhänge, Arbeitsabläufe und betriebliche Gepflogenheiten kennenzulernen und sich vielleicht auch zum ersten Mal im Leben in einen Arbeitsalltag zu integrieren.

Gerade zu Beginn des Praktikums ist die Anzahl der Aufgaben, die ein PhiP bereits zuverlässig und vergleichsweise

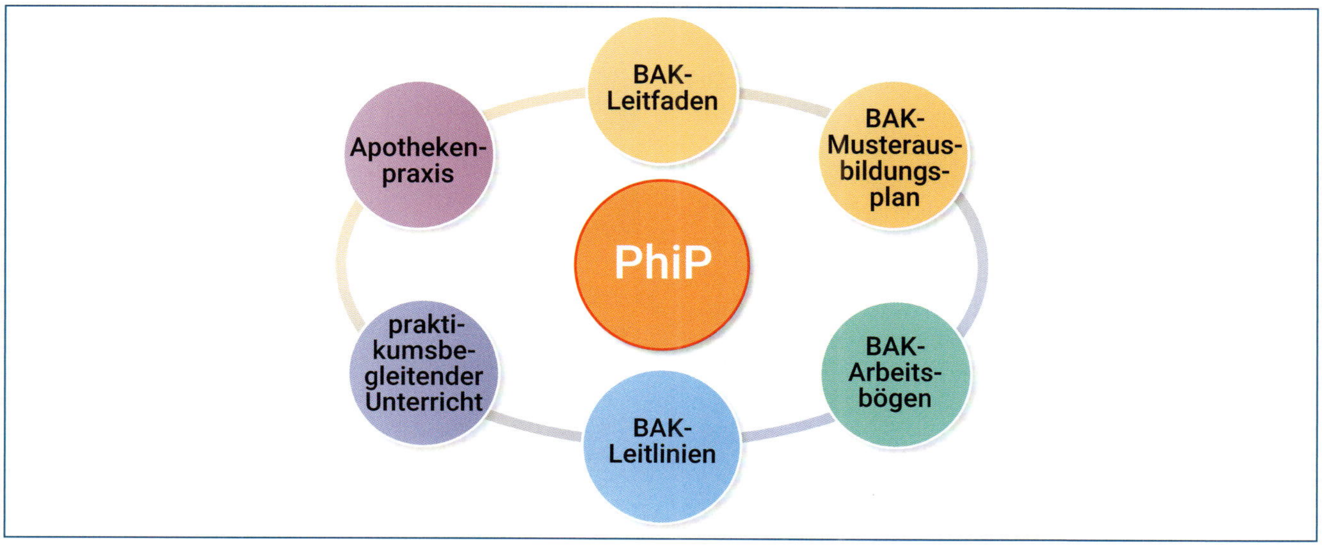

Abb. 11.1: Elemente der Ausbildung

eigenständig übernehmen kann, naturgemäß noch sehr gering, so dass es in dieser Phase meist noch sehr viel mehr Leerlauf gibt als zum Ende der Ausbildung. In dieser Zeit können unterstützende Tätigkeiten wie „Warenlager- oder Regalpflege" und „aktive Mithilfe bei der Umsetzung des Hygieneplans" manchmal mehr Zeit beanspruchen als pharmazeutische Tätigkeiten. Wenn Sie sich bewusst machen, dass auch oder gerade dabei Kenntnisse über Warenlager, Lagerorte und Produkte gewonnen werden können, die später für die Beratung wichtig sind, ist diese Zeit nicht verloren. Und der restliche Leerlauf lässt sich vielleicht auch durch die Vor-Ort-Beschäftigung mit diesem Buch in einen „Lehr-Lauf" verwandeln!

Wenn Sie jedoch als PhiP nur Kaffee kochen und Regale wischen sollen, ist auf jeden Fall rechtzeitig ein Gespräch mit dem für die Ausbildung zuständigen Apotheker zu führen, in dem Sie notfalls auch auf die Verantwortung für eine „ordentliche" Ausbildung wie sie in § 4 (3) AAppO gefordert wird, hinweisen können. Und wenn die Chemie zwischen Apotheke(r) und PhiP gar nicht stimmt, ist letztendlich ein Wechsel der Ausbildungsstätte möglich – und sinnvoll.

Neben der praktischen Ausbildung in der Apotheke (und ggf. einer anderen Einrichtung) ist die Teilnahme an den begleitenden Unterrichtsveranstaltungen, in denen die in der Anlage 8 AAppO aufgeführten Stoffgebiete vermittelt werden sollen, ebenfalls verpflichtend, d.h. der PhiP muss für die Teilnahme freigestellt werden.

Zu den Stoffgebieten, die während der praktischen Ausbildung gelehrt werden, gehören:

- Grundprinzipien der Rezeptur und Defektur einschließlich der Beurteilung von Herstellungsvorschriften und -verfahren; Entwicklung, Zulassung und Herstellung von Fertigarzneimitteln
- Planung, Überwachung und Disposition des Wareneinkaufs; technische Verfahren sowie Probleme der Lagerhaltung; Beeinflussung der Haltbarkeit von Arzneimitteln und Medizinprodukten, die in den Apotheken in den Verkehr gebracht werden, durch Transport und Lagerung
- Beschaffung, Auswertung, Bewertung und Weitergabe von Informationen über Arzneimittel und Medizinprodukte einschließlich Sicherheitsaspekten
- Information und Beratung von Patienten, Ärzten und Angehörigen anderer Gesundheitsberufe über Arzneimittel und Medizinprodukte, die in den Apotheken in den Verkehr gebracht werden, insbesondere über die sachgemäße Aufbewahrung, Anwendung, Inkompatibilitäten und Wechselwirkungen sowie die Gefahren des Dauergebrauchs und Missbrauchs von Arzneimitteln
- Kommunikationstechniken für den Umgang mit Gesunden, Patienten und deren Angehörigen, Ärzten und Angehörigen anderer Gesundheitsberufe
- Aspekte der Qualitätssicherung und Qualitätskontrolle
- Angewandte Pharmakotherapie; Arzneimittelauswahl in der Selbstmedikation; besondere Therapierichtungen; Grenzen der Selbstmedikation; Interpretation ärztlicher, zahnärztlicher und tierärztlicher Verschreibungen sowie deren Terminologie; Pharmazeutische Betreuung; apothekenübliche Dienstleistungen
- Blut und Blutprodukte
- Krankenhaushygiene
- Ökonomische Aspekte des Einsatzes von Arzneimitteln und Medizinprodukten
- Vergleichende Beurteilung von Produkten für die Säuglings- und Kinderernährung; vergleichende Beurteilung von Ernährungsmaßnahmen einschließlich diätetischer Lebensmittel und Nahrungsergänzungsmittel; vergleichende Beurteilung von Produkten zur enteralen und parenteralen Ernährung
- Vergleichende Beurteilung von Produkten und Gegenständen zur Körperpflege, von apothekenüblichen Medizinprodukten sowie von Pflanzenschutz- und Schädlingsbekämpfungsmitteln
- Besonderheiten der Tierarzneimittel
- Spezielle Aspekte der Gesundheitsförderung
- Unfallverhütung in der Apotheke und in pharmazeutischen Betrieben einschließlich des sachgerechten Umgangs mit Gefahrstoffen, Zytostatika, Radiopharmaka und radioaktiven Diagnostika; allgemeine Maßnahmen bei Unfällen und Vergiftungen (Erste Hilfe)
- Betriebswirtschaft für Apotheker unter Berücksichtigung des Handelsrechts, des Steuerrechts und des kaufmännischen Rechnungswesens
- Aufgaben und Tätigkeitsfelder des Apothekers
- Allgemeine Rechtskunde, Berufsrecht; Rechtsvorschriften für den Apothekenbetrieb, den Verkehr mit Arzneimitteln, Betäubungsmitteln, Medizinprodukten, diätetischen Lebensmitteln, Produkten zur Körperpflege, Gefahrstoffen und Pflanzenschutzmitteln; Heilmittelwerberecht
- Besonderheiten des nationalen und internationalen Arzneimittelmarktes
- Aufgaben und Organisation der Gesundheitsverwaltung bei Bund, Ländern und Gemeinden sowie auf internationaler Ebene
- Pharmazeutische Organisationen und Einrichtungen
- Einführung in die Sozialgesetzgebung und das Sozialversicherungswesen

- Anlage 8 AAppO

Die Durchführung der Unterrichtsveranstaltungen wird von den zuständigen Behörden im Allgemeinen an die jeweiligen Apothekerkammern übertragen. Da die Teilnahme verpflichtend ist und auch nachgewiesen werden muss, ist der PhiP für die Teilnahme von seiner Praktikumsstelle freizustellen und der Unterricht als Arbeitszeit zu zählen.

11.2 Materialien der Bundesapothekerkammer (BAK)

Neben den verpflichtenden Vorgaben aus der Approbationsordnung gibt es seit 2015 völlig neu konzipierte Materialien der Bundesapothekerkammer, die mit einem umfangreichen Leitfaden, einem Musterausbildungsplan und einer Vielzahl an Arbeitsbögen die pharmazeutische Ausbildung strukturieren und mit Inhalten füllen. Diese Materialien sind rechtlich unverbindlich, für die Praxis aber sehr hilfreich, weil sie einerseits Ideen und Anregungen für die Ausbildung liefern und andererseits auch eine gute Möglichkeit bieten, Inhalte eigenständig zu be- und zu erarbeiten. Alle Materialien finden sich gesammelt unter

- https://www.abda.de/fileadmin/user_upload/assets/Ausbildung_Studium_Beruf/Leitfaden_3._Abschnitt/LF_3._Abschn_gesamt_21_07_01.pdf
- https://www.abda.de/fuer-apotheker/qualitaetssicherung/leitlinien/leitlinien-und-arbeitshilfen/

Musterausbildungsplan. Der darin enthaltene Musterausbildungsplan ist ein unverbindlicher Vorschlag, der die wesentlichen Inhalte der Approbationsordnung auf ein sechsmonatiges Apothekenpraktikum verteilt. Damit kommt er dem Wunsch vieler PhiP nach, die im Rahmen des Praktikums neben der öffentlichen Apotheke noch ein weiteres Berufsfeld kennenlernen möchten. Alle anderen PhiPs können den „Stoff" natürlich problemlos auch auf einen längeren Zeitraum verteilen oder die zweiten sechs Monate in einer öffentlichen Apotheke zum Vertiefen der Kenntnisse nutzen.

BAK-Arbeitsbögen. Neben dem Musterausbildungsplan hat die BAK inzwischen 29 mehrseitige Arbeitsbögen zusammengestellt, die Fragen aus den Bereichen der pharmazeutischen Ausbildung (vorrangig in einer öffentlichen Apotheke) enthalten. Die Arbeitsbögen können selbstständig bearbeitet oder als Diskussionsgrundlage für Fachgespräche im Ausbildungsbetrieb genutzt werden, da es zu den Fragen keine „offiziellen" Antworten gibt. So ist wie so oft im Leben der Weg das Ziel. Dieses Werk nimmt ausdrücklich Bezug auf die Arbeitsbögen, die nach erfolgreicher Bearbeitung an geeigneter Stelle in diesen Ordner eingeheftet werden können.

Die Bundesapothekerkammer ist an einer Evaluation der Arbeitsbögen zur Weiterentwicklung und Anpassung sehr interessiert und stellt daher sowohl für die ausbildende Apotheke als auch für die PhiPs Fragebögen auf der ABDA-Homepage bereit.

- Für Apotheken: https://www.abda.de/fileadmin/user_upload/assets/Ausbildung_Studium_Beruf/Leitfaden_3._Abschnitt/LF_3._Abschn_Anl_3.1_Eval_Apo_21_07_01.pdf
- Für PhiP: https://www.abda.de/fileadmin/user_upload/assets/Ausbildung_Studium_Beruf/Leitfaden_3._Abschnitt/LF_3._Abschn_Anl_3.2_Eval_PhiP_21_07_01.pdf

Neben dem themenbezogenen selbstständigen Bearbeiten der Arbeitsbögen ist auch das Durchlesen der Leitlinien, Kommentare und Arbeitshilfen der BAK gut für die sinnvolle Überbrückung von Leerlaufzeiten nicht nur am Anfang der Ausbildung geeignet. Alle dabei auftretenden Fragen, aber auch mögliche Lösungen sollten anschließend idealerweise im Fachgespräch mit bzw. im ausbildenden Team diskutiert werden.

Leitlinien und Arbeitshilfen unter

- https://www.abda.de/fuer-apotheker/qualitaetssicherung/leitlinien/

11.3 Konzept der akademischen bzw. akkreditierten Ausbildungsapotheke

Ein steter Diskussionspunkt auch innerhalb der Apothekerschaft ist die Forderung nach der Akkreditierung von Ausbildungsapotheken, also dem Erstellen von Mindeststandards und dem Bewerten von Ausbildungsstätten. Diese Forderung wurde bisher immer mit dem Argument abgelehnt, keine zusätzlichen „Hürden" für die Ausstattung einer Ausbildungsstätte aufstellen zu wollen und zu müssen, da die in der AAppO beschriebenen Ausbildungsinhalte sowie die gesetzlichen Vorgaben der ApBetrO bereits einen Mindeststandard vorgeben, der von jeder Apotheke erfüllt werden kann und muss.

Darüber hinausgehende Qualifikationen können bereichernde Erfahrungen ermöglichen, die allerdings nicht zum „Standardprogramm" jeder Apotheke gehören. Gerade auch mit der Zunahme „freiwilliger" Leistungen wie Schnelltests, Impfungen oder demnächst auch honorierten pharmazeutischen Dienstleistungen wird die Differenzierung zwischen Apotheken weiterhin zunehmen. Zudem sollte man in der Diskussion stets berücksichtigen, dass das Aufstellen (zu) vieler verpflichtender Kriterien wie beispielsweise die Beschäftigung eines Fachapothekers, die aktive Durchführung eines Medikationsmanagements, die Zytostatika-Herstellung, eine Lehrtätigkeit bzw. didaktische Erfahrung des Ausbildungsapothekers usw. zu einer starken Einschränkung der zur Verfügung stehenden Ausbildungsplätze führen würde, ohne dass damit automatisch eine bessere Ausbildung in dieser Phase des Berufsstarts garantiert ist.

Auch deshalb sind zusätzliche Qualitätsstandards bisher nur in den freiwilligen Konzepten der akkreditierten oder der akademischen Ausbildungsapotheke niedergelegt worden, die daher auch nur von einigen Landesapothekerkammern angeboten werden. Alle Landesapothekerkammern bieten jedoch allgemeine Informationen rund um die Ausbildung und häufig auch eine Praktikumsplatzbörse sowie einen Stellenmarkt an.

- www.akademische-ausbildungsapotheke.de/

11.4 Tipps zur Auswahl der Ausbildungsapotheke

Generell ist es schwierig, allgemeingültige Kriterien für die Auswahl der „richtigen" Ausbildungsapotheke aufzustellen, denn Erwartungen und Voraussetzungen sowohl des PhiPs als auch der Apotheke sind sicherlich im Einzelfall sehr unterschiedlich. Sowohl die Landes- als auch die Bundesapothekerkammer und der BPhD geben Hilfestellungen dabei, aber letztendlich ist jeder Pharmazeut im Praktikum anders und jede Entscheidung für oder gegen eine bestimmte Apotheke individuell:

Wo für den einen die Nähe zur Universität oder Wohnstätte bedeutsam ist, ist für den anderen eine übertarifliche Vergütung wichtig und wo der eine in einer „großen" Apotheke möglichst viele einzelne „Stationen" kennenlernen möchte, möchte der andere lieber in einer kleinen Apotheke mit familiärer Atmosphäre zum Allroundtalent ausgebildet werden.

Egal, wie man sich entscheidet: Die Zeit in der Ausbildungsapotheke beruht zu einem nicht unerheblichen Teil auf einer (kurzen) zwischenmenschlichen Beziehung mit dem Chef und dem Apothekenteam und ist damit vor allem auch eine Frage der „Chemie". Wie in jeder Beziehung ist es am besten, wenn beide Partner voneinander profitieren und die Praktikumszeit eine Zeit des Gebens und Nehmens wird.

Dabei ist jeder für seine Ausbildung mit verantwortlich. Wer nichts fragt und fordert, sondern eine Art „Full-Service-Programm" mit Rundumbetreuung erwartet, wird schneller enttäuscht werden als jemand, der ebenso selbstständig wie aktiv nachfragt und mit offenen Augen durch den Alltag geht. Die Ausbildungsapotheke profitiert dafür vom aktuellen Wissen und der Neugier des PhiPs und kann andererseits einen guten Eindruck auf den Berufsnachwuchs machen und damit nicht nur die eigene Zukunft durch die Ausbildung möglicher neuer Mitarbeiter sichern.

Auch der BPhD bietet ebenso wie die Landesapothekerkammern Tipps zur Auswahl der Praktikumsapotheke sowie viele weitere Informationen rund um das praktische Jahr und die letzte Staatsexamensprüfung an. Die Vielfalt der Apotheken in Deutschland bietet auf jeden Fall für jeden die richtige Ausbildungsapotheke. Manchmal muss man nur ein wenig nach ihr suchen …

11.5 Dritter Abschnitt der Pharmazeutischen Prüfung

Auch für die letzte Staatsexamensprüfung finden sich die Rechtsgrundlagen in der Approbationsordnung für Apotheker, die in Anlage 15 festlegt, welche Themen Bestandteil der Prüfung zum Dritten Staatsexamen sein können und wie die Prüfung abzulaufen hat. Für die Durchführung der Prüfung ist dann das jeweilige Landesprüfungsamt zuständig. § 19 AAppO beschreibt den Dritten Abschnitt der Pharmazeutischen Prüfung, nach dem ein Prüfling mindestens eine halbe und höchstens eine Stunde geprüft werden soll, um anhand der Prüfungsfragen festzustellen, ob der Prüfling die zur Ausübung des Apothekerberufs erforderlichen Kenntnisse besitzt. Die Prüflinge sind dabei einzeln oder in Gruppen bis zu vier Personen von einer Prüfungskommission zu prüfen, die aus dem Vorsitzenden und zwei bis höchstens vier weiteren Mitgliedern besteht, zu denen Professoren oder Privatdozenten einer Universität sowie Apotheker, die nicht dem Lehrkörper angehören, bestellt werden.

„Verhalten" im Dritten Staatsexamen

Die Prüfung zum Dritten Abschnitt der Pharmazeutischen Prüfung ist eine mündliche Prüfung, die wie jede mündliche Prüfung nur eine vergleichsweise kurze Momentaufnahme des vorhandenen Wissens liefern kann. Trotz aller Prüfungsvorbereitungen des Prüflings und aller Erfahrungen der Prüfer ist dabei auch stets eine Portion Glück für die „richtigen" Themen nötig.

Es ist immer gut, eine Vorstellung über den Ablauf der Prüfung und die Prüfungsumstände mit den regionalen Besonderheiten zu haben. Gespräche mit anderen Prüflingen oder auch das Beiwohnen bei einer Prüfung als Zuhörer (nach § 11 (5) AAppO) können dazu hilfreich sein: Mit welchem Thema wird begonnen (Praxis oder Recht)? Welcher Prüfling beginnt? Wird abwechselnd geprüft? Werden unbeantwortete Fragen an den nächsten Prüfling weitergegeben (Muss man also bei der Prüfung des „Nachbarn" aufpassen?)? Wie schwierig und tiefgehend sind die Fragen und wie umfangreich wird geantwortet? Werden auch aktuelle Entwicklungen gefragt (Fachzeitschriften lesen!)?

Es gibt auch Seminare, die speziell auf die Gegebenheiten des Dritten Staatsexamens vorbereiten.

Manche Prüfer beantworten einen großen Teil der Fragen selbst oder warten auf bestimmte Stichworte. Sie geben sich mit Umschreibungen nur ungern zufrieden und haken lange nach. Einige Prüfer kommentieren die Antworten mit „stimmt" oder „stimmt nicht", einige lassen die Antworten unkommentiert stehen und fragen nur manchmal noch einmal nach, so dass man aus ihrem Verhalten nicht unbedingt herleiten kann, ob die eigenen Antworten alle richtig oder zumindest ausreichend waren.

Hilfreich ist es, in flüssiger Rede zu antworten und sein Wissen zu dem angesprochenen Thema aktiv anzubieten. Gerade im Bereich „Spezielle Rechtsgebiete" ist es dabei besonders wichtig, präzise zu antworten und sich nicht im Konjunktiv zu verlieren („Ich glaube, das könnte vielleicht im Arzneimittelgesetz stehen."). Einsilbiges Verhalten dokumentiert jedenfalls einen wenig umfangreichen Wissensstand und bringt den Prüfer in die Not, mehr Fragen zu stellen, als er vielleicht eigentlich vorhatte. Zudem ist Apotheker ein kommunikativer Beruf.

Wenn man jedoch völlig „auf dem Schlauch" steht, sollte man das auch sagen bzw. sein Wissen bei einem gleichwertigen Thema anbieten, bei dem man dann aber wirklich sattelfest sein sollte. Manche Prüfer helfen einem auch durch weitere Fragen „auf den Sprung" und manchmal kann es sogar vorkommen, dass ein Prüfer eine Antwort falsch oder auch einmal gar nicht verstanden hat, weshalb man seine Antworten auch nicht zu leise vor sich hinmurmeln sollte.

Wie auch immer: Die beste Strategie ist neben der berühmten Portion Glück eine gute Vorbereitung und die Fähigkeit, das eigene Wissen überzeugend darzustellen.

Anlage 15 AAppO

Pharmazeutische Praxis	Spezielle Rechtsgebiete für Apotheker
• Grundprinzipien der Rezeptur und Defektur; Inkompatibilitäten; Grundprinzipien der Entwicklung, Herstellung und Zulassung von Fertigarzneimitteln; Konformitätsbewertung von Medizinprodukten; • Möglichkeiten der Beeinflussung der Haltbarkeit von Arzneimitteln; • Beschaffung, Dokumentation, Auswertung, Bewertung und Weitergabe von Informationen über Arzneimittel und Medizinprodukte; • Information und Beratung von Patienten, Ärzten und Angehörigen anderer Gesundheitsberufe über Arzneimittel und Medizinprodukte, die in den Apotheken in den Verkehr gebracht werden, insbesondere über sachgemäße Aufbewahrung und Anwendung, Neben- und Wechselwirkungen; Gefahren des Dauergebrauchs und Missbrauchs von Arzneimitteln; • Aspekte der Qualitätssicherung; • Angewandte Pharmakotherapie; Arzneimittelberatung und -auswahl in der Selbstmedikation; Interpretation ärztlicher, zahnärztlicher und tierärztlicher Verschreibungen sowie deren Terminologie; praktische Aspekte der pharmazeutischen Betreuung; apothekenübliche Dienstleistungen; • Blut und Blutprodukte; • Krankenhaushygiene; Ökonomische Aspekte des Einsatzes von Arzneimitteln und Medizinprodukten;	• Überblick über die Abgrenzung folgender Rechtsgebiete: Staatsrecht, Verwaltungsrecht, Strafrecht, bürgerliches Recht, Handelsrecht; Unterscheidung zwischen Gesetz, Rechtsverordnung, Verwaltungsvorschrift, Satzung; • Berufsrecht für Apotheker; Ausbildung und Aufgaben der anderen Berufe in Apotheken, rechtliche Grundlagen; Kammergesetze einschließlich Berufsgerichtsbarkeit; • Apothekenrecht, insbesondere Gesetz über das Apothekenwesen und Apothekenbetriebsordnung; sonstige für den Apothekenbetrieb wichtige Vorschriften aus anderen Rechtsgebieten; Grundzüge der Geschichte des Apothekenwesens; • Arzneimittel- und Betäubungsmittelrecht, insbesondere Arzneimittelgesetz, Heilmittelwerbegesetz und Betäubungsmittelgesetz sowie dazu erlassene Rechtsverordnungen; Medizinprodukterecht; Besonderheiten des nationalen und internationalen Arzneimittelmarktes, insbesondere Feilbieten, Werbung und Preisgefüge; • Vorschriften über den Umgang und Verkehr mit Gefahrstoffen; • Aufgaben und Organisation der Gesundheitsverwaltung bei Bund, Ländern und Gemeinden sowie auf internationaler Ebene; • Rechtliche Grundlagen für die betriebswirtschaftlichen Aspekte der Apothekenführung, Sozialversicherungsrecht.
• Produkte für die Säuglings- und Kinderernährung sowie für Ernährungsmaßnahmen bei Erkrankungen; Nahrungsergänzungsmittel; Produkte zur enteralen und parenteralen Ernährung; • Produkte und Gegenstände zur Körperpflege, Pflanzenschutz- und Schädlingsbekämpfungsmittel; • Gesundheitsförderung; • Unfallverhütung, Arbeitsschutz und Maßnahmen der Ersten Hilfe; • Betriebswirtschaftliche Grundlagen des Apothekenbetriebs, insbesondere Buchführung, Jahresabschluss, Rentabilität, Rationalisierung, Steuern.	

12 Antworten zu den Verständnisfragen

Antworten zu Kapitel 1

1. Nein, sie sind Handlungsempfehlungen, die nur – je nach ihrer Einbindung in das QMS – berücksichtigt werden.
2. Nur, wenn es im Rahmen des Heimliefervertrages gefordert wird. Dennoch sind die Prozesse zur Belieferung im Apotheken-QMS zu beschreiben, da sie dann Teil der pharmazeutischen Tätigkeiten dieser Apotheke sind.
3. Die Anleitung selbst beschreibt Arbeitsprozesse bei der Bedienung der Waage. Das Vorhandensein der Waage und die Festlegung ihrer Benutzung ist Teil der Strukturqualität.
4. Die Zertifizierung eines Unternehmens sagt nur aus, dass die Prozessbeschreibungen und Qualitätskontrollen die gültigen Qualitätsmanagement-Normen erfüllen, so dass die Produkte eines zertifizierten Unternehmens eine gute Qualität haben können. Sie muss jedoch nicht notwendigerweise besser sein als die Produktqualität eines Unternehmens, das die Prozesse nicht extern überprüfen lässt.
5. Nein, da es sich bei der Warenannahme nicht um eine pharmazeutische Tätigkeit handelt. Allerdings können Aspekte der Warenannahme (wie Einscannen, Abgleich mit der Bestellung und Einräumen in das Warenlager) Bereiche sein, die im Rahmen der Festlegungen zur Vermeidung von Verwechslungen getroffen werden könnten.
6. Eine Apothekenrevision ist eine externe Qualitätskontrolle und kann daher als solche als Bestandteil des QMS gelten.

Antworten zu Kapitel 2

1. Gar nicht, da zum Zeitpunkt des Erwerbs noch nicht klar ist, dass dieses Humanarzneimittel einmal für die Behandlung eines Tieres umgewidmet werden könnte.
2. Das Rezept ist als Privatrezept drei Monate gültig und kann nach Rücksprache mit der Arztpraxis und deren Einverständnis auch noch nach den vier Wochen beliefert werden. Vermerkt der Apotheker die erfolgte Rücksprache wegen der Fristüberschreitung sowie die Erlaubnis zur Belieferung auf dem Rezept (§ 3 Rahmenvertrag SGB V), kann es ganz „normal" zur Abrechnung gegeben werden.
3. Prinzipiell ja, wenn auf den Bierdeckel alle Angaben nach § 2 AMVV heraufpassen und es keine Zweifel an der Echtheit gibt.
4. Betäubungsmittelrezepte mit den Buchstaben „K" und „N" werden nachgereicht und dürfen daher nicht noch einmal beliefert werden.
5. Ja, da beide Produktgruppen von den Arzneimittellieferverträgen erfasst werden.
6. Ja, sofern der Preisanker nicht überschritten wird (bzw. dieses Retaxationsrisiko eingegangen wird). Je nach Liefervertrag darf die Apotheke bei Lieferengpässen auch vom Preisanker abweichen, sofern die Arztpraxis dem zustimmt.
7. Nein, es fehlen die Angaben zum Hersteller und zur genauen Verordnungsmenge (N3 ist nicht eindeutig bestimmt, sondern beschreibt nur einen Mengenrahmen).
8. Nein. Es gibt keine Ausnahmen vom Austauschverbot.
9. Ja, sofern dieses Hormon neben „künstlicher Befruchtung" noch weitere Indikationen hat.
10. Nein, da es sich bei Widerruf der Zulassung dann um ein bedenkliches Arzneimittel handelt.
11. Jeder Arzt der Gemeinschaftspraxis hat eine eigene, unterschiedliche LANR. Die Gemeinschaftspraxis als Betriebsstätte hat eine gemeinsame BSNR.

Antworten zu Kapitel 3.1

1. „Kennen Sie das Arzneimittel schon?" wird schnell mit „Ja" oder „Nein" beantwortet. Das „Ja" würde nicht sicherstellen, dass sich derjenige mit der Anwendung auskennt bzw. das Arzneimittel auch wirklich richtig anwendet. Das „Nein" reicht nicht aus, um zu wissen, welche Informationen dem Patienten fehlen. Es müssen also auf jeden Fall weitere Fragen folgen. Die offene Frage signalisiert hier mehr Gesprächsbereitschaft und zwingt den Patienten, über die Anwendung nachzudenken.
2. Eigentlich kennt der Patient „seinen" Blutdrucksenker ja schon und hat wahrscheinlich keine Fragen zur Anwendung. Wenn er die (anders aussehende) Packung des neuen Rabattvertrags-Partners zum ersten Mal sieht, wird er die Frage auf jeden Fall mit „Nein" beantworten, weil er das Aussehen nicht kennt. Der Apotheker wird nun vielleicht mit einer pharmazeutischen Information zur Anwendung starten, dabei wäre hier nur die Problematik des wechselnden Vertragspartners der Krankenkasse zu klären. Es wird also leicht aneinander vorbei geredet (und Zeit verschwendet).

Antworten zu Kapitel 3.2

1. Alle drei Arzneimittelgruppen werden „gerne" zur Gewichtsreduktion missbräuchlich verwendet, ohne dafür zugelassen zu sein.
2. Derartige Arzneimittel sind thermolabil und unterliegen einer erhöhten, temperaturabhängigen Zersetzungsgefahr. Arzneimittel(packungen), die sich gerade in Ge-

brauch befinden, sind für den Zeitraum des (sofortigen) Gebrauchs ausreichend stabil. Sollen sie jedoch länger aufgehoben (gelagert) werden, müssen sie vor Zersetzung durch Kühlung geschützt werden.

3. Nein, im Allgemeinen betrifft das bei einem derart kurzzeitigen Stromausfall bzw. der entsprechenden Temperaturerhöhung allenfalls nur Arzneimittel mit Kühlkettenpflicht. Informationen über die Haltbarkeit erhält man im Zweifelsfalle beim Hersteller oder auch in der Fachinformation.
4. Nein, denn bei Arzneimitteln gibt es rein theoretisch keine Verpackung, da Umkarton und Beipackzettel Teil des Arzneimittels sind.
5. Nein, auch hier handelt es sich um Haushaltsmüll bzw. Siedlungsabfall, für dessen (umweltgerechte) Entsorgung der Verbraucher verantwortlich ist.

Antworten zu Kapitel 3.3

1. Nur Apotheker. Vorbereitende oder unterstützende Tätigkeiten können natürlich auch vom pharmazeutischen Personal übernommen werden.
2. Bisher gibt es eine Beschreibung im Grundsatzpapier der ABDA, nach der auch die Arzneimittelinitiative Sachsen-Thüringen arbeitet sowie die Begriffsfestlegung in § 1a ApBetrO.
3. Je nach Auskunftswilligkeit des Patienten wird es meist eine Typ 2a-Analyse sein.
4. Nein, nur wenn sie im Einverständnis mit dem Patienten kontinuierlich zur Verbesserung der Therapie (regelmäßig) erfolgt.

Antworten zu Kapitel 3.5

1. Nein, nicht ohne Änderung bzw. Ergänzung, denn es fehlt die Angabe des Herstellers sowie die eindeutige Mengenbezeichnung. N3 ist nur ein Normgrößenbereich, zu dem teilweise auch mehrere Packungsgrößen eines Herstellers im Handel sind.
2. Hier lassen sich zur Vermeidung möglicher Anwendungsfehler mit dieser Begründung pharmazeutische Bedenken unter Angabe der Sonder-PZN und des Faktors 8 oder 9 geltend machen.
3. Es wäre zu überprüfen, inwieweit aufgrund des Erhalts der Adhärenz die Abgabe dieses Arzneimittels notwendig wäre, so dass pharmazeutische Bedenken geltend gemacht werden könnten, sofern dem nicht ein vom Arzt gesetzter Preisanker entgegensteht. Anderenfalls wäre es möglich, die Verordnung als Wunscharzneimittel anzusehen und nach Wunsch des Patienten zu beliefern, der sich jedoch selbst um die Erstattung kümmern muss.
4. Existiert in der Festbetragsgruppe ein wirkstoffgleiches Arzneimittel unterhalb des Festbetrages, kann dagegen ausgetauscht werden, sofern nicht aut-idem-Verbote oder Rabattverträge dem entgegenstehen. Gehört das verordnete Arzneimittel zur Festbetragsgruppe III, so dass keine wirkstoffidentischen Arzneimittel existieren, kann der Patient ohne Umstellung der Therapie nicht aufzahlungsfrei bedient werden.

Antworten zu Kapitel 3.6

1. Das Verteilungsvolumen für fettlösliche Arzneimittel (und Vitamine) ist geringer im Verhältnis zu dem von Erwachsenen, so dass die Dosis bezogen auf das Körpergewicht im Verhältnis niedriger sein muss.
2. Nicht jeder Tee- oder Esslöffel ist gleich groß, auch wenn eine bestimmte Milliliterzahl damit gemeint ist.
3. Neben den klassischen Antihistaminika gegen Allergien finden sich gerade die sedierenden Wirkstoffe natürlich auch in Schlafmitteln, Arzneimitteln gegen Übelkeit (Reiseübelkeit!) und teilweise auch in Kombinations-„Grippemitteln".
4. Pulverinhalatoren müssen aktiv durch einen starken Atemzug ausgelöst werden, was nur bei einer langfristigen (entzündungshemmenden) Asthmatherapie Sinn macht. Arzneimittel zur Anwendung bei einem akuten Asthmaanfall (mit Atemnot) können über Pulverinhalatoren nicht ausreichend hoch dosiert wirken, da der Atemzug nicht unbedingt ausreicht.
5. Die Angaben über den Zuckergehalt können, gerade bei häufiger am Tag anzuwendenden Säften, für Diabetiker „interessant" werden. Ist statt Zucker ein Zuckeraustauschstoff enthalten, kann dieser ggf. eine abführende Wirkung aufweisen.
6. Die Tablette lässt sich zwar aufgrund der Kerbe wahrscheinlich gut zerteilen, allerdings ist die Wirkstoffverteilung nicht ausreichend homogen, so dass selbst zwei gleich große Teile nicht die gleiche Wirkstoffmenge enthalten. Besteht der Arzt darauf, dass die notwendige Dosierung durch Teilen der doppelten Dosis erzielt werden soll, ist auf ein Präparat einer anderen Herstellerfirma auszuweichen.

Antworten zu Kapitel 3.7

1. Beide Verfahren beruhen auf dem Ähnlichkeitsprinzip (jedenfalls bei den aktiven Impfungen), das heißt, Stoffe werden in einer Verdünnung verabreicht, die bei höherer Dosierung die entsprechenden Krankheitssymptome verursacht. Bei der aktiven Impfung ist der Wirkstoff auch wirklich der Erreger der Krankheit, bei der Homöopathie kann es sich auch um ähnliche Auswirkungen unterschiedlicher Ursachen handeln.
2. Das Ähnlichkeitsprinzip, die Arzneimittelprüfung an Gesunden, die Potenzierung bzw. Dynamisierung sowie die Erstverschlimmerung.
3. 1 Teilchen, da in der Urtinktur 1 Mol, also $6{,}023 * 10^{23}$ Teilchen (Lohschmidt-Zahl) enthalten waren. D24 ist die 10^{24}-fache Verdünnung davon.
4. Ja, sie sind im Homöopathischen Arzneibuch als Stand von Wissenschaft und Technik hinterlegt und definieren

Qualität, sichern Unbedenklichkeit und geben den Herstellungsprozess vor.
5. D12 = 10^{12} oder 10^6 = C6
6. D24 ist nach der homöopathischen Vorstellung stärker, weil die geistige Kraft der Teilchen durch die häufigere Potenzierung zunimmt, obwohl C12 und D24 gleich viele bzw. wenige Teilchen enthalten.
7. Nein, da es sich um apothekenpflichtige Arzneimittel handelt.
8. Ja, da es sich dabei um Lebensmittel ohne Heilangaben handelt.

Antworten zu Kapitel 3.8

1. Nein, jedenfalls nicht im Rahmen der in der ApBetrO festgelegten Informations- und Beratungspflicht. Wenn Apotheken (zu den bei ihnen angebotenen Lebensmitteln) Informationen geben, sollten diese natürlich stimmig und richtig sein.
2. Sinnvoll sind dort Angaben über pharmakodynamische Daten, Halbwertszeit usw. wie sie sich z.B. in den Wirkstoffdossiers der ABDA-Datenbank[2] oder den Fachinformationen finden.
3. Sofern das Antibiotikum für Kinder zugelassen ist, finden sich die Angaben im Beipackzettel, in der Fachinformation oder natürlich auch in den Wirkstoffdossiers der ABDA-Datenbank[2] oder Nachschlagewerken wie der pädiatrischen Dosistabelle.
4. Nein, sofern für beide Tees die Qualitätsanforderungen der gleichen Standardzulassung zugrunde gelegt worden sind. Bei Arzneitees aus der Drogerie handelt es sich um traditionell zugelassene Arzneimittel, die von der Apothekenpflicht ausgenommen sind.
5. Die Internetseiten sind mit dem HON-Code-Zertifikat versehen.
6. Nein, es gibt vielfältige Finanzierungsmöglichkeiten. Selbsthilfegruppen, die sich den Leitsätzen der BAG-Selbsthilfe unterwerfen, geben über eventuelle Firmenzuwendungen Auskunft.

Antworten zu Kapitel 3.9

1. Durch die europaweite Sammlung ist die Datenbasis bzw. die Anzahl an Anwendungen größer, so dass auch seltene Nebenwirkungen „schneller" gefunden werden als bei der Beobachtung nur innerhalb eines Landes.
2. Sollte sich nicht auf den ersten Blick eine Fehlbedienung als Ursache ausmachen lassen, ist ein Bericht an die zuständige Behörde zu schreiben bzw. eine Meldung zu machen. Bei einem nicht funktionierenden Pulverinhalator ist von einem Qualitätsmangel des Gerätes, also eines Medizinproduktes auszugehen, der an das BfArM gemeldet wird. Der Kunde/Patient benötigt für einen Ersatz ein neues Rezept, da nach der Rechtsauffassung des BMG die Apotheke nicht berechtigt ist, ohne neuerliche Rezeptvorlage Ersatz bereitzustellen und die Überprüfung des möglichen Funktionsfehlers einige Zeit dauert.
3. Hierbei handelt es sich um einen Produktionsfehler, also um einen Qualitätsmangel bei der Arzneimittelherstellung. Es wird der Meldebogen „Qualitätsmangel" ausgefüllt sowie eine Meldung an die zuständige Behörde gemacht und alles für die Akten dokumentiert. Die betroffene Packung ist aus dem Verkehr zu ziehen („Quarantänelagerung") und ggf. für eine Begutachtung durch die Behörde oder den Hersteller bereitzuhalten.
4. Schwere Hautreaktionen sind UAWs mindestens der Gefahrenstufe I, so dass der pharmazeutische Unternehmer anzuhören und ggf. mit Auflagen zur Recherche bzw. zur Durchführung weiterer Studien belegt wird. Im Falle von Ambroxol wurden letztendlich die Packungsbeilage sowie die Fachinformation geändert.
5. Ist der Plan nicht vollständig, fehlen dem Patienten Informationen zu bestimmten Arzneimitteln bzw. aufgrund der fehlenden Einträge kann es zur Nichteinnahme der betroffenen Medikamente kommen. Sind die Einträge nicht aktuell hinsichtlich Name, Stärke oder Dosierung sind Einnahmefehler ebenfalls vorprogrammiert, so dass ein nicht ausreichend gepflegter Plan sogar mehr schaden als nutzen kann.

Antworten zum Kapitel 4.1

1. Nein, weil weder klar ist, was äußerlich zu tun ist (Einreiben? Welche Stelle(n)?) noch wie häufig bzw. mit welcher Menge.
2. Eigentlich nicht, da sie meist aufgrund einer nachweislich häufigen Verordnung hergestellt werden und nicht zugelassen werden müssen. Werden sie aufgrund einer Standardzulassung hergestellt, tragen sie die entsprechende Zulassungsnummer.
3. Die Angabe des Herstellungsdatums ist nicht notwendig, da anhand der Chargennummer und des Herstellungsprotokolls auf das Herstellungsdatum geschlossen werden kann. Das Haltbarkeitsdatum wird ohnehin gesondert angegeben.
4. Nein, denn sowohl hinsichtlich der galenischen Stabilität als auch vor allem hinsichtlich der patientenindividuellen Dosierung ist jede Rezepturkomposition erneut auf Plausibilität zu prüfen. Während sich eine 2-3 %ige Salicylvaseline problemlos herstellen lässt, ist eine 20 %ige Variante schon eine Herausforderung...
5. Jein. Es kommt auf die Plausibilität der Erklärung, die Menge und Konzentration der Salzsäure an. Es empfiehlt sich auf jeden Fall (je nach Alter des Kindes) eine Rücksprache oder schriftliche Bestätigung durch die Eltern bzw. der Verkauf an die Eltern (zusammen mit dem Kind).
6. Sie können bei unabhängigen Prüfinstituten arbeiten wie beispielsweise auch dem ZL.

7. Daraus ist weder die Menge, noch die Häufigkeit und Art der Anwendung ersichtlich. Da der Arzt die Gebrauchsanweisung auf das Rezept schreiben muss bzw. der Apotheker eine fehlende Anweisung nach Rücksprache mit dem Arzt ergänzen kann, muss die genaue Anwendung bekannt sein. Die ist dann auch auf dem Etikett anzugeben.

Antworten Kapitel 4.2

1. Ja, auch bei unkomplizierter Galenik ist die patientenindividuelle Dosierung sowie die Eignung der Applikationsform stets aufs Neue zu überprüfen.
2. Die Reinraumklasse B beschreibt die Umgebung des Reinraumes Klasse A, in der keine Tätigkeiten durchgeführt werden.
3. Nur Parenteralia, bei denen nicht sterile Ausgangsstoffe verwendet werden.

Antworten zu Kapitel 5

1. Gute Informationsmöglichkeiten über geeignete Desinfektionsmittel finden sich auf der Homepage des Robert-Koch-Instituts in der Liste der zugelassenen Desinfektionsmittel.
2. In der ApBetrO ist die Toilette nicht als gesonderter Bereich aufgelistet. Da sie zum einen nicht zu den Herstellungsräumen für Arzneimittel gehört und zum anderen auch nicht Bestandteil der Apothekenbetriebsräume ist, wird sie von den Regelungen der ApBetrO nicht erfasst. Natürlich ist ihre adäquate Reinigung Bestandteil des allgemeinen Arbeitsschutzes, was auch aus Gründen der Qualitätssicherung sowie der besseren Dokumentation durch einen Hygieneplan geregelt sein sollte. Ist die Reinigung Bestandteil eines umfassenden QMS, ist auch der entsprechende Hygieneplan notwendiger Bestandteil des QM-Handbuches.
3. Alle Stoffe, mit denen ein Mitarbeiter Kontakt haben kann in der Apotheke bzw. in seinen Arbeitsbereichen, sind auf ihre Gefahrenpotenziale zu untersuchen und der Mitarbeiter ggf. entsprechend im Umgang mit dem Stoff sowie über zu ergreifende Schutzmaßnahmen zu unterrichten.
4. Desinfektions- und Reinigungsmittel müssen mit den allgemeinen Gefahrensymbolen und Warnhinweisen gekennzeichnet sein. Nähere Informationen erhält man aus dem Sicherheitsdatenblatt des Mittels, das ggf. beim Hersteller (Angaben auf der Verpackung) angefordert werden kann.
5. Für den Rezepturarbeitsplatz wird u.a. die Häufigkeit und Art der Reinigung sowie Desinfektion im Hygieneplan festgelegt. Je nach Anzahl der pro Tag oder Woche herzustellenden Arzneimittel sowie der Anzahl der dort tätigen Personen können sich unterschiedliche Reinigungs- und Desinfektionsintervalle ergeben, die der Apothekenleiter (oder Hygienebeauftragte) festlegt.
6. Eine Sterilisation wäre nur bei zwingend aseptischer Herstellung sinnvoll. Eine Desinfektion der verwendeten Geräte kann sinnvoll sein, um neben der Reinigung auch eine Reduzierung der Keimzahl zu erreichen, sofern die Geräte mit bloßen Fingern angefasst würden (normalerweise trägt der Rezeptar Handschuhe und/oder hat sich einer Händedesinfektion unterzogen). Mit Desinfektionsmitteln wie 70 %igem Isopropylalkohol lassen sich viele Geräte jedoch sowohl reinigen als auch gleichzeitig desinfizieren.
7. Die Abgabegefäße sollten sauber (verpackt als ganzes Gebinde) geliefert und – ähnlich wie in einem Küchenschrank – staubfrei in geschlossenen Regalen bzw. Schränken gelagert werden, so dass eine Verschmutzung weitestgehend ausgeschlossen und eine zusätzliche Reinigung nicht notwendig ist.
8. Verboten ist es nicht, allerdings ist es nicht sinnvoll, denn je nach Inhalt (sofern der überhaupt bekannt ist), ist das Abgabegefäß vor einer erneuten Verwendung zu reinigen oder dann doch zu desinfizieren, da die Apotheke für die ordnungsgemäße Herstellung und Abgabe des Rezepturarzneimittels in entsprechender Qualität verantwortlich ist.

Antworten zu Kapitel 6

1. Nein, es enthält keine Energiequelle.
2. Ja, sie sind Medizinprodukte.
3. An das BfArM.
4. Ja. Es wird die Konformität mit den Anforderungen der Anhänge der MDR sowie den Ergebnissen aus der klinischen Prüfung geprüft, so dass Funktion, Sicherheit und Eignung für die angegebene Zweckbestimmung gewährleistet sind. Dies ist jedoch nicht vergleichbar einem Wirksamkeitsnachweis bei Arzneimitteln.
5. Der Hersteller, der das Produkt erstmalig in Verkehr bringt.

Antworten zu Kapitel 7

1. Der Haut-pH-Wert ist leicht sauer, um den Säureschutzmantel zu erhalten.
2. Konservierungsmittel erhöhen die Durchlässigkeit des Säureschutzmantels und zerstören die gute Hautflora.
3. Trockene Haut bietet eine Eintrittspforte für Keime und stellt oft den Beginn eines Teufelskreises aus Juckreiz, Kratzen und Infektion dar.
4. 300 Minuten (oder fünf Stunden), da die Aufenthaltszeit das Produkt aus LSF (30) und Eigenschutzzeit (10 Minuten) ist.
5. Ja, sofern sie frei von allergisierenden Stoffen sind. Allerdings fehlen ihnen oft entzündungshemmende und/

oder juckreizlindernde Stoffe, so dass spezielle Neurodermitis-Präparate besser geeignet sein können.
6. Ältere Menschen, Diabetiker, Neurodermitiker ...
7. Babys haben noch keine komplette Hautbarriere und anfangs auch einen fehlenden Säureschutzmantel, so dass alle Stoffe verstärkt in die Haut eindringen und so auch leichter entweder die Poren verstopfen oder Reizungen bzw. Allergien auslösen können.

Antworten zu Kapitel 8

1. Drei Impfungen mit monovalenten Polioimpfstoffen gegen die Typen I-III können als eine trivalente Impfung angesehen werden, so dass beide Impfschema insgesamt aus drei trivalenten Impfungen bestehen und somit (im richtigen Abstand geimpft) als Grundimmunisierung gelten.
2. Je kleiner ein Antigen (z.B. bei Toxoidimpfstoffen) ist, umso notwendiger wird ein Adjuvans. Lebendimpfstoffe mit dem kompletten Antigen benötigen daher keinen Trägerstoff.
3. Lebendimpfstoffe bergen das geringe Risiko einer Rückmutation und weisen damit ein geringes Infektionsrisiko auf, das gerade bei Ausbruch einer Impferkrankung in den ersten drei Monaten zu einem Schwangerschaftsabbruch oder schwerwiegenden Organschäden beim Embryo führen könnte.
4. Ja, da Antibiotika nur in „lebenden“ Bakterien wirksam sind, die Impfstoffe gegen bakterielle Infektionen jedoch nur Teile (Oberflächenantigene) der Bakterien enthalten.
5. Impfsera enthalten bereits „fertige“ Antikörper, die nicht zur Ausbildung von Gedächtniszellen führen und damit keine langfristige Immunantwort wie bei der „klassischen“ Impfung erzeugen. Ihre Wirkung hält nur so lange an, wie noch Antikörper im Blut vorhanden sind. Eine Immunisierung mit Immunsera ist daher eine passive Unterstützung des körpereigenen Immunsystems.
6. Bei einem Infektionsverdacht nicht ausreichend geimpfter Personen wird zunächst das Immunglobulin zur sofortigen Unterstützung des Immunsystems und anschließend der Impfstoff zum Aufbau eines Langzeitschutzes verabreicht.
7. Umfassende Informationen bzw. Hinweise dazu finden sich beispielsweise im Bereich C3 des LeiKa.
8. Nein, denn er enthält als Antigen nur die mRNA, also den „Bauplan“ eines Teils des Hüll- bzw. Spikeproteins, keinen lebensfähigen kompletten Virus.
9. Nein, denn die Impfstoffe enthalten lediglich die einsträngige messenger-RNA, die nicht mit im Zellkern vorliegender humaner DNA in Kontakt kommt. Zum Einbau in das menschliche Genom müsste die mRNA zunächst mithilfe des Enzyms reverse Transkriptase in doppelsträngige DNA umgewandelt werden. Weder Menschen noch das SARS-CoV-2-Virus verfügen jedoch über dieses Enzym.

Antworten zu Kapitel 9.1

1. Nein, die Bestimmung derartiger Körperparameter gehört zu den apothekenüblichen, aber nicht verpflichtenden Dienstleistungen, auch wenn gerade das Blutdruckmessen sicherlich zu den Standardangeboten gehört und allgemein auch von den Kunden in einer Apotheke erwartet wird.
2. Letztendlich kommt es natürlich auf den Inhalt an, ob es eher um die Gesundheitsförderung oder die Prävention von Krankheiten geht. Üblicherweise werden die Themen eher in den Bereich der Prävention fallen.
3. Nein, das lässt sich mit der Auflistung in der ApBetrO nicht vereinbaren, auch wenn viele Kunden Fragen zu ihrer Versicherung in der Apotheke stellen.
4. Bei der (vorbeugenden) ggf. länderspezifischen Reiseimpfberatung handelt es sich um eine freiwillige Leistung. Informiert eine Apotheke zur Anwendung von Reiseimpfungen, Lagerung, Wirkungsweise usw., handelt es sich um verpflichtende, übliche Informationen im Rahmen der Beratungspflicht zur Anwendung von in der Apotheke gekauften Arzneimitteln.

Antworten zu Kapitel 9.2

1. Eiweiße und Proteine als potenziell allergene Bestandteile sind weitgehend hydrolyisiert und damit so klein, dass ihr allergenes Potenzial weitestgehend verschwunden ist.
2. Ja, so lange sie sich an den in den europäischen Health-Claims festgelegten Formulierungen orientieren.
3. Intoleranzen bedingen die Unverträglichkeit einzelner Nahrungsbestandteile. Bilanzierte Diäten sind derart zusammengesetzt, dass sie entweder als alleinige Nährstoffquelle geeignet sind oder für besondere medizinische Zwecke komponierte Gemische enthalten. Bei einer Intoleranz ist ein einzelner Stoff mengenmäßig zu reduzieren oder (bei einem Enzymmangel) das fehlende Enzym zur Verdauung zuzuführen.
4. Jein. Wenn es sich um die Applikation von Trinknahrung handelt, sind keine besonderen Vorsichtsmaßnahmen zu ergreifen. Wird über eine Sonde appliziert, ist auf Sauberkeit zu achten und die Sonde ggf. entsprechend zu spülen. Je nach Allgemeinzustand ist die Verwendung steriler Produkte hilfreich, aber normalerweise nicht nötig.
5. Ja, je nach Stärke der Intoleranz und der Menge der im Laufe des Tages (unbewusst) aufgenommenen Lactosemenge ist jedoch gerade bei einer häufigeren Dosierung die Abgabe lactosefreier Präparate zu bevorzugen.

Antworten zu Kapitel 9.3

1. Nein, es handelt sich um eine „freiwillige“ zusätzliche Dienstleistung, wenn sie auch von vielen Apotheken angeboten und entsprechend vielen Kunden erwartet wird.

Die Tatsache, dass Geräte und Zubehör zum Blutzuckermessen zur Standardausrüstung nach ApBetrO gehören, bedeutet nicht, dass jede Apotheke diese Geräte auch anwenden, sondern sie nur vorrätig halten muss.

2. Die Körperfettverteilung lässt sich am besten mit dem Taille-Hüfte-Verhältnis bestimmen, wenn auch der Aussagewert alleine für die Ermittlung eines Risikos für Herz-Kreislauf-Krankheiten und Adipositas umstritten ist. Zudem stehen Körperfettwaagen zur Verfügung, deren Einsatz in der Apotheke auch nicht immer unkritisch zu sehen ist, da je nach Messmethode beispielsweise mit nackten Füßen und personenindividueller Kalibrierung gemessen werden muss.
3. Ja. Allerdings sind Apotheker keine vereidigten Sachverständigen, so dass keine rechtlich verbindlichen Auskünfte möglich sind.
4. Es sind aktive Medizinprodukte.
5. Ja, sie müssen es sogar, denn da in Apotheken keine Heilkunde ausgeführt wird, können die Personenwaagen in Apotheken gar nicht geeicht werden.
6. Jein. Wenn sie Blutwerte „offiziell" bestimmt, muss sie nach ihrem QMS auch eine Qualitätssicherung durch externe Überprüfungen betreiben. Wenn sie nicht an den Ringversuchen des ZL teilnimmt, hat sie geeignete andere externe Überprüfungen durchzuführen.
7. Die Leitlinien sind Handlungshilfen, die rechtlich nicht verbindlich sind. Hat eine Apotheke die Verwendung bzw. den Verweis auf die Leitlinien in ihr QMS eingebunden, ist sie aufgrund der Einhaltung des QMS zur Umsetzung der Leitlinien verpflichtet.
8. Nein, es dürfen nur Einmalstechhilfen verwendet werden, um eine Infektion der Kunden und Stichverletzungen beim Personal durch mehrfach verwendbare Stechhilfen weitestgehend zu vermeiden.
9. Nein, die Blutentnahme ist eine ärztliche Tätigkeit, die durch Ärzte durchgeführt werden muss, sofern der Arzt die Tätigkeit nicht an eine ausreichend qualifizierte nichtärztliche Hilfskraft delegiert hat.

Antworten zu Kapitel 10

1. DIN 13157
2. BGW, Berufsgenossenschaft für Gesundheitsdienst und Wohlfahrtspflege
3. (Sicherung und) Sofortmaßnahmen – Notruf – Erste Hilfe – Rettungsdienst – Krankenhaus
4. Opioide zur Injektion sowie zum Einnehmen mit unmittelbarer Wirkstofffreisetzung und mit veränderter Wirkstofffreisetzung, Opioide in transdermaler und in transmucosaler Darreichungsform
5. Depot mit den Arzneimitteln/Antitoxinen nach § 15 (2) ApBetrO. Für die Pflege ist die jeweilige Krankenhausapotheke verantwortlich. Das Notfalldepot selbst wird von der zuständigen Landesapothekerkammer bezahlt.
6. Ruhe bewahren. Telefonnummer des nächsten Giftnotrufzentrums (Aushang) weitergeben oder selbst Notruf anbieten.
7. Glucocorticosteroide zur Injektion, Antihistaminika zur Injektion, Glucocorticoide zur Inhalation zur Behandlung von Rauchgas-Intoxikationen, Antischaum-Mittel zur Behandlung von Tensid-Intoxikationen, medizinische Kohle, 50 Gramm Pulver zur Herstellung einer Suspension, Tetanus-Hyperimmun-Globulin 250 I. E.
8. Da die ApBetrO „Kochsalzlösung zur Injektion" fordert, kann es sich nur um kleine Mengen handeln, die nicht der Infusion bzw. dem Volumenersatz dienen. Kochsalzlösung wird benötigt, um das in handelsüblichen Ampullen für die intravenöse Anwendung zu konzentrierte Epinephrin (1:1000) vor Anwendung zu verdünnen. Unverdünnte Lösung eignet sich nur zur intramuskulären Gabe.

Stichwortverzeichnis